Claudia da Costa Leite · Mauricio Castillo

# Diffusion Weighted and Diffusion Tensor Imaging
## A Clinical Guide

# 扩散加权及扩散张量成像
## 临床指南

主　编　〔美〕　克劳迪亚·达·科斯塔·莱特
　　　　　　　　莫里西欧·卡斯迪罗

主　译　黄　飚　刘红军

主　审　梁长虹

天津出版传媒集团

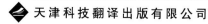

天津科技翻译出版有限公司

著作权合同登记号:图字:02-2017-100

图书在版编目(CIP)数据

扩散加权及扩散张量成像:临床指南/(美)克劳
迪亚·达·科斯塔·莱特,(美)莫里西欧·卡斯迪罗
(Mauricio Castillo)主编;黄飚,刘红军主译.—天
津:天津科技翻译出版有限公司,2019.6
书名原文:Diffusion Weighted and Diffusion
Tensor Imaging:A Clinical Guide
ISBN 978-7-5433-3923-1

Ⅰ.①扩…  Ⅱ.①克…  ②莫…  ③黄…  ④刘…  Ⅲ.
①核磁共振成像  Ⅳ.①R445.2

中国版本图书馆 CIP 数据核字(2019)第 065434 号

授权单位:Thieme Medical Publishers, Inc.
出　　版:天津科技翻译出版有限公司
出 版 人:刘 庆
地　　址:天津市南开区白堤路 244 号
邮政编码:300192
电　　话:(022)87894896
传　　真:(022)87895650
网　　址:www.tsttpc.com
印　　刷:高教社(天津)印务有限公司
发　　行:全国新华书店
版本记录:787×1092　16 开本　17 印张　400 千字
　　　　　2019 年 6 月第 1 版　2019 年 6 月第 1 次印刷
　　　　　定价:128.00 元

(如发现印装问题,可与出版社调换)

# 译者名单

**主　译**　黄　飚　刘红军

**主　审**　梁长虹

**译校者**　（按姓氏汉语拼音排序）

陈静勿　广东省医学科学院,华南理工大学附属广东省人民医院放射科

冯结映　广东省佛山市南海区人民医院放射科

黄　飚　广东省医学科学院,华南理工大学附属广东省人民医院放射科

刘红军　广东省医学科学院,华南理工大学附属广东省人民医院放射科

麦发泽　海南省人民医院放射科

谢新凤　广东省医学科学院,华南理工大学附属广东省人民医院放射科

杨勇哲　广东省医学科学院,华南理工大学附属广东省人民医院放射科

钟小玲　深圳市人民医院,暨南大学医学院第二附属医院放射科

周彩红　广东省医学科学院,华南理工大学附属广东省人民医院放射科

# 主编名单

**Claudia da Costa Leite, MD, PhD**
Associate Professor
Department of Radiology
University of São Paulo
São Paulo, Brazil
Associate Professor
Department of Radiology
School of Medicine
University of North Carolina at Chapel Hill
Chapel Hill, North Carolina

**Mauricio Castillo, MD, FACR**
Professor of Radiology
Chief, Division of Neuroradiology
School of Medicine
University of North Carolina at Chapel Hill
Chapel Hill, North Carolina

# 编者名单

**Celi Santos Andrade, MD, PhD**
Post-doctoral Researcher
Department of Radiology
University of Alberta, Edmonton, Canada
Hospital das Clínicas, Faculdade de Medicina da
    Universidade de São Paulo
Centro de Diagnósticos Brasil
São Paulo, Brazil

**Mauricio Castillo, MD, FACR**
Professor of Radiology
Chief, Division of Neuroradiology
School of Medicine
University of North Carolina at Chapel Hill
Chapel Hill, North Carolina

**Flavia K. Issa Cevasco, MD**
Departament of Radiology
Universidade de São Paulo
São Paulo, Brazil

**Falgun H. Chokshi, MD, MS**
Director of Neuroradiology Services
Emory University Hospital Midtown
Assistant Professor
Department of Radiology and Imaging Sciences
Emory School of Medicine
Atlanta, Georgia

**Celso Hygino da Cruz, Jr, MD**
Department of Radiology,
Federal University of Rio de Janeiro
CDPI Clínica de Diagnóstico Por Imagem
Rio de Janeiro, Brazil

**Andrew Joseph Degnan, MD, MPhil**
Resident in Radiology
University of Pittsburgh Medical Center
Pittsburgh, Pennsylvania

**Wei Gao, PhD**
Assistant Professor
Department of Radiology
Biomedical Research Imaging Center
University of North Carolina at Chapel Hill
Chapel Hill, North Carolina

**Marcio Ricardo Taveira Garcia, MD**
Departament of Radiology
Universidade de São Paulo
São Paulo, Brazil

**Emerson Leandro Gasparetto, MD, PhD**
Department of Radiology
Federal University of Rio de Janeiro
Rio de Janeiro, Brazil

**Eloisa M. Santiago Gebrim, MD**
Department of Radiology
Universidade de São Paulo
São Paulo, Brazil

**John H. Gilmore, MD**
Thad and Alice Eure Distinguished Professor
Vice Chair for Research and Scientific Affairs
Director, Center for Excellence in Community Mental
    Health
Department of Psychiatry
University of North Carolina at Chapel Hill
Chapel Hill, North Carolina

**Regina Lucia Elia Gomes, MD**
Departament of Radiology
Universidade de São Paulo
São Paulo, Brazil

**Julie H. Harreld, MD**
Assistant Member
Department of Diagnostic Imaging
St. Jude Children's Research Hospital
Memphis, Tennessee

**Christopher P. Hess, MD, PhD**
Associate Professor of Radiology and Neurology
UCSF Department of Radiology and Neurology
University of California
San Francisco, California

**Jason M. Johnson, MD**
Assistant Professor
Diagonstic Radiology- Neuro Imaging
The University of Texas
MD Anderson Cancer Center
Houston, Texas

**Sangam Kanekar, MD**
Associate Professor
Division of Neuroradiology
Department of Radiology
Penn State Milton S Hershey Medical Center and
College of Medicine
Hershey, Pennsylvania

**Claudia da Costa Leite, MD, PhD**
Associate Professor
Department of Radiology
University of São Paulo
São Paulo, Brazil
Associate Professor
Department of Radiology
School of Medicine
University of North Carolina at Chapel Hill
Chapel Hill, North Carolina

**Lucien M. Levy, MD, PhD**
Deceased
Professor of Radiology
Chief of Neuroradiology
The George Washington University School of
Medicine
Washington DC

**Weili Lin, PhD**
Dixie Lee Boney Soo Distinguished Professor of
Neurological Medicine and Director
Department of Radiology
Biomedical Research Imaging Center
University of North Carolina at Chapel Hill
Chapel Hill, North Carolina

**Michael L. Lipton, MD, PhD, FACR**
Professor of Radiology
Department of Radiology, Psychiatry and Behavioral
Sciences
The Dominick P. Purpura Department of Neuroscience
Albert Einstein College of Medicine
The Gruss Magnetic Resonance Research Center
Department of Radiology
Montefiore Medical Center
Bronx, New York

**Leandro T. Lucato, MD, PhD**
Section Chief, Diagnostic Neuroradiology
Medical Director, Magnetic Resonance Center
Department of Radiology
Hospital das Clínicas, Faculdade de Medicina da
Universidade de São Paulo
Centro de Diagnósticos Brasil
São Paulo, Brazil

**Maria da Graça Morais Martin MD, PhD**
Neuroradiologist
Instituto de Radiologia
Clinics Hospital, School of Medicine
University of São Paula
Hospital Sirio Libanês
São Paulo, Brazil

**Maria Gisele Matheus, MD**
Assistant Professor of Neuroradiology
Department of Radiology and Radiological Science
Medical University of South Carolina
Charleston, South Carolina

**Alexander M. Mckinney, MD**
Associate Professor
Vice Chair, Research
Neuroradiology Division Director
University of Minnesota
Minneapolis, Minnesota

**Chandan Misra, MD**
PGY-3 Resident
Penn State Hershey Radiology
Hershey, Pennsylvania

**Maria Concepción Garcia Otaduy, PhD**
Department of Radiology
Medical School of the University of São Paulo
Medical Physicist
Magnetic Resonance Department
Clinics Hospital of the University of São Paulo
São Paulo, Brazil

**Zolton Patay, MD, PhD**
Chief, Neuroradiology
Department of Diagnostic Imaging
St. Jude Children's Research Hospital
Memphis, Tennessee

**Joana Ramalho, MD**
Department of Neuroradiology
Centro Hospitalar Lisboa Central
Lisboa, Portugal
Division of Neuroradiology
University of North Carolina at Chapel Hill
Chapel Hill, North Carolina

**Carolina de Medeiros Rimkus, MD, PhD**
Post-doctoral Researcher
Department of Radiology
Vrije University Medical Center
Amsterdam, The Netherlands
Hospital das Clínicas, Faculdade de Medicina da
    Universidade de São Paulo
São Paulo, Brazil

**Fernanda C. Rueda-Lopes, MD**
Department of Radiology
Federal University of Rio de Janeiro
CDPI Clínica de Diagnóstico Por Imagem
Rio de Janeiro, Brazil

**Amit M. Saindane, MD**
Associate Professor
Department of Radiology and Imaging Sciences
Division of Neuroradiology
Director, Division of Neuroradiology
Radiology and Imaging Sciences
Emory University School of Medicine
Atlanta, Georgia

**Majda M. Thurnher, MD**
Professor of Radiology
Department of Biomedical Imaging and
    Image-guided Therapy
University Hospital Vienna
Medical University Vienna
Vienna, Austria

# 中文版序言

在磁共振成像(MRI)技术中,作为神经影像诊断不可或缺的技术手段,扩散加权成像(DWI)和扩散张量成像(DTI)对临床鉴别和诊断工作具有重要意义。如何正确使用并精准解读 DWI 和 DTI 的原理则成为从业人员的必备技能。

该书包括 15 章内容,重点阐述了 DWI 和 DTI 技术在中枢神经系统和头颈部临床实践中的应用。其中包括正常生长、退行性病变和大多数与之相关的疾病,如外伤、白质病变、肿瘤、脑血管疾病,以及头、颈和脊柱疾病。该书各个章节都具有要点和小结,信息丰富、简明扼要,整体内容由浅入深,通俗易懂。

由于该书的编者均为临床医师,所以最大限度地避免了冗长的赘述,采用精炼的语言对疾病的影像学改变进行了深入分析,其内容更适合于临床医师的阅读习惯和信息提取。

毋庸置疑,熟读此书不仅能加深对 DWI 和 DTI 的理解,还能极大提高对相关疾病的清晰认知,对临床和科研工作均大有裨益。

2019 年 3 月

# 中文版前言

　　MRI 技术日新月异，获得的信息越来越丰富，不断深化我们对疾病的认识，提升我们的影像诊断能力。扩散加权成像(DWI)是所有 MRI 新技术中最实用和最可靠的，由其衍生而来的扩散张量成像(DTI)也已从实验室走向临床，能提供很多疾病白质微结构的病理变化信息。

　　医生是一个需要终身学习的职业，但作为临床工作繁忙的一线医生，我们对 DWI 和 DTI 的临床应用进展和认知往往是来自文献或会议，是零散的、片段式的。本书系统介绍了 DWI 和 DTI 的原理，不同影像学改变的病理学基础，详尽阐述了 DWI 和 DTI 在各类脑部疾病中的应用，还简要介绍了 DWI 和 DTI 在脊髓中的应用。我们相信，当你阅读本书时会和我们一样，有关 DWI 和 DTI 在临床应用中的一些困扰会迎刃而解，系统全面掌握 DWI 和 DTI 相关知识，会让你在临床工作中充满自信。本书特色是，由临床医生撰写，是临床工作的凝练，内容贴近实际工作、朴实易懂，精微之处，深藏大义，特别适合临床医生阅读。

　　本书不仅有助于影像科医生系统掌握 DWI 和 DTI 相关知识，还可促进神经内科、神经外科及精神科医生拓展 DWI 和 DTI 的临床应用，也是研究生夯实临床基础与指导科学研究必不可少的辅助书籍。

　　翻译过程中，参译者经常对一些细节反复讨论和查阅文献，不断校对书稿中的一些错误，以求精益求精，但仍难免有所纰漏，敬请各位读者批评指正。最后，感谢各位参译者的辛勤付出！

黄飚　刘红军

2019 年 2 月于广州

# 序 言

扩散加权成像(DWI)已经成为常规神经成像必不可少的一部分,几乎用于所有脑部磁共振成像检查,在头、颈、脊柱成像中的应用也越来越多。DWI检查时间短,能给多种疾病提供临床相关信息,包括卒中、感染和肿瘤。

扩散张量成像(DTI)是DWI的"近亲",是一个有多种应用潜能的强大技术,包括用于指导神经外科手术、轻微脑外伤和精神疾病的诊断。然而,DTI仍然在发展中,尚未完全由专业的研究中心转换到日常临床应用中。

《扩散加权及扩散张量成像:临床指南》一书由克劳迪亚·达·科斯塔·莱特和莫里西欧·卡斯迪罗主编,此书正是从研究中心迈向日常临床应用的一步。全书共15章,能让读者了解到实用的DWI及DTI相关的检查方法及图像解读的所有信息。这些章节包括正常生长、退行性变和大多数与之相关的疾病,包括外伤、白质病变、肿瘤、脑血管疾病,以及头、颈、脊柱疾病。这些信息简明扼要,每个章节都有要点和小结,内容通俗易懂,插图精美。

毫无疑问,从事神经影像诊断的放射科医师应熟读此书并应随时查阅,不仅仅是为了参考,而且要加深对DWI的记忆,学习在处理患者时如何恰当地使用DTI。

**马克思·温特马克**
斯坦福大学
加利福尼亚,帕罗奥图

# 前 言

磁共振成像(MRI)技术中的扩散加权成像(DWI)和扩散张量成像(DTI)用于科研已有时日。近年来,这些研究逐渐被应用于临床实践中,其中 DWI 已常规应用于大多数患者的检查中。了解 DWI 和 DTI 的概念及其应用,对正确使用这些技术和准确解读相关图像是非常必要的。

MRI 的应用提高了对脑白质疾病的诊断水平,DWI 和 DTI 的出现使之日趋完善。人们越来越期望理解脑白质的结构、成熟过程及其在疾病状态下的特点,随着 DTI 的应用,已经在一定程度上成功地解决了这些问题。

《扩散加权及扩散张量成像:临床指南》一书包括 15 章内容,重点阐述了 DWI 和 DTI 技术在中枢神经系统和头颈部的临床实践中的应用。

第 1 章回顾了 DWI 和 DTI 的物理原理,以便读者可以更好地理解后续的章节。第 2 章讨论了脑水肿的病理生理学,因为 DWI 最首要和最重要的应用是区分细胞毒性水肿与血管性水肿。

第 3 章描述了白质纤维束及其结构,解释了 DTI 能完美地描绘这些结构的能力。理解白质纤维束及其连接是迈向人脑连接组计划的第一步。

由于脑白质的特性在人的一生中表现不同,第 4 章和第 5 章描述了发育阶段和老年阶段脑白质的 DWI 和 DTI 的不同特点。了解这些差异对于区分正常与病理状态是非常重要的。

后续章节着重论述中枢神经系统疾病,DWI 和 DTI 已经明确提高了我们对很多脑部疾病的诊断能力,包括血管性疾病、肿瘤、感染性病变、脱髓鞘疾病以及中毒性疾病、儿童脑白质病变、外伤和出血等。这部分内容旨在介绍 DWI 和 DTI 在这些疾病中的主要临床应用。

除了概述 DWI 和 DTI 在脑部的主要应用,本书还回顾了 DWI 和 DTI 在脊椎、脊髓以及头颈部的应用。

本书最后简要讨论了 DWI 和 DTI 的发展趋势,以期读者能管窥其未来。希望大家能喜欢这本关于 DWI 和 DTI 的实用书籍,期望能对你们的日常临床实践有所帮助。感谢那些与我们分享知识的编著者们!

*克劳迪亚·达·科斯塔·莱特*

*莫里西欧·卡斯迪罗*

献给我的母亲,我的女儿安娜·贝琪兹,我的儿子加布里埃尔和我的丈夫里卡多。

克劳迪娅·达·科斯塔·莱特

献给霍滕西亚。

莫里西欧·卡斯迪罗

# 缩略语

AD　轴向扩散系数

ADC　表观扩散系数

CHARMED　结合受阻和受限制扩散模型

DCE　动态对比增强

DKI　扩散峰度成像

DSI　扩散谱成像

DTI　扩散张量成像

DWI　扩散加权成像

EPI　回波平面成像

FA　部分各向异性

FACT　纤维联络连续追踪

FDM　纤维密度图

FLAIR　液体衰减反转恢复

FSE　快速自旋回波

FT　纤维追踪

HARDI　高角分辨率扩散成像

HASTE　半傅立叶采集单次激发快速自旋回波

IVIM　体素内非相干性运动

MD　平均扩散率

MK　平均峰度

PROPELLER　周期性旋转重叠平行线采集和增强重建

QBI　q空间球面成像

QSI　q空间成像

RA　相对各向异性

RD　径向扩散系数

ROI　感兴趣区

SNR　信噪比

STIR　短时反转恢复

TBSS　基于纤维束示踪的空间统计方法

TIC　时间–信号曲线

TSE　快速自旋回波

VBM　基于体素的形态测量学

VR　容积率

# 目　录

# 第 1 章

# 扩散加权成像和扩散张量成像的物理原理

*Maria Concepción Garcia Otaduy*

**要点**

- 扩散是用于检测细胞水平（微米级）水分子扩散的有力工具,其可以在其他类型的磁共振成像(MRI)技术检测到脑组织改变之前, 灵敏地检测到脑组织微结构的改变。

- 大脑中水分子扩散是受限制的,通过改变扩散脉冲序列的参数或多或少可以观察到这种限制。测得的水分子扩散系数取决于 b 值,因此引入表观扩散系数(ADC)这一概念。

- 大脑中水分子扩散是各向异性的,即水分子更倾向于沿着与髓鞘纤维、轴突走向平行的方向扩散,而在垂直于纤维束走向的方向上扩散则受到限制。该张量模型被用于描述扩散各向异性,并可用于定量描述各向异性参数(与白质完整性相关)和重建白质纤维束的轨迹(扩散纤维束示踪成像)。

## 1.1 引言

　　扩散加权成像(DWI)可以提供与脑组织中热能驱动的水分子的随机运动（布朗运动)相关的组织差异信息。水分子扩散很大程度上受到了脑组织微结构的限制,并且扩散方向和白质纤维束走向垂直时,这种限制愈加明显(扩散的各向异性)。这种对水分子扩散的限制会产生两个重要结果:首先,DWI 能够反映任何在细胞结构水平的改变,使其对病理改变很敏感;其次,基于体素中快速扩散的方向可以重建白质纤维束,这正是扩散纤维束示踪的原理。

## 1.2 扩散加权成像

### 1.2.1 布朗运动

　　在热能作用下, 液态水分子不断地做无规则运动, 当与其他水分子碰撞时运动方向发生改变。这种类型的运动叫作布朗运动, 由植物学家 R·布朗命名,他于 1827 年在观察悬浮于水中的花粉运动时首次描述了这种运动。1906 年, 艾伯特·爱因斯坦从数学上分析了布朗运动, 提出了随机游走理论并引入自扩散系数 *D*。在随机游走理论中(图 1.1),在特定时间预测特定水分子扩散的距离是不可能的, 但可得到一组水分子扩散情况的统计学数值。这个数值是分子在固定时间内随机运动距离的均方值$\langle r^2 \rangle$,反映了在固定时间段内水分子位移高斯分布的均值(图1.1所示)。爱因斯坦方程的一维自由扩散方程表明,$\langle r^2 \rangle$与扩散时间$t$成正比,且扩散系数$D$为比例常数(单位:$mm^2/s$):

$$\langle r^2 \rangle = 2 \cdot D \cdot t \tag{1.1}$$

## 1.2.2    Stejskal-Tanner 方程

1965年,Stejskal 和 Tanner 提出了用

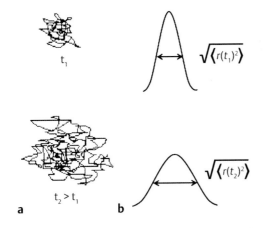

图1.1 (a)扩散(布朗运动)时水分子的随机运动轨迹("随机游走")示例;(b)用水分子确定一定时间内运动距离的均方根来表示水分子位移的高斯分布图。

核磁共振(NMR)通过在自旋回波序列180°脉冲前后施加脉冲梯度从而测量液体扩散系数的方法(图1.2)。第一个施加的脉冲梯度使得自旋质子快速失相位,随后施加180°脉冲将所有自旋质子反转,并为之后的回波开启相位重聚。为了使自旋质子相位完全重聚,180°脉冲后施加的脉冲梯度需要和180°脉冲前所施加的脉冲梯度完全相同(即有相同的幅度$G$和持续时间$\delta$),以此来补偿第一次脉冲梯度造成的失相位。如果自旋质子在两次脉冲梯度时间间隔$\Delta$前后位置没有发生相对变化,那么所有的自旋质子将准确地进行相位重聚,并构成回波信号。但是大部分的回波信号来自不断运动的水分子,由爱因斯坦方程可知,在给定的时间段$\Delta$内,$\langle r^2 \rangle$非零。因此,水分子位置相对于施加脉冲梯度时所在的位置发生改变,这就意味着水分子的自旋质子不能准确地进行相位重聚,无法构成回波信号。分别测量施加($S$)或不施加($S_0$)脉冲梯度时的自旋回波信号强度,就可以通过Stejskal-Tanner方程计算扩散系数$D$:

$$\frac{S}{S_0} = e^{xp-bD} \tag{1.2}$$

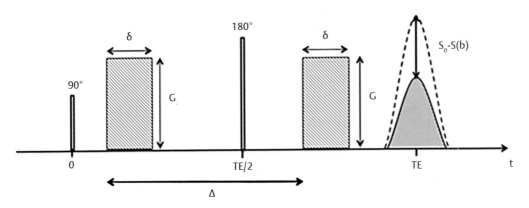

图1.2 测量扩散的Stejskal-Tanner脉冲序列。G,梯度脉冲幅度;$\delta$,梯度脉冲的持续时间;$\Delta$,两次梯度脉冲的时间间隔;TE,回波时间;$S_0$,施加梯度脉冲前的信号;S(b),施加梯度脉冲后的信号。

其中,b 值为扩散敏感因子,取决于脉冲序列参数,关系式如下:

$$b = \gamma^2 G^2 \delta^2 \left( \Delta - \frac{\delta}{3} \right) \qquad (1.3)$$

其中,$\gamma$ 为旋磁比。

b 值越大,图像中扩散的权重越大。当 b=0 时(扩散权重为零),得到的图像主要为 T2 加权图像,液体会呈现高信号强度(图 1.3a)。当 b=1000s/mm² 时,得到的图像为 DWI 图像,扩散程度高的部分信号强度低(信号衰减严重),扩散程度低(扩散受限)的部分信号强度高(图 1.3b)。

### 1.2.3　T2 穿透效应和表观扩散系数图

在 DWI 图像中,对于信号强度的解释有时是不明确的。有时同一部位的信号强度在非扩散加权图像(b=0)和 DWI 图像(b>0)上(图 1.3d、e)都呈高信号,与扩散是否受限无关。这是因为 DWI 图像从本质上来说也是 T2 加权图像,因为扫描时的回波时间和重复时间都相对较长。在图 1.3 d、e 所示的例子中,DWI 图像的高信号强度可能仅仅是因为 T2 穿透效应。为了阐明这个问题,我们通过下式来计算图像中每个体素实际的扩散系数 $D$:

$$D = ADC = -\frac{\ln \frac{S_{b_2}}{S_{b_1}}}{(b_2 - b_1)} = -\frac{\ln \frac{S_b}{S_0}}{b} \qquad (1.4)$$

其中,$S_{b_1}$ 和 $S_{b_2}$ 为两个不同的 b 值求得的信号强度,并且 $b_1 < b_2$。对于图像上的每个体素,我们通过求解方程 1.4 即可得到 ADC 图(图 1.3c、f)。在 ADC 图中,信

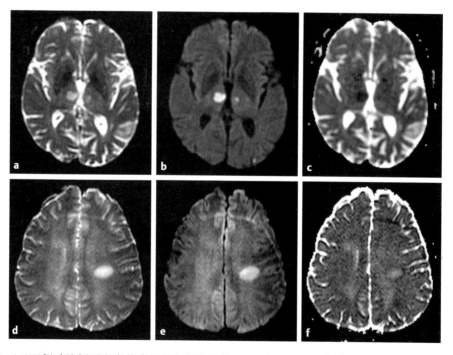

图 1.3　(a)双侧丘脑梗死患者的非扩散加权图像(b=0s/mm²);(b)DWI 图像(b=1000s/mm²)中两处病变均呈高信号;(c)相应的 ADC 图像,病变部位的 ADC 值降低,证实了其扩散受限;(d)另一位左侧大脑亚急性脑梗死患者的非扩散加权图像(b=0s/mm²);(e)DWI 图像(b=1000s/mm²)中病变部位也呈高信号(T2穿透效应);(f)相应的 ADC 图像显示,病变部位的扩散未受限,ADC 值反而升高。

号强度直接反映了 ADC 值,液体自由扩散的区域信号强度最高,例如,在脑脊髓液中 ADC ≈ $3.2 \times 10^{-3}$mm²/s,在扩散受限的区域信号强度最低,例如,在白质中 ADC ≈ $0.7 \times 10^{-3}$mm²/s。正如名称表观扩散系数表明的,脑组织中计算所得的 ADC 值与所选的 $b_1$ 值和 $b_2$ 值有关,这点至关重要。在脑组织的扫描中,常用的 b 值为 0 和 1000s/mm²,但采用其他的值也是可行的。另外,也可以通过选取多个 b 值扫描得到图像来获得更加准确的 ADC 图。此时由公式 1.2 可知,所获得的信号强度是 b 值的指数函数:

$$S(b) = S_0 e^{-b \cdot ADC} \qquad (1.5)$$

但是在计算 ADC 时,考虑到信噪比(SNR),使用超过两个 b 值更低效,用两个相差 1000~1500s/mm² 的 b 值足够实现活体大脑成像[1]。

## 1.2.4 脑组织中水分子扩散的限制

### ADC——组织微结构的指标

在生物组织和大脑中,水分子的扩散受到了严格的限制;水分子不断遇到障碍(例如,细胞膜、髓鞘纤维和轴突),不能像在水杯中一样自由扩散。在传统 DWI 的成像时间内,大脑中水分子运动距离的均方值为几微米,与细胞结构的大小接近。这样脑组织中测得的 ADC 值代表了被细胞结构限制的水分子移动,因此,ADC 值是反映组织微结构的一个十分敏感的指标。例如,由肿瘤生长或细胞毒性水肿造成的细胞密度增加区域引起的扩散受限,可检测到 ADC 值下降;而血管性水肿、脱髓鞘或轴突消失引起的细胞外间隙增大会引起 ADC 值增加。任何造成组织微结构改变的

生理或病理改变基本上都可以引起 ADC 图像的变化,这使得 DWI 技术成为强有力的工具。

### 组织间隙大小

水分子扩散所在的组织间隙大小在形成 ADC 图像时发挥了重要作用。在一个组织间隙中,水分子可能自由扩散,但如果实验中扩散时间 Δ 足够长以至于水分子到达间隙的边界,那么水分子反弹回间隙中心的概率就会显著增大。当 Δ 增加时,会有更多的水分子撞到间隙的边界,观察到的 $<r^2>$ 会比自由扩散时的期望值小(图 1.4)。由于该效应的存在,如果研究的目的不是测量组织间隙的大小,那么最好将 Δ 确定为常数[2]。

### ADC 图像中 b 值的影响

由方程 1.3 可知,b 值取决于施加的脉冲梯度特征和扩散时间 Δ。如前所述,Δ 最好为常数,因此只能通过增加扩散梯度场的场强(G)来增加 b 值。施加的脉冲梯度场强越大,梯度造成失相位的能力越

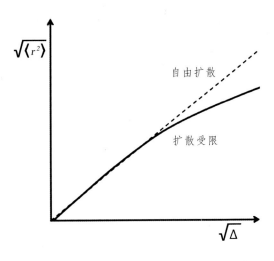

**图 1.4** 移动距离的均方值作为扩散时间的函数,显示扩散受限产生的效应。

强,即便是扩散程度非常低的部分信号衰减也会被检测到。这意味着 b 值越高,扩散程度低的间隙对最终的 DWI 图像的贡献越大。当 b 值增加(>1000s/mm²)时,ADC 值减小[3]。这是因为脑组织的 ADC 图是体素内几个组织间隙扩散的平均值,当 b 值增加时,扩散率减少,扩散慢的部分对图像的贡献更大。当 b 值增加且小于 1000s/mm² 时,信号强度是关于 b 值的对数函数,其值基本上呈线性减少,但当 b 值>1000s/mm² 时,信号强度对数衰减的斜率发生改变(图 1.5)。基于此,当采用大于 1000s/mm² 的 b 值时,信号的衰减最好用双指数模型[3]。这种双指数模型只适用于扩散间隙内同时包含不同扩散的体素,例如,白质。对于脑室内的脑脊液,信号衰减则符合单指数模型。通过测量高达 4000~6000s/mm² b 值的 DWI 信号,Clark 和 Le Bihan[3]估计脑组织中最大的扩散率约为 0.7,如他们文章中的讨论所述,该值过大,只能反映细胞外水分子的扩散。

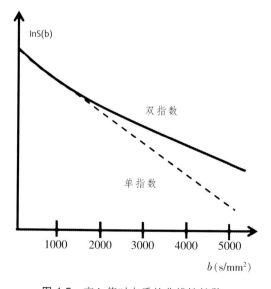

**图 1.5**　高 b 值时白质的非线性扩散。

## b 值的选取

我们应该选取多大的 b 值呢?一方面,组织中水分子的扩散越慢,需要的 b 值越大;另一方面,如果 b 值太高,产生的 DWI 图像的噪声会很大。建议最好选取感兴趣组织的 ADC 的倒数为 b 值,但考虑到 b 值增大,回波时间需更长(由于梯度更强),且回波时间变长会降低信噪比,因此一般选取 b 值约为 ADC 倒数的 0.9 倍[4,5]。对于大脑研究,综合考虑检测扩散率的敏感度和信噪比两个因素,一般选取 b 值为 1000s/mm²。然而,对于类似肿瘤这种比正常白质更限制水分子扩散的组织,可以用更高的 b 值(例如,b=2000s/mm²)来增加检测的敏感度[6-8]。因此,DWI 图像的获取能力将与梯度线圈能产生的梯度强度以及能达到的最大的 b 值密切相关。

## 1.2.5 大脑中水分子扩散的各向异性

### 各向同性和各向异性扩散

有时脑组织中水分子扩散遇到的屏障是各向同性分布的(图 1.6a),这意味着扩散在各个方向上受到了相同的限制。有时,这些屏障又是各向异性分布的(图 1.6b),导致沿这些屏障垂直方向的扩散受到了更大的限制。脑白质中的水分子更倾向于沿着与轴突和髓鞘纤维束平行的方向扩散,而在与它们垂直方向上的扩散则受到了限制,因此,ADC 值取决于施加脉冲场梯度的方向。图 1.7a~c 为分别在 3 个正交方向施加扩散梯度得到的 DWI 图像,清楚地阐述了上述现象。通过对比这 3 张图,可以发现一些重要的差别,尤其是胼胝体的压部,对于扩散梯度施加在 z 方向的 DWI 图像,其信号强度高,表明在上下方向的扩散受

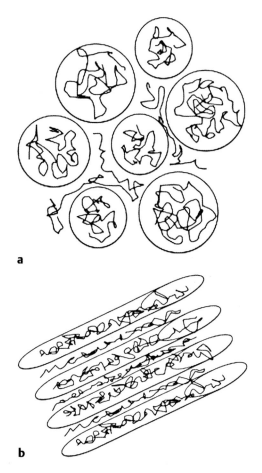

**a**

**b**

图1.6 (a)扩散中的各向同性;(b)扩散中的各向异性。

到限制;对于扩散梯度施加在 $x$ 方向的 DWI 图像,其信号强度则非常低,表明水分子在与胼胝体纤维束平行的左右方向的扩散没有受到限制。胼胝体是大脑中已知的具有最高扩散各向异性的区域。各向异性这个术语说的就是脑组织中水分子的扩散速度与方向有关,为了得到与方向独立的 DWI 图像,我们需要计算施加在 3 个正交方向的扩散梯度得到 DWI 值的平均值(图1.7a~c)。这个平均的图像被称为各向同性 DWI 图像(图1.7d),用于计算 ADC 值。

## 张量模型

为了描述和定量化扩散的各向异性,引入了张量模型[9]。在张量模型中,测量 3 个互相垂直的方向 $x, y, z$ 以及这些方向所有组合的 ADC 值,最终得到的并非是单一 ADC 值,而是扩散张量:

$$\overline{ADC} = \begin{bmatrix} ADC_{xx} & ADC_{xy} & ADC_{xz} \\ ADC_{yx} & ADC_{yy} & ADC_{yz} \\ ADC_{zx} & ADC_{zy} & ADC_{zz} \end{bmatrix} \quad (1.6)$$

由于张量是对称的( $ADC_{xy} = ADC_{yx}$, $ADC_{xz} = ADC_{zx}$, $ADC_{yz} = ADC_{zy}$ ),只需求 6 个不同梯度方向的扩散便可得到矩阵中 9 个扩散元素。对于图像中的每一个体素,对应的矩阵都是确定的。随后将矩阵进行对角化(将非对角线上的元素变为零,对角线上的元素为矩阵的特征值 $\lambda_1$、$\lambda_2$ 和 $\lambda_3$ ),矩阵的特征向量( $\varepsilon_1$、$\varepsilon_2$ 和 $\varepsilon_3$ )代表扩散的主要方向。矩阵的特征值代表相应的扩散率,特征值根据 $\lambda_1 \geq \lambda_2 \geq \lambda_3$ 来确定。

各向异性模型由图 1.8a 中的椭球体所示,椭球体的轴对应于特征向量,最长的轴对应 $\varepsilon_1$。椭球体拉伸得越长,体素的各向异性值越高。另一方面,在各向同性扩散模型中,所有的特征向量都对应相同的特征值,最终形成的模型为一个球体(图 1.8b)。

第一个特征值 $\lambda_1$ 也称为轴向扩散,因为它代表平行于纤维束的扩散。图 1.9a 为轴向扩散图,图 1.9b 用彩色标明图 1.9a 的 $\varepsilon_1$ 方向。另外两个特征值代表垂直于 $\varepsilon_1$ 的扩散,并引入"径向扩散"这个术语表示垂直于纤维束的扩散,其数值等于 $(\lambda_2 + \lambda_3)/2$。研究表明,轴向扩散可用于评估轴突的完整度,而径向扩散对髓鞘的完整度检测更灵敏[10,11]。需要注意的是,完整度这个定义并不总是十分明确的。当比较不同的个体、

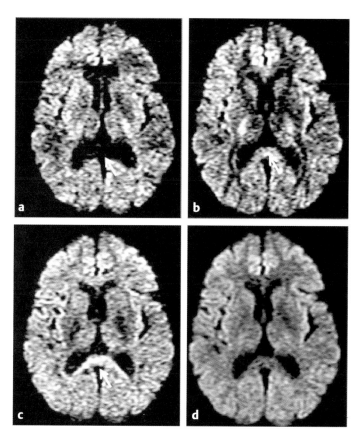

图 1.7  扩散梯度施加在 3 个正交方向 : (a)右–左 , (b)前–后 , (c)下–上 时的 DWI 图像(b=1000s/mm²)。信号差异较大的部分是胼胝体压部(箭),这种差异与这一区域纤维束的方向密切相关 ; (d)各向同性 DWI 图像。

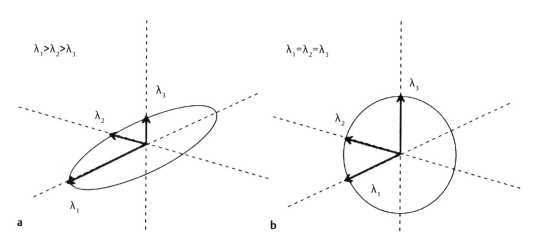

$\lambda_1 > \lambda_2 > \lambda_3$

$\lambda_1 = \lambda_2 = \lambda_3$

图 1.8  (a)由椭球体表示的各向异性扩散模型 ; (b)由球体表示的各向同性模型。

病理和部分体积的效应时 , 噪声或交叉的纤维束可能使计算得到的特定体素的 $\varepsilon_1$

方向与基础结构之间产生偏差 , 同时 , $\lambda_2$ 和 $\lambda_3$ 的大小、方向也发生改变。因此 , 得到的

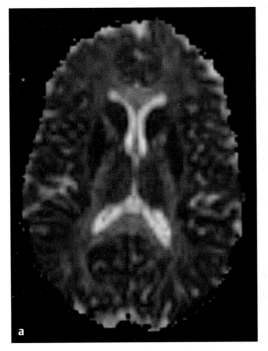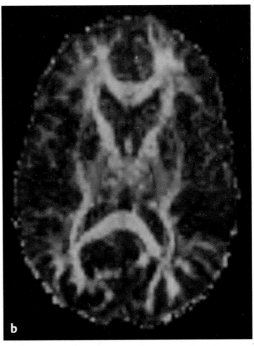

**图 1.9**　(a)轴位扩散图;(b)标准彩色编码的扩散方向图。红色代表左–右方向,绿色代表前–后方向,蓝色代表上–下方向。(见彩插)

径向扩散率的差异不一定反映了髓鞘的完整度[12]。理论上,当比较不同对象的径向和轴向扩散率时,$\varepsilon_1$ 的方向应予以考虑,如果各组间同一体素 $\varepsilon_1$ 方向差异很大,这些体素应从研究中剔除[12]。

还有一些参数旨在定量化描述脑组织中的各向异性,如部分各向异性(FA)、相对各向异性(RA)和容积率(VR)(图1.10a~c),表达式如下:

$$FA = \frac{\sqrt{3\left[(\lambda_1 - \langle\lambda\rangle)^2 + (\lambda_2 - \langle\lambda\rangle)^2 + (\lambda_3 - \langle\lambda\rangle)^2\right]}}{\sqrt{2(\lambda_1^2 + \lambda_2^2 + \lambda_3^2)}}$$

$$(1.7)$$

其中,

$$\langle\lambda\rangle = \frac{Tr(ADC)}{3} = \frac{\lambda_1 + \lambda_2 + \lambda_3}{3} \quad (1.8)$$

$$RA = \frac{\sqrt{(\lambda_1 - \langle\lambda\rangle)^2 + (\lambda_2 - \langle\lambda\rangle)^2 + (\lambda_3 - \langle\lambda\rangle)^2}}{\sqrt{3}\langle\lambda\rangle} \quad (1.9)$$

$$VR = \frac{\lambda_1 \lambda_2 \lambda_3}{\langle\lambda\rangle^3} \quad (1.10)$$

其中,$Tr(ADC)$ 为张量的迹(3 个特征值之和),$\langle\lambda\rangle$ 为体素的平均扩散值(3 个特征值的均值)。VR 为体素各向异性的椭球体体积与半径为平均扩散常数的球体体积之比[13]。因为当各向异性值增加时,椭球体体积减小,所以 VR=0 代表各向异性最大,VR=1 代表扩散完全是各向同性的。RA 为 $\langle\lambda\rangle$ 标准化后的标准差。在各向同性扩散中 RA=0(没有偏差),RA 值越高,各向异性程度越高。FA 是指水分子各向异性成分占整个扩散张量的比例,因此FA 值介于 0(最大各向同性扩散)和 1(最大各向异性扩散)之间[11]。RA 和 FA 的图像相似,但研究表明,与 RA 相比,FA 受噪声的干扰更小,且 FA 图在白质和灰质

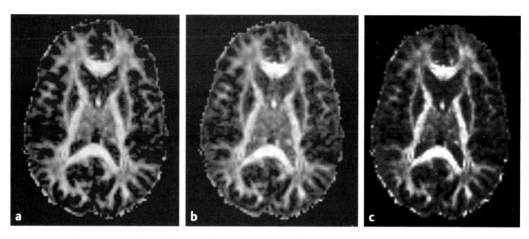

图 1.10　(a)各向异性(FA)图；(b)相对各向异性(RA)图；(c)容积率(VR)图像。

之间显示出更高的对比噪声比[14]。在健康
人脑中，皮层灰质的 FA 值很低，约为 0.2，
深部灰质的 FA 值为 0.2~0.4，白质的 FA
值较高(>0.4)，胼胝体的 FA 值最高，约为
0.8。

## 1.2.6　纤维束示踪成像

纤维束示踪成像是用于追踪大脑中
白质纤维束走向的方法。其基于两个假
设：①从扩散张量成像(DTI)中得到的第
一个特征向量 $\varepsilon_1$ 平行于体素中的纤维束；
②基于每个体素的信息可以用不同类型的
算法构建纤维束的三维走向。确定型纤维
示踪和概率型纤维示踪是两种最基本的算
法[15]。确定型纤维示踪在临床应用上更普
及，其基于纤维束是流线型的原则，从给
定的感兴趣区(ROI，种子点)开始连接示
踪线，即将邻近的与 ROI 主要特征向量
方向一致或偏差不大的体素连成一条纤
维束。这种方法的一个局限性是需要建立
曲率阈值，一般为 30°~60°，当追踪的下
个体素的偏转角大于该阈值时，追踪终止
于该点(且示踪线将不包含该点)。另一个
局限性是如果体素的 FA 值过低时，最大

扩散方向的不确定性非常大，追踪会出现
很大偏差。如果下一个体素的 FA 值低于
0.2~0.3 这个阈值，示踪连线就将停止。确
定型纤维示踪常与解剖学的先验知识相
结合，操作人员可以选择一条白质纤维束
上的多个 ROI，那些没有经过这些 ROI 的
纤维束将不会显示在最终呈现的白质纤
维束图像上。图 1.11 显示了如何通过单
个体素的各向异性信息构建胼胝体的白
质纤维束。

纤维示踪最大的局限性在于其分辨
率太低(约 2mm)，不能确定单独的白质
纤维束(直径约为 1μm)方向。尽管大部
分的白质会聚集成纤维束，这些纤维束包
含数十万条轴突，但在 DTI 图像的单个体
素中有很多纤维束交叉、分叉和合并的现
象。这种纤维束交叉的现象使得 $\varepsilon_1$ 不能
正确表示体素中纤维束的方向，因为它包
含了不止一条纤维束方向的信息，使该体
素的 FA 值低于 FA 阈值，导致纤维示踪
终止。与确定型纤维示踪相反，概率型纤
维示踪很好地改进了确定型纤维示踪遇
到交叉纤维束时示踪终止的问题。该算法
通过计算每个体素在多条纤维束方向的

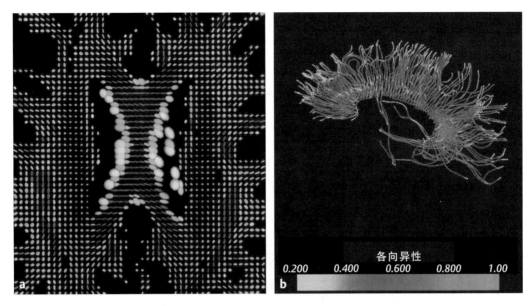

图 1.11　(a)每个体素扩散椭球体的图形表示;(b)胼胝体的纤维示踪结果。(见彩插)

概率来构建两个区域间最大可能的白质纤维束连接。为了有效解决纤维束交叉问题,很多新的图像扫描方法和图像处理算法被提出,例如,q 空间成像(QSI)、扩散谱成像(DSI)、q 空间球面成像(QBI)、结合受阻和受限制扩散模型(CHARMED)和高角分辨率扩散成像(HARDI)。想要更详细地了解这些方法,可以参考其他文献[15]。

# 1.3　扩散成像技术

## 1.3.1　自旋回波平面成像序列 DWI

上述的扩散成像技术的成像序列都是基于 Stejskal 和 Tanner 提出的 SE 序列加以修改得到的,而这只能用于体外液体自扩散系数的测量。Le Bihan 首次将 DWI 技术用于活体成像,但由于梯度场强的限制和头动伪影的影响,结果不尽如人意[16],

但他在 1986 年首次将 DWI 应用于大脑成像[17]。用回波平面成像(EPI)(可以快速填满 k 空间)和 DWI 相结合可以减少头动伪影对图像的影响,从而使 DWI 可应用于临床[18]。在单个 SE-EPI 序列中,用于图像扫描的回波具有相同的激发脉冲,通过转换频率编码梯度的极性来构建梯度回波,可以使单次成像的 k 空间在 50~100ms 的时间内完全被填充(图 1.12a)。

## 1.3.1　周期性旋转重叠平行线采集和增强重建的 DWI (PROPELLER,螺旋桨技术)

SE-EPI 成像的缺点是该序列易于受磁敏感伪影影响。后续章节将要讨论的就是如何选择 EPI 参数使伪影最小化,但即使选择了最优的参数,邻近颞骨、耳朵和鼻窦的区域成像仍会产生畸变,影响对这些区域的诊断。由于周期性旋转重叠平行线采集和增强重建 (PROPELLER)技术[19]对运动伪影不敏感,将其应用于

DWI 可克服上述问题。在 PROPELLER 技术中(也称为多叶片或螺旋桨),k 空间由图 1.12b 所示的叶片填充,所以每个回波的 k 空间的中心都是相同的,这就使图像对平面内的运动伪影不敏感。由于 PROPELLER 技术克服了运动伪影的问题,因此可以与快速自旋回波(FSE)或多点 EPI 等脉冲序列相结合,在更长的扫描时间内产生更少的磁敏感伪影[20,21]。图 1.13 表明,使用

DWI-FSE PROPELLER 技术后,低场强同源部位的图像质量有所提高。

## 1.3.3　液体衰减反转恢复序列 DWI

与脑实质相比,脑脊液(CSF)有着更高的 ADC 值,所以沾染到 CSF 会显著影响测得的 ADC 值。在脉冲序列开始阶段施加反转信号且在 CSF 纵向磁化经过原点时施加

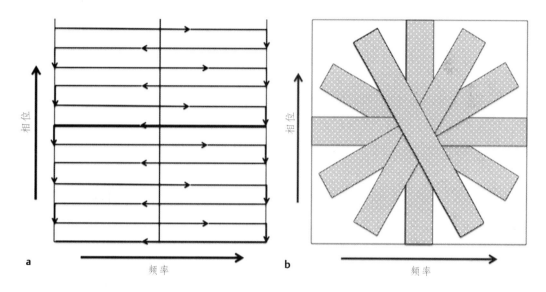

**图 1.12**　(a)回波平面成像时单次成像由线条填充 k 空间;(b)PROPELLER 序列成像时叶片状填充的 k 空间。

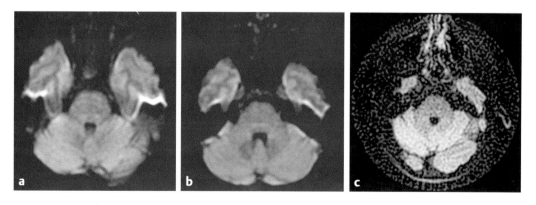

**图 1.13**　(a)回波平面图像在低场不均匀的区域产生畸变;(b)用并行成像技术(R=2),图像质量有所提高;(c)用 PROPELLER 得到的扩散加权成像序列,图像没有磁敏感伪影。

90°激励脉冲,可以抑制 CSF 信号,这项技术称为液体衰减反转恢复(FLAIR)。CSF 信号被抑制的 DWI 图像(图 1.14)对于接近脑室和脑沟区域的分析是非常有效的。这项技术的缺点在于,抑制 CSF 信号需要很长的反转时间,图像扫描的时间也相对延长。

### 1.3.4　DWI 参数

除了上述讨论过的 b 值,还有很多参数也会影响到 DWI 图像的质量。磁敏感效应会导致相位编码错误,在 EPI 相位编码方向上图像变形。由于上述原因,相位编码的方向一般置于磁敏感梯度较小的轴向,如脑轴位成像是置于前-后方向。图 1.15 显示了 EPI 相位编码方向对图像的影响。减小层厚也有助于使磁场不均匀性的影响最小化。

在 EPI 的回波链中,相位编码的偏差会从上一个回波传到下一个回波。因此,可以通过减少回波链的长度或回波的数量,或者加快扫描的速度(减少回波间隔时间)来减少伪影。降低在相位编码方向采集矩阵(相位编码方向空间分辨率)且使用并行成像技术,可减少回波链的回波数;提高接收器的带宽且降低频率编码方向上的采集矩阵(频率编码方向空间分辨率),可减少回波间隔时间。在并行成像技术中加速因子 R 的最优值取决于线圈的配置(线圈的 g 因数),一般 2~3 的加速因子可在降低磁敏感伪影和提高信噪比之间达到很好的平衡。为了在最大化信噪比的同时减少磁敏感伪影,TE 应尽可能短,而限制 TE 的则是 b 值,b 值越高,TE 越长。总而言之,为了得到 DWI-EPI 最佳的成像效果,应使用较小的矩阵(即 128×128)、最高的梯度场强、最快的梯度速度、最大的接收带宽、最小的 TE 以及并行成像技术。对于不同的扩散研究,如是否只需获得单纯的 DWI 图像或 DTI 图像、是否要进行纤维示踪等,我们应选择不同的成像参数。在要进行纤维示踪时,有必要进行各向同性的高空间分辨率成像(1~2mm³),同时还应施加大量不同的梯度方向,最好不少于 30 个独立方向[15]。

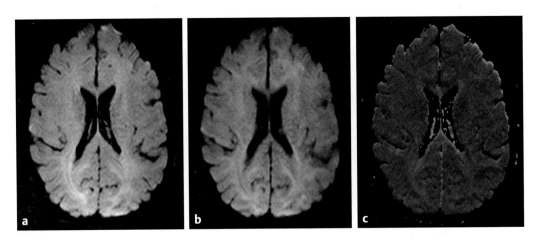

**图 1.14**　液体衰减反转恢复扩散加权成像(FLAIR-DWI)示例。(a)抑制脑脊液的非扩散加权图像(b= 0s/mm²);(b)DWI (b=1000s/mm²);(c)相应的 ADC 图。

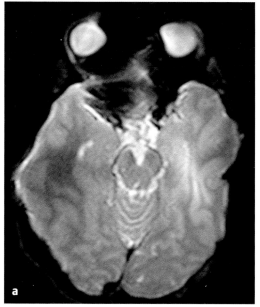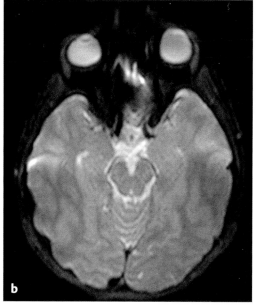

**图 1.15**　(a) 在 $x$ 方向 (右–左) 上进行相位编码得到的回波平面成像；(b) 将相位编码方向转换为 $y$ 方向 (前–后) 时图像畸变减少。

# 1.4　扩散的局限性

## 1.4.1　灌注效应 (perfusion effect)

　　DWI 对血液灌注造成的血管空间水分子自旋运动是十分敏感的。这种灌注的影响可以通过体素内非相干性运动 (IVIM) 方法来进行定量化评估。具体做法是，将 b 值缓慢地从 0 增加到 1000s/mm²(即 0,10,20,40,80,110,140,170,200,300,400,500,600,700,800 和 900s/mm²)，得到相应的 DWI 图像，可以观察到信号强度呈双指数形式衰减，开始时衰减迅速(直到 b 值达 200s/mm²)，随后衰减减缓 (图 1.16)。在 IVIM 方法中，认为双指数模型包含两个扩散模型，一个是微血管模型($f$)，用伪扩散系数 $D^*$ 表示(衰减更快)；一个是非血管模型($1-f$)，用表观扩散系数 $D$ 表示(衰减更慢)[22]：

$$\frac{S(b)}{S_0} = f \times e^{-bD^*} + (1-f) \times e^{-bD} \qquad (1.11)$$

　　一项关于脑胶质瘤的 IVIM 研究表明，高级别胶质瘤的灌注因数 $f$ 明显大于低级别胶质瘤[22]。

　　由图 1.16 可知，当低 b 值不用标准的 0s/mm²，而是选用 b 值 >200s/mm² 时[23]，血液灌注对 ADC 的影响会被抑制，形成"血流补偿"的 ADC 图。由于健康大脑的血管比例较低(5%~8%)，灌注效应一般可以忽略，但当 ADC 用于检测脑肿瘤的生长时，任何肿瘤灌注的改变都可能混淆结论，因此最好使用血流补偿的 ADC[23]。

## 1.4.2　运动伪影 (motion artifact)

　　在线圈内放置衬垫可以使头动最小

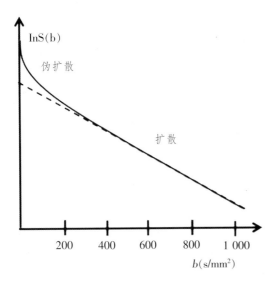

**图 1.16** 考虑灌注效应时信号衰减的双指数模型。通过引入伪扩散系数计算灌注对信号的影响。

化。残留的头动影响可以通过图像后处理校正，在 3 个方向上进行位移和旋转校正（一共 6 个自由度）将 DWI 图像配准到非扩散图像上（b=0）。大多数的 DTI 软件包都包含头动校正，但仍有些软件包没有在施加扩散梯度的方向上校正头动。只有在整个扫描过程中没有头动，用施加的多个梯度方向来计算扩散张量才是有效的；如果出现头动，扫描图像的梯度方向应该进行头动校正。

## 1.4.3 脑脊液的脉动效应（pulsation effect）

CSF 的脉动效应在心动周期的收缩阶段非常明显且不能被校正。有研究表明，CSF 脉动效应会影响沾染 CSF 脑区的扩散，在脑室周围这种影响会加剧。下述三种方法可以减小这种效应：①用 FLAIR 序列扫描 DWI 图像；②选择一个最小的非零 b 值来减少 CSF 中快速扩散的水分子对测量结果的影响；③依据心动周期调整扫描

DWI 的时间。第三种方法需要的扫描时间更长且取决于心率[15]。

## 1.4.4 奈奎斯特"鬼影"（Nyquist ghost）

EPI 序列用一种很独特的方式充满 k 空间：一行用正梯度方向进行频率编码（从左到右），下一行用相反的梯度方向进行频率编码（从右到左）（见图 1.12a）。采样和施加梯度的时间偏差、涡流以及频移使奇回波和偶回波不对称，经过傅立叶变换后会产生伪影。该伪影被称为奈奎斯特"鬼影"，在相位编码方向上被半个视野（FOV）移位，如图 1.17 所示。如果奈奎斯特"鬼影"和实际的 ROI 重叠，则很难对 ADC 值和其他的 DTI 参数做出正确的估计[24]。通过观察高信噪比的 b=0 图像，可以发现奈奎斯特"鬼影"是否使实际信号或 ROI 变模糊。同时也建议用更高的 FOV 进行重复扫描，这样奈奎斯特"鬼影"就不会和 ROI 重叠了。

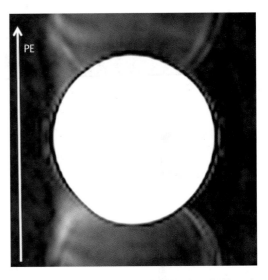

**图 1.17** 回波平面成像中典型的奈奎斯特"鬼影"。受半视野影响，图像在相位编码方向（PE）上移位。

## 1.4.5 涡流伪影(eddy current artifact)

应用于 DWI 成像的梯度幅度很高且需要快速开和关,因此会形成涡流,从而导致空间编码过程出现偏差。获得的图像会发生相应的偏移、压缩、拉伸或剪切。如果没有校正涡流效应,可以发现图像的边缘会呈现假的高各向异性(图 1.18a)。涡流效应可以通过将 DWI 图像配准到非扩散图像上(b=0)进行校正(图 1.18b)。

## 1.4.6 尖峰伪影(spike artifact)

如前所述,DWI 对梯度场的施加要求很高,这又导致了尖峰噪声伪影的形成。尖峰噪声代表数据采集阶段散在的错误信号强度改变,在 k 空间呈现为斑点(图 1.19a),经过傅立叶变换后在整个图像上产生波状伪影(图 1.19b)。有这种尖峰伪影的图像应该从 DWI 和 DTI 研究中剔除,或在傅立叶变换之前校正 k 空间的错误数据

点。Chavez 等提出的基于异常点检测的去尖峰法(ODD),是用于检测、定位和校正被尖峰噪声破坏的扩散加权数据集的自动校正方法[25]。如果这些伪影经常出现,建议向磁共振扫描仪工程师咨询尖峰噪声问题产生的原因。

## 1.4.7 并行采集技术伪影(SENSE artifact)

正如之前讨论的,并行采集技术(SENSE= SENSitivity Encoding;iPAT=integrated Parallel Acquisition Techniques;ASSET=Array coil Spatial Sensitivity Encoding)有效地减少了 EPI 序列成像中的几何失真现象。在用多通道头部线圈并行采集技术来提高 DWI 图像质量的同时,我们应该意识到应用这项技术采用的特殊重建算法会使图像出现特殊的不均匀噪声,从而产生 SENSE 伪影(图 1.20)。通过减小并行图像采集的加速因子 R 或提高图像的信噪比,可使 SENSE 伪影最小化。

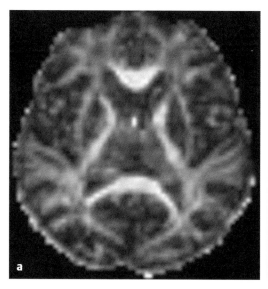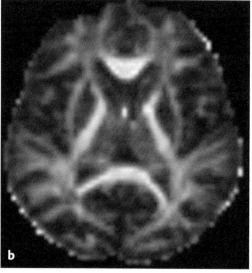

图 1.18　(a)扩散加权成像中的涡流效应;(b)经过涡流校正后的图像。

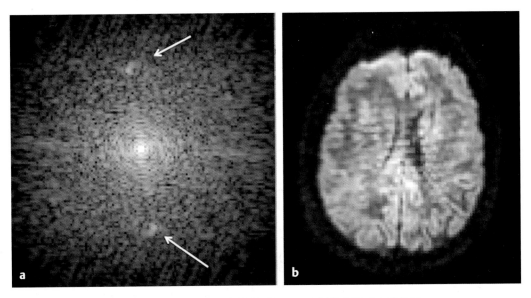

**图 1.19** (a)k 空间的尖峰噪声(箭);(b)在图像中形成尖峰伪影。

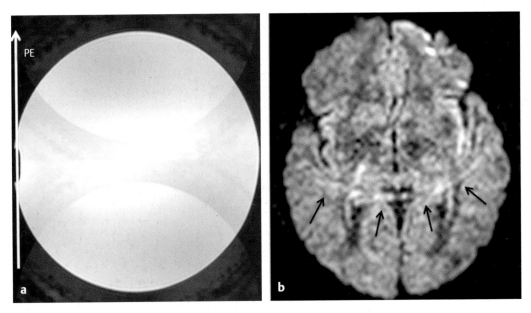

**图 1.20** 并行采集成像导致的相位编码方向(PE)上的 SENSE 伪影。(a)体模上的伪影;(b)患者 DWI 图像上的伪影。

# 1.5 小结

DWI 是用于检测和定量化脑组织病理改变的有力工具。ADC 反映了大脑中水分子扩散的程度；通过计算扩散张量可以定量化扩散的各向异性和识别体素中主要纤维束方向。在进行扩散成像时，必须注意施加脉冲序列的细节，因为其中某些因素会使获得的定量数值发生改变甚至产生伪影。

（杨勇哲 译 黄飚 校）

## 参考文献

[1] Le Bihan D, Mangin JF, Poupon C, et al. Diffusion tensor imaging: concepts and applications. J Magn Reson Imaging 2001; 13(4): 534–546

[2] Moonen CTW, van Zijl PCM, Le Bihan D, DesPres D. In vivo NMR diffusion spectroscopy: 31 P application to phosphorus metabolites in muscle. Magn Reson Med 1990; 13(3): 467–477

[3] Clark CA, Le Bihan D. Water diffusion compartmentation and anisotropy at high b values in the human brain. Magn Reson Med 2000; 44(6): 852–859

[4] Jones DK. Fundamentals of diffusion MR imaging. In: Gillard JH, Waldman AD, Barker PB, eds. Clinical MR Neuroimaging. Cambridge: Cambridge University Press; 2005:54–85

[5] Wheeler-Kingshott CAM, Barker GJ, Steens SCA, van Buchem MA. D: the diffusion of water. In: Tofts P, ed. Quantitative MRI of the Brain: Measuring Changes Caused by Disease. West Sussex: John Wiley & Sons; 2003:203–256

[6] Bano S, Waraich MM, Khan MA, Buzdar SA, Manzur S. Diagnostic value of apparent diffusion coefficient for the accurate assessment and differentiation of intracranial meningiomas. Acta Radiol Short Rep 2013; 2(7): 2047981613512484

[7] Hui ES, Cheung MM, Chan KC, Wu EX. B-value dependence of DTI quantitation and sensitivity in detecting neural tissue changes. Neuroimage 2010; 49(3): 2366–2374

[8] Ronen I, Ugurbil K, Kim DS. How does DWI correlate with white matter structures? Magn Reson Med 2005; 54(2): 317–323

[9] Basser PJ, Mattiello J, LeBihan D. MR diffusion tensor spectroscopy and imaging. Biophys J 1994; 66(1): 259–267

[10] Song SK, Sun SW, Ramsbottom MJ, Chang C, Russell J, Cross AH. Dysmyelination revealed through MRI as increased radial (but unchanged axial) diffusion of water. Neuroimage 2002; 17(3): 1429–1436

[11] Song SK, Sun SW, Ju WK, Lin SJ, Cross AH, Neufeld AH. Diffusion tensor imaging detects and differentiates axon and myelin degeneration in mouse optic nerve after retinal ischemia. Neuroimage 2003; 20(3): 1714–1722

[12] Wheeler-Kingshott CAM, Cercignani M. About "axial" and "radial" diffusivities. Magn Reson Med 2009; 61(5): 1255–1260

[13] Pierpaoli C, Basser PJ. Toward a quantitative assessment of diffusion anisotropy. Magn Reson Med 1996; 36(6): 893–906

[14] Hasan KM, Alexander AL, Narayana PA. Does fractional anisotropy have better noise immunity characteristics than relative anisotropy in diffusion tensor MRI? An analytical approach. Magn Reson Med 2004; 51(2): 413–417

[15] Johansen-Berg H, Behrens TEJ, eds. Diffusion MRI: From Quantitative Measurement to In Vivo Neuroanatomy. London: Academic Press (Elsevier); 2009

[16] Le Bihan D. Diffusion MRI: what water tells us about the brain. EMBO Mol Med 2014; 6(5): 569–573

[17] Le Bihan D, Breton E, Lallemand D, Grenier P, Cabanis E, Laval-Jeantet M. MR imaging of intravoxel incoherent motions: application to diffusion and perfusion in neurologic disorders. Radiology 1986; 161(2): 401–407

[18] Turner R, Le Bihan D, Maier J, Vavrek R, Hedges LK, Pekar J. Echo-planar imaging of intravoxel incoherent motion. Radiology 1990; 177(2): 407–414

[19] Pipe JG. Motion correction with PROPELLER MRI: application to head motion and free-breathing cardiac imaging. Magn Reson Med 1999; 42(5): 963–969

[20] Pipe JG, Farthing VG, Forbes KP. Multishot diffusion weighted FSE using PROPELLER MRI. Magn Reson Med 2002; 47(1): 42–52

[21] Wang FN, Huang TY, Lin FH, et al. PROPELLER EPI: an MRI technique suitable for diffusion tensor imaging at high field strength with reduced geometric distortions. Magn Reson Med 2005; 54(5): 1232–1240

[22] Federau C, Meuli R, O'Brien K, Maeder P, Hagmann P. Perfusion measurement in brain gliomas with intravoxel incoherent motion MRI. AJNR Am J Neuroradiol 2014; 35(2): 256–262

[23] Cohen AD, LaViolette PS, Prah M, et al. Effects of perfusion on diffusion changes in human brain tumors. J Magn Reson Imaging 2013; 38(4): 868–875

[24] Porter DA, Calamante F, Gadian DG, Connelly A. The effect of residual Nyquist ghost in quantitative echo-planar diffusion imaging. Magn Reson Med 1999; 42(2): 385–392

[25] Chavez S, Storey P, Graham SJ. Robust correction of spike noise: application to diffusion tensor imaging. Magn Reson Med 2009; 62(2): 510–519

# 第 2 章

# 脑水肿:病理生理学

*Falgun H. Chokshi*、*Amit M. Saindane*

**要点**

- 血管源性脑水肿是由于血脑屏障(BBB)破坏,组织液渗出引起的。
- 兴奋毒性脑损伤(EBI)包括短期和长期的兴奋性氨基酸稳态的破坏。
- 在大脑发现的水通道蛋白 4(AQP-4)允许星形胶质细胞的足板细胞膜通过大量的自由水分子。
- 血管源性脑水肿在 ADC 图像上是亮信号,而细胞毒性水肿是暗信号。
- 了解血管源性和细胞毒性水肿水分子扩散的病理生理学是学习 DWI/DTI 成像原理的基础。

## 2.1　引言

"脑水肿"可泛泛地分为多种类型,但总体而言可分为细胞内或细胞外水肿。细胞内水肿就是细胞毒性水肿;细胞外水肿是指血管源性水肿,也包括特殊的渗透压性水肿和充血性水肿[1,2]。50 多年前就已明确了这些脑水肿的病理生理学特征[1]。

本章主要讲述两种常见的脑水肿（细胞毒性水肿和血管源性水肿）,讨论它们的影像特征,并应用 DWI 和 DTI 显示其疾病进展过程。本章还介绍了最终都导致细胞毒性水肿的兴奋毒性脑损伤的病因。血管源性水肿和细胞毒性水肿可以单独存在也可以同时发生。本章介绍了各种有 DWI 和 DTI 影像改变的具有代表性和普遍性的成人多种疾病,包括血管性疾病、传染性疾病、炎症、肿瘤以及脱髓鞘疾病。后续章节将对其他疾病及其 DWI 和 DTI 表现进行深入讨论。

## 2.2　病理生理学

### 2.2.1　血管源性水肿

血管源性脑水肿是由于血脑屏障的破坏,组织液渗出造成的。虽然细胞外蛋白质分解会减弱液体的排出,但至今尚无证据表明蛋白质分解产物是导致液体潴留于血管间隙的原因[3]。通过流动及扩散,通常水分子会优先积聚在紧密集束的白质中,如果血脑屏障能够在病程的早期阶段复原,血管源性脑水肿也是可逆的[4]。

### 2.2.2　细胞毒性水肿和兴奋毒性脑损伤

**兴奋毒性脑损伤**

兴奋毒性脑损伤包括短期和长期的兴奋性氨基酸稳态的破坏。在兴奋性氨基酸中谷氨酸、天冬氨基酸和甘氨酸是最重要的，它们涉及很多功能，如认知、记忆、行动以及感觉[5]。谷氨酸水平异常会导致神经元损伤和死亡，这与谷氨酸受体的 N-甲基-D-天冬氨酸(NMDA)受体亚型的激活有关[6]。

在急性期，已知引起细胞外过多谷氨酸的机制有 3 个：①谷氨酸从破坏的轴突细胞膜上漏出；②神经细胞膜上的异常去极化会进一步导致谷氨酸的释放；③细胞外谷氨酸再摄取功能破坏。这三种机制可以沿着白质纤维束以跨轴突和跨突触的方式传播[5-7]。

**细胞毒性水肿**

细胞内含水量异常增加会导致细胞毒性水肿。在分子水平上，钠钾离子失衡、三磷酸腺苷酶以及钙离子泵破坏，会导致水分子扩散进入细胞内。血脑屏障最初是完整的，会产生稳定的细胞外含水量，但是持续性损伤会导致血脑屏障的破坏以及随后的血管源性水肿。同时凋亡通路也会被激活[7]。

水通道蛋白(AQP)各种亚型的发现阐明了细胞毒性水肿的另一种机制[8]。尤其是在大脑发现的 AQP-4，其允许星形胶质细胞的足板细胞膜通过大量的自由水分子[9]。这些发现是在大量的大鼠实验研究中获得的[10,11]，然而，水通道与人类脑水肿之间是否存在联系仍有待证实。

## 2.3　脑水肿相关疾病

### 2.3.1　血管源性脑水肿

在 MRI 上，血管源性脑水肿在 T1W 上呈低信号，在 T2W 上呈高信号，在脑白质上尤其明显。血管源性脑水肿在 DWI 和

ADC 图像上都是亮信号。在 DTI 序列上部分各向异性值(FA)减小[14]。

**肿瘤相关性血管源性脑水肿**

由于肿瘤血管的生成以及血脑屏障的破坏，良性和恶性肿瘤都能导致血管源性脑水肿，在 DWI 和 ADC 图像上可显示扩散系数增加。第一种类型的瘤周水肿与低级别胶质瘤和非神经胶质肿瘤（如转移瘤和脑膜瘤）有关，脑实质受压后引起的缺血和坏死在肿瘤切除后仍可存在(图 2.1)。

第二种类型的瘤周水肿与高级别胶质瘤有关，常有高浸润性和明显血脑屏障破坏。水肿范围远远超出肿瘤强化的边缘，代表着肿瘤的浸润性。肿瘤切除后血管源性水肿可部分或完全消退(图 2.2)。与第一种类型的瘤周水肿相比，第二类型的瘤周水肿 ADC 信号增加更明显，DTI 上 FA 值下降也更明显，提示很可能与恶性肿瘤引起的更明显组织破坏有关。

### 2.3.2　细胞毒性脑水肿/兴奋毒性脑损伤

早期细胞毒性脑水肿/兴奋毒性脑损伤在 CT 上表现为灰白质分界不清；在亚急性期，血脑屏障的破坏会导致血管源性水肿，从而使脑白质密度进一步降低，呈现出混合水肿的影像。MRI 能够显示灰质肿胀和灰白质分界不清。细胞毒性脑水肿/兴奋毒性脑损伤在 ADC 图像上是暗信号，DWI 图像上是亮信号，在 DTI 序列上 FA值减小[14]。

**动脉梗死**

动脉梗死引起的缺氧会导致三磷酸腺苷(ATP)的快速消耗和细胞毒性水肿[14]。兴奋性中毒会引起钠钾泵的破坏，从而使水分子快速进入细胞内。细胞内钙的增加会

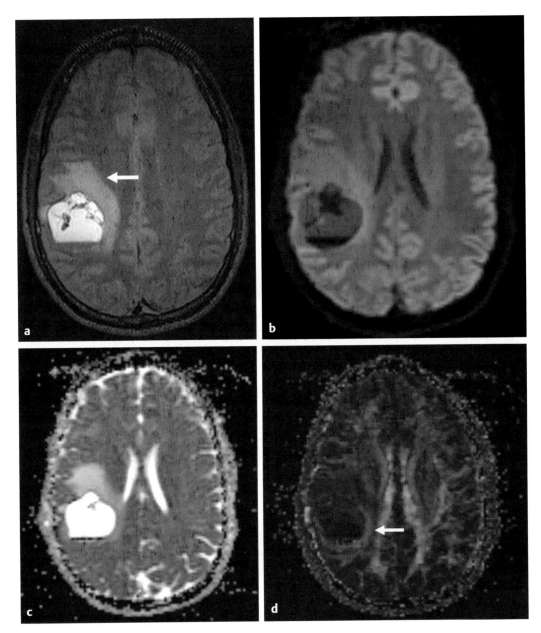

图 2.1 患者男,42 岁,幕上毛细胞星形细胞瘤伴周围脑白质水肿。(a)T2-FLAIR 显示右侧额叶肿瘤,边界清晰,其内可见囊性成分及液平面,伴周围血管源性水肿(箭);(b)DWI 显示肿瘤周围水肿呈轻度高信号;(c)ADC 图证实肿瘤周围水肿的高信号是由"T2 穿透效应"造成;(d)彩色 FA 图显示深层脑白质纤维束(箭)没有断裂或被破坏。(见彩插)

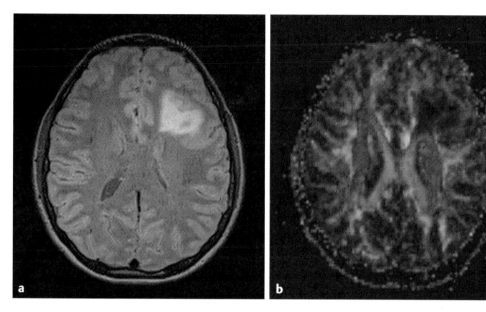

图 2.2　患者女,27 岁, 左侧额叶间变性星形细胞瘤并侵犯纤维束;(a)T2-FLAIR 显示左侧额叶边界清晰的 T2W 高信号延伸至胼胝体体部前;(b)轴位彩色 FA 图显示肿瘤区纤维束被破坏,肿瘤侵犯内侧的纤维束(与对侧大脑半球相比,正常的白质纤维束减少)。(见彩插)

导致脂肪酶和蛋白酶的释放，最终引起细胞的死亡[5]。NMDA 亚型谷氨酸受体拮抗剂(MK-801)的实验研究显示,在大脑中动脉(MCA)闭塞后相对较小的缺血性损伤体积[12],提示谷氨酸相关的兴奋毒性损伤与缺血半暗带的病理生理学特征有关[5,12]。

细胞毒性水肿在 30 分钟内出现,24~72 小时达到高峰,再灌注后可以持续到 24 小时。DWI 检测超急性期梗死(出现神经系统症状 30 分钟内) 是非常敏感的 (图 2.3a~c)。随着梗死的进展,细胞毒性脑水肿(DWI 亮,ADC 暗)会被血管源性脑水肿(DWI 亮,ADC 亮)围绕,同时出现占位效应。ADC 信号 10~15 天可变为"假性正常",而同期由于血管源性脑水肿的 T2 透过效应,DWI 会显示持续高信号[13](图 2.3d~f)。慢性长期的脑梗死会由于脑软化和胶质增生在 ADC 图上显示明亮信号[14]。

## 大脑静脉梗死

静脉栓塞是由于血栓淤积在硬脑膜静脉窦、大脑皮质静脉或深静脉造成的。栓塞的区域与动脉分布的区域是不一致的,并且容易发生出血性转化。其发生栓塞的危险因素包括长期慢性炎症、感染、血栓形成倾向(例如,脱水、高凝状态、肿瘤)以及脑外科手术[15]。细胞毒性水肿周围常有血管源性水肿围绕,并且常有明显的占位效应(图 2.4)。CT 或者 MRV 能够识别血栓。

## 多发性硬化症

多发性硬化(MS)斑块的细胞毒性水肿在 MRI 上是很难观察到的。在 MS 的早期阶段(超急性期和急性期),病变在 ADC 图像上呈明显低信号,在 DWI 图像上呈高

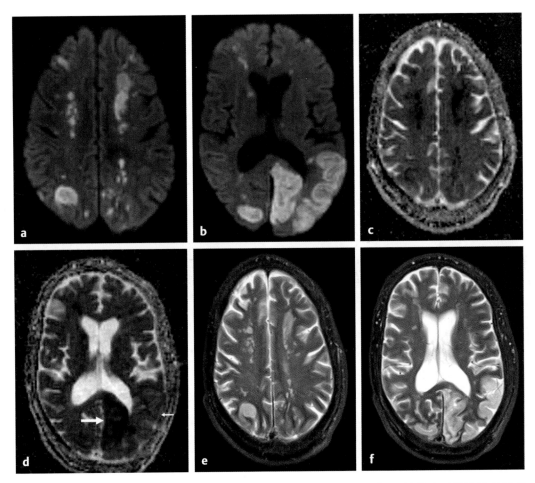

**图2.3** 患者男,45岁,患有人类免疫缺陷病毒(HIV)和葡萄球菌心内膜炎,并伴有不同阶段的脓毒栓子。(a)DWI 显示多个血管分水岭区域梗死;(b)DWI 显示另一个层面的梗死灶,包括顶叶内侧和顶叶皮质梗死;(c)梗死灶在 ADC 图上是暗的,提示是急性梗死;(d)左侧顶叶内侧梗死灶在 ADC 图上是暗的,提示是急性梗死(箭),而顶叶外侧梗死灶表现为假性正常化,提示是亚急性梗死(小箭);(e)分水岭梗死在 T2W 图像上呈高信号;(f)T2W 图像显示顶叶内外侧梗死灶呈高信号,以及外侧亚急性梗死灶皮质肿胀。

信号[5](图2.5)。

急性 MS 患者的脑脊液中谷氨酸和天冬氨酸的水平会升高[17],谷氨酸兴奋性中毒会损害这些患者的少突胶质细胞、髓鞘以及轴突[16]。在细胞毒性斑块组织学检查中可以发现髓鞘间的水肿[5]。

**克–雅病**

克–雅病(CJD)的临床表现包括快速进行性痴呆、肌阵挛以及共济失调。出现在 CJD 上的扩散受限可以用谷氨酸受体空间变化及功能异常来解释[18]。大脑皮质和双侧基底节区的病灶表现为 T2W 高信号(图2.6)。变异型 CJD 常会累及双侧丘脑和中脑导水管周围的灰质[19],而散发型 CJD 偶尔也会累及这些区域[20]。这些病灶在 DWI 上呈高信号,在 ADC 上呈低信号[21]。ADC 值的下降可能与电子显微镜下观察

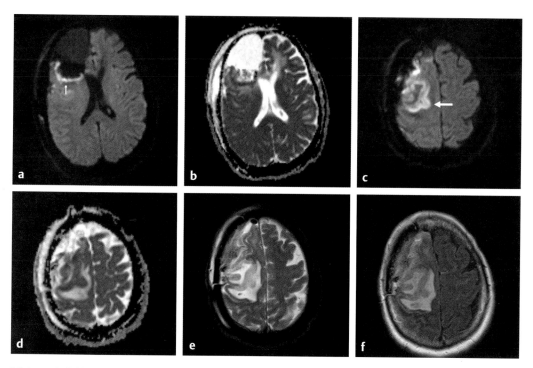

图 2.4 患者男,58 岁,右侧额叶星形细胞瘤次全切除术后、放射治疗后,再次进行病灶切除。(a)DWI 显示右侧额叶手术残腔边缘高信号,提示该部分脑组织失活(箭);(b)ADC 图证实手术残腔边缘为失活的脑组织,呈低信号;(c)DWI 显示在幕上远离手术残腔有大面积的高信号(箭);(d)该区域在 ADC 图上是亮的,提示"T2 穿透效应";(e)在 T2W 图像上显示由于皮质静脉损伤和手术中的静脉梗死引起的水肿和占位效应;(f)T2-FLAIR 还显示了右侧额叶术后的静脉性梗死范围。

到轴突和树突的局部肿胀(空泡变性)有关[22]。

## 缺氧缺血性脑病

缺氧缺血性脑病(HIE)是由于氧气传递的减少造成的,病因有很多,例如,低氧(呼吸衰竭、窒息以及高原病),血氧不足(一氧化碳中毒),以及局部缺血(休克、心脏骤停和急性颅内高压)。能量的损耗是由于线粒体功能障碍和谷氨酸重吸收障碍造成的。而细胞外谷氨酸增加会导致神经元和胶质细胞中毒[5]。

在成年人,基底节区(尤其是苍白球)、丘脑、海马回、胼胝体和中央沟周围皮质常受累较明显, 因为这些区域新陈代谢需求高且基底节区属于动脉供血的分水岭[4,5]。这些病变区在常规 T1W、T2W 图像上还显示为正常或者接近正常时, 在扩散成像上就可表现为双侧对称 DWI 高信号,ADC低信号(图 2.7 和图 2.8)。

## 疱疹性脑炎

疱疹性脑炎的兴奋毒性损伤是由于脑脊液中谷氨酸和甘氨酸的异常积聚造成的[23]。在免疫系统应答感染期间,自由基释放也会引起谷氨酸的释放[5]。在成人,疱疹性脑炎主要是由单纯疱疹病毒 I 型感染引起的,并通常累及岛叶、下额叶以

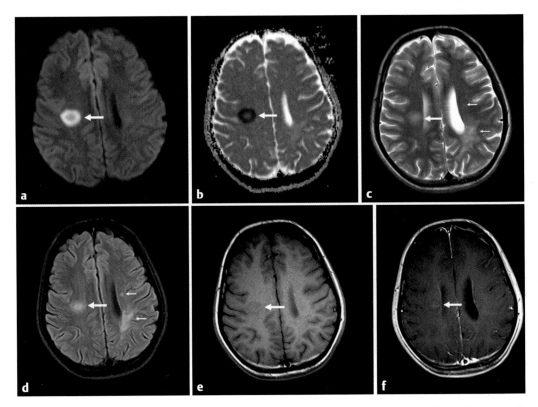

**图 2.5** 患者女,26 岁,多发性硬化症(MS)的脑急性脱髓鞘病变。(a)DWI 显示右侧半卵圆中心区边缘明亮的环形病灶(箭);(b)病灶边缘在 ADC 图上是暗的(箭),提示扩散受限;(c)T2W 图像显示病灶中心呈高信号, 边缘呈等信号 (与灰质相比)(箭)。另外也显示了对侧高信号的脑白质病灶 (小箭);(d)T2-FLAIR 能更好地显示环形病灶(箭)和对侧的脑白质病灶(小箭);(e)与灰质信号相比,T1W 图像上环形病灶呈等或略低信号(箭);(f)增强后 T1W 图像显示病灶中心强化(箭)。

及内侧颞叶。在 DWI 上可以观察到这些区域的细胞毒性水肿,并伴有不同程度的出血、坏死[5](图 2.9)。

### 边缘叶脑炎

边缘叶脑炎是海马最常见的炎性疾病。有三种亚型:副肿瘤性、非副肿瘤性和感染性[24,25]。与疱疹性脑炎相比,边缘叶脑炎只有在癫痫发作后出现细胞毒性水肿时才表现扩散受限。一般来说,边缘叶脑炎病变呈中等至高 ADC 值,DWI 上高信号通常代表 T2 穿透效应,可由 ADC 图上高信号证实[24](图 2.10)。

### 渗透性髓鞘溶解症

脑桥中央髓鞘溶解症和脑桥外髓鞘溶解症都是由于大脑和脑干上的髓鞘破坏引起的。快速纠正严重低钠血症会引起一系列刺激毒素的释放,包括氯胺酮、谷氨酸和牛磺酸。在疾病的早期阶段,会有明显的细胞毒性水肿,DWI 呈亮信号,ADC 呈暗信号[5](图 2.11)。

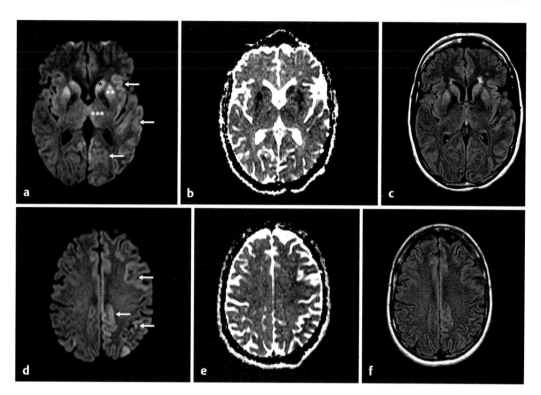

图 2.6 患者男，56 岁，克-雅病（CJD）。(a)DWI 显示尾状核头(*)、壳核(**)、丘脑内侧(***)和皮质(箭)区域呈高信号；(b)这些病灶区在 ADC 图上呈暗信号，提示扩散受限；(c)T2-FLAIR 显示深灰质结构区域和皮质病灶呈高信号；(d)DWI 显示幕上更广泛的皮质高信号(箭)；(e)这些病灶区在 ADC 图上呈暗信号，提示扩散受限；(f)这些皮质病灶在 T2-FLAIR 图上呈稍高信号。

### 癫痫持续状态

癫痫持续状态的兴奋毒性水肿是由谷氨酸的过度释放造成的，这些谷氨酸会结合在 NMDA 和非 NMDA 受体上[27]。神经元和胶质细胞都会受到损伤。当星形胶质细胞消耗细胞外过多的谷氨酸时，则由谷氨酸释放过多造成的短暂性细胞毒性水肿会消退[28]。癫痫持续状态相关性脑炎会损害到 NMDA 受体密集的区域，例如，海马回、边缘系统、丘脑和小脑[29]。同时大脑半球和岛叶皮质也会受到损害(图 2.12)。这些损伤部位在 DWI 和 ADC 图像上表现为扩散受限，并经常在后续的 MRI 检查中改善或

消失[28]。

### 癫痫患者胼胝体压部的局部病变

在癫痫发作后，胼胝体压部会出现局部短暂的细胞毒性水肿。药物治疗、癫痫发作或两者协同作用都能导致这种损伤[30]。胼胝体压部上的交叉纤维在癫痫活动中相当于一个桥梁沟通两侧大脑半球[5]。另外，如果突然中断抗癫痫药物(例如，苯妥英、立痛定)的治疗也会导致短暂兴奋毒性细胞水肿，胼胝体压部会出现 DWI 高信号、ADC 低信号的病灶[5](图 2.13)，这可能是由于谷氨酸和精氨酸加压素失衡引起的。

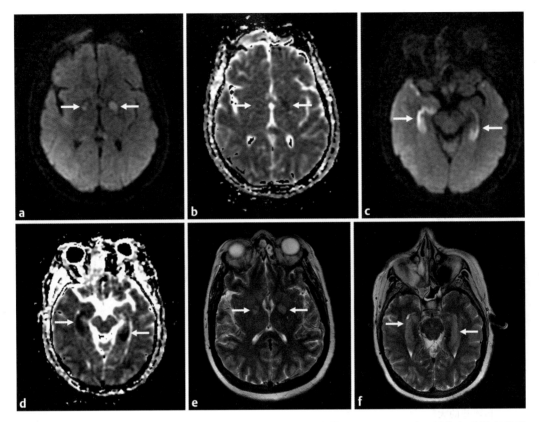

图 2.7 患者女,66 岁,因败血症、脑膜炎导致呼吸衰竭、缺氧损伤。(a)DWI 显示双侧苍白球呈高信号(箭);(b)这些病灶区域在 ADC 图上呈暗信号,提示扩散受限(箭);(c)DWI 显示双侧海马呈高信号(箭);(d)这些病灶区域在 ADC 图上呈暗信号,提示扩散受限(箭);(e)T2W 图像显示双侧苍白球呈高信号(箭);(f)T2W 图像显示双侧海马呈高信号(箭)。

### 弥漫性轴索损伤

谷氨酸 NMDA 受体有关的兴奋性中毒是弥漫性轴索损伤的基础。轴索损伤发生在郎飞结上,会使谷氨酸渗漏到细胞外。病灶主要位于脑干、小脑脚、胼胝体、穹隆和灰白质交界处(图 2.14)。

## 2.4　小结

DWI 已经彻底改变了神经影像学,为 MRI 序列库提供了一个强大的工具。DWI 的影像特征能反映很多疾病的病理生理学改变,如细胞毒性水肿、兴奋毒性水肿和血管源性水肿。学习这些原理可以提高放射科医生的诊断水平。

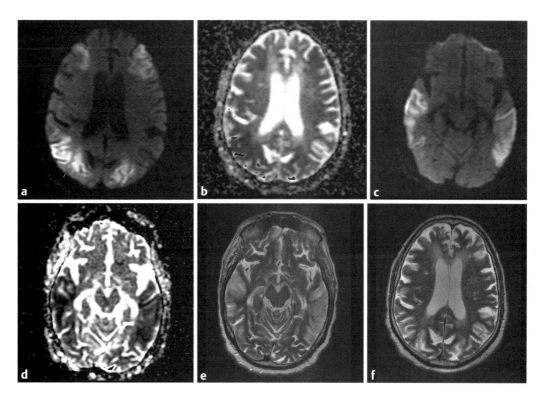

**图 2.8** 患者男,75 岁,终末期肾脏疾病血液透析期间严重低血压导致缺氧缺血性损伤。(a)DWI 显示双侧额叶和顶叶的大脑前和大脑中动脉(ACA-MCA)分水岭区域呈高信号;(b)这些病灶区域在 ADC 图上呈低信号, 提示扩散受限;(c)DWI 显示双侧颞叶后部呈高信号;(d) 这些病灶区域在 ADC 图上呈低信号, 提示扩散受限;(e)T2W 图像显示 ACA-MCA 分水岭扩散受限区域显示高信号;(f)T2W 图像显示颞叶后部扩散受限的区域呈高信号。

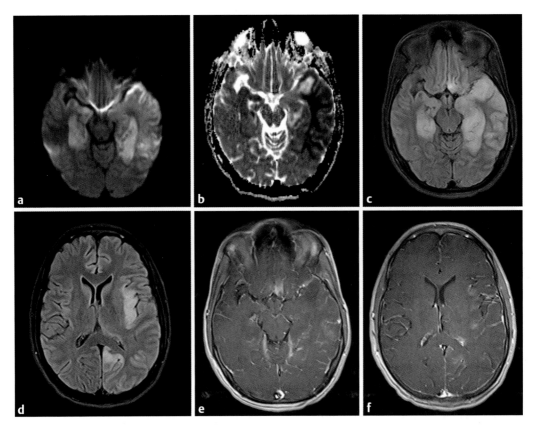

图 2.9　患者男，27 岁，单纯疱疹病毒脑炎伴急性发作的行为异常。(a)DWI 显示双侧海马和左侧颞叶外侧呈高信号；(b) 双侧海马和左侧颞叶病灶区域在 ADC 图上呈暗信号，提示扩散受限；(c)T2-FLAIR 显示以上病灶区域和左侧额叶呈高信号，并皮质肿胀；(d)T2-FLAIR 图像显示左侧岛叶和左侧扣带回呈高信号，并皮质肿胀；(e)增强后 T1W 图像显示左侧额叶下回及颞叶病灶区域轻微强化；(f)增强后 T1W 图像显示左侧岛叶和扣带回病灶区域轻微强化。

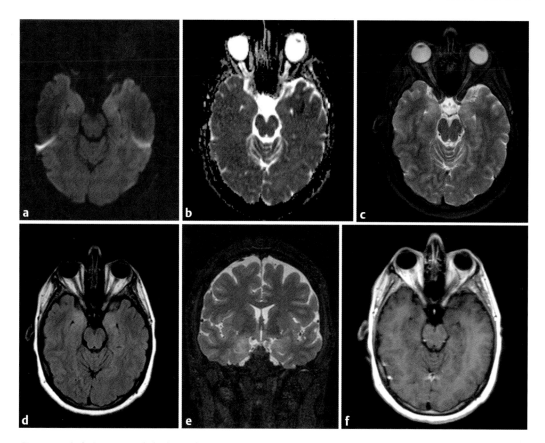

图 2.10 患者女,36 岁,卵巢癌、癫痫发作,影像检查提示副肿瘤性边缘叶脑炎。(a)DWI 显示双侧颞叶前内侧呈稍高信号;(b)ADC 图也显示稍高信号,提示是由"T2 穿透效应"造成的;(c)T2W 图像显示双侧颞叶前内侧呈高信号;(d)T2-FLAIR 更清晰地显示信号增高的病灶区;(e)冠状位 T2W 图像也显示双侧杏仁核和海马呈高信号;(f)增强后 T1W 图像未见异常强化。

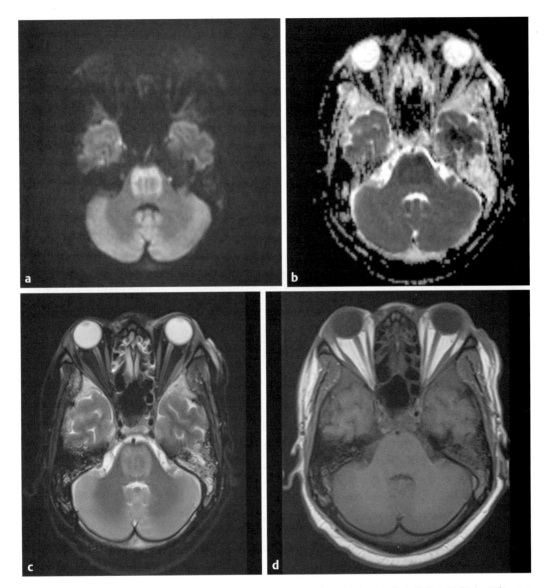

图 2.11    患者男,47 岁,因快速纠正低钠血症引起渗透压性脱髓鞘,出现多种症状伴急性智力下降。(a)DWI 显示脑桥区呈高信号,皮质脊髓束受累相对较轻;(b)这些病灶区域在 ADC 图上呈暗信号,提示扩散受限;(c)T2W 图像显示扩散受限区域呈高信号;(d)而相应的 T1W 图像未发现任何异常。

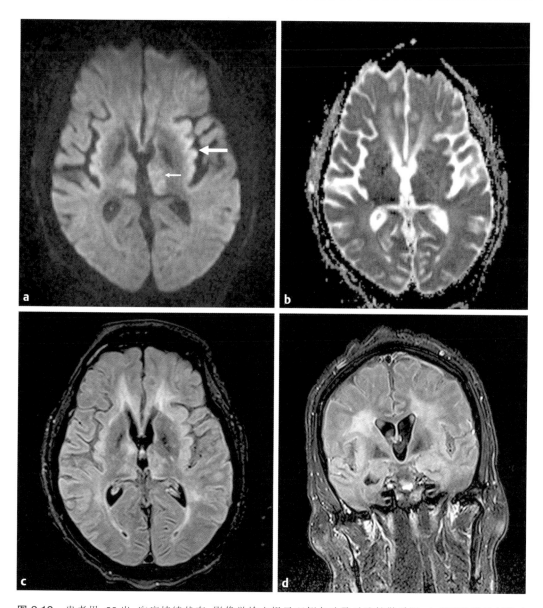

图 2.12 患者男,55 岁,癫痫持续状态,影像学检查提示双侧岛叶及丘脑扩散受限。(a)DWI 显示双侧丘脑(大箭)和岛叶(小箭)呈高信号,这是先前的 MR 图像(无插图)未显示的新病灶;(b)这些病灶区域在 ADC 图上呈暗信号,提示扩散受限;(c)这些病灶区域在 T2W 图像上呈亮信号,T2-FLAIR 图像可以显示更多的脑白质病变区域;(d)同样的,冠状位 T2-FLAIR 图像上这些病灶区域呈高信号,T2-FLAIR 图像还显示更多的脑白质病变区域。

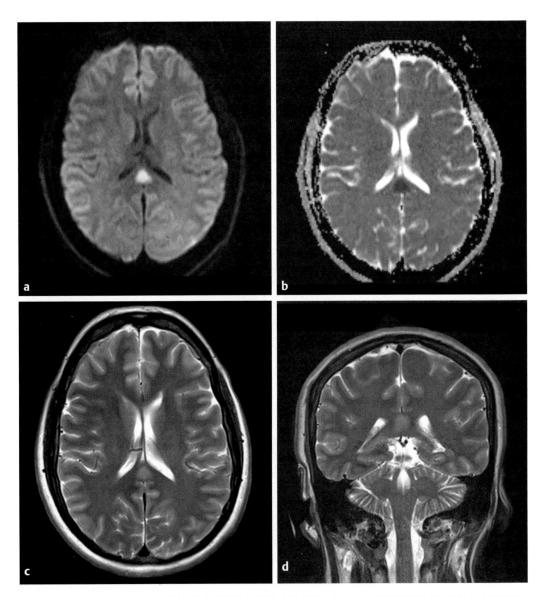

**图 2.13** 患者女,42 岁,患有慢性癫痫,服用多种抗癫痫药物,行 MR 扫描评估癫痫时偶然发现病灶。(a)DWI 显示胼胝体压部明亮的三角形病灶;(b)该区域在 ADC 图上呈暗信号,提示扩散受限;(c)T2W 图像显示该三角形病灶呈高信号;(d)冠状位 T2W 图像也显示该病灶呈高信号。

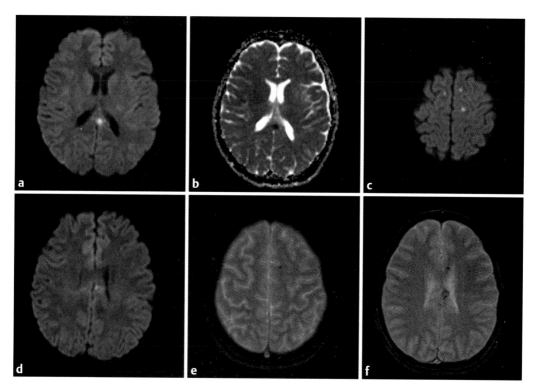

**图 2.14** 患者女,20 岁,呼之不应,有明显的外伤,MR 扫描发现脑弥漫性轴索损伤。(a)DWI 显示胼胝体压部呈高信号;(b)该区域在 ADC 图上呈暗信号,提示扩散受限;(c)DWI 显示额叶皮质下扩散受限的区域(在 ADC 图上呈暗信号);(d)DWI 显示胼胝体压部扩散受限的小病灶(在 ADC 图上呈暗信号);(e)T2\*W 图像显示左侧额叶前部皮质下病灶出现磁敏感伪影,提示出血;(f)T2\*W 图像显示胼胝体病灶出现磁敏感伪影,提示出血。

(陈静勿 译 黄飚 校)

# 参考文献

[1] Klatzo I. Presidental address. Neuropathological aspects of brain edema. J Neuropathol Exp Neurol 1967; 26(1): 1–14

[2] Vajda Z, Nielsen S, Sulyok E, Dóczi T. Aquaporins in cerebral volume regulation and edema formation [in Hungarian]. Orv Hetil 2001; 142(5): 223–225

[3] Gröger U, Marmarou A. Importance of protein content in the edema fluid for the resolution of brain edema. Adv Neurol 1990; 52: 215–218

[4] Ho ML, Rojas R, Eisenberg RL. Cerebral edema. AJR Am J Roentgenol 2012; 199(3): W258–73

[5] Moritani T, Smoker WR, Sato Y, Numaguchi Y, Westesson PL. Diffusion weighted imaging of acute excitotoxic brain injury. AJNR Am J Neuroradiol 2005; 26(2): 216–228

[6] Lipton SA, Rosenberg PA. Excitatory amino acids as a final common pathway for neurologic disorders. N Engl J Med 1994; 330(9): 613–622

[7] Nag S, Manias JL, Stewart DJ. Pathology and new players in the pathogenesis of brain edema. Acta Neuropathol 2009; 118(2): 197–217

[8] Venero JL, Vizuete ML, Machado A, Cano J. Aquaporins in the central nervous system. Prog Neurobiol 2001; 63(3): 321–336

[9] Nielsen S, Nagelhus EA, Amiry-Moghaddam M, Bourque C, Agre P, Ottersen OP. Specialized membrane domains for water transport in glial cells: high-resolution immunogold cytochemistry of aquaporin-4 in rat brain. J Neurosci 1997; 17(1): 171–180

[10] Vespa PM. Slow rewarming: a cool model of posttraumatic hypothermia. Crit Care Med 2001; 29(11): 2224–2225

[11] Manley GT, Fujimura M, Ma T, et al. Aquaporin-4 deletion in mice reduces brain edema after acute water intoxication and ischemic stroke. Nat Med 2000; 6(2): 159–163

[12] Buchan AM, Slivka A, Xue D. The effect of the NMDA receptor antagonist MK-801 on cerebral blood flow and infarct volume in experimental focal stroke. Brain Res 1992; 574 (1–2): 171–177

[13] Copen WA, Schwamm LH, González RG, et al. Ischemic stroke: effects of etiology and patient age on the time course

of the core apparent diffusion coefficient. Radiology 2001; 221(1): 27–34

[14] Allen LM, Hasso AN, Handwerker J, Farid H. Sequence-specific MR imaging findings that are useful in dating ischemic stroke. Radiographics 2012; 32(5): 1285–1297, discussion 1297–1299

[15] Star M, Flaster M. Advances and controversies in the management of cerebral venous thrombosis. Neurol Clin 2013; 31(3): 765–783

[16] Matute C, Alberdi E, Domercq M, Pérez-Cerdá F, Pérez-Samartín A, Sánchez-Gómez MV. The link between excitotoxic oligodendroglial death and demyelinating diseases. Trends Neurosci 2001; 24(4): 224–230

[17] Stover JF, Pleines UE, Morganti-Kossmann MC, Kossmann T, Lowitzsch K, Kempski OS. Neurotransmitters in cerebrospinal fluid reflect pathological activity. Eur J Clin Invest 1997; 27(12): 1038–1043

[18] Ferrer I, Puig B. GluR2/3, NMDAepsilon1 and GABAA receptors in Creutzfeldt-Jakob disease. Acta Neuropathol 2003; 106(4): 311–318

[19] Molloy S, O'Laoide R, Brett F, Farrell M. The "Pulvinar" sign in variant Creutzfeldt-Jakob disease. AJR Am J Roentgenol 2000; 175(2): 555–556

[20] Haïk S, Brandel JP, Oppenheim C, et al. Sporadic CJD clinically mimicking variant CJD with bilateral increased signal in the pulvinar. Neurology 2002; 58(1): 148–149

[21] Murata T, Shiga Y, Higano S, Takahashi S, Mugikura S. Conspicuity and evolution of lesions in Creutzfeldt-Jakob disease at diffusion weighted imaging. AJNR Am J Neuroradiol 2002; 23(7): 1164–1172

[22] Matoba M, Tonami H, Miyaji H, Yokota H, Yamamoto I. Creutzfeldt-Jakob disease: serial changes on diffusion weighted MRI. J Comput Assist Tomogr 2001; 25(2): 274–277

[23] Launes J, Sirén J, Viinikka L, Hokkanen L, Lindsberg PJ. Does glutamate mediate brain damage in acute encephalitis? Neuroreport 1998; 9(4): 577–581

[24] Förster A, Griebe M, Gass A, Kern R, Hennerici MG, Szabo K. Diffusion weighted imaging for the differential diagnosis of disorders affecting the hippocampus. Cerebrovasc Dis 2012; 33(2): 104–115

[25] Sureka J, Jakkani RK. Clinico-radiological spectrum of bilateral temporal lobe hyperintensity: a retrospective review. Br J Radiol 2012; 85(1017): e782–e792

[26] Lien YH. Role of organic osmolytes in myelinolysis. A topographic study in rats after rapid correction of hyponatremia. J Clin Invest 1995; 95(4): 1579–1586

[27] Fountain NB. Status epilepticus: risk factors and complications. Epilepsia 2000; 41 Suppl 2: S23–S30

[28] Kim JA, Chung JI, Yoon PH, et al. Transient MR signal changes in patients with generalized tonicoclonic seizure or status epilepticus: periictal diffusion weighted imaging. AJNR Am J Neuroradiol 2001; 22(6): 1149–1160

[29] Mark LP, Prost RW, Ulmer JL, et al. Pictorial review of glutamate excitotoxicity: fundamental concepts for neuroimaging. AJNR Am J Neuroradiol 2001; 22(10): 1813–1824

[30] Kim SS, Chang KH, Kim ST, et al. Focal lesion in the splenium of the corpus callosum in epileptic patients: antiepileptic drug toxicity? AJNR Am J Neuroradiol 1999; 20(1): 125–129

# 第 3 章

# 幕上脑白质纤维束及其组织结构

*Christopher P. Hess, Jason M. Johnson*

> **要点**
>
> - 大脑奇妙的功能是由多个大脑皮层和皮下脑区共同协调完成的；脑白质构建了一个高效传递信息的网络，可以在大脑半球内及半球间传递信息。
> - 尽管脑白质的组织结构复杂，但是扩散 MR 图像能够可视化显示联络纤维（大脑半球内部）、联合纤维（大脑半球间）以及投射纤维（从大脑周围到内部的传入及传出）。
> - 精确显示脑白质纤维束需要高质量的扩散数据、适合显示复杂脑白质结构的重建算法和熟悉正常的解剖结构。
> - 彩色 FA 图和纤维束示踪成像技术可用于显示正常脑白质纤维束的位置、纤维束的浸润和变形以及病灶与周围纤维束的关系。

## 3.1 引言

大脑半球被覆灰质，其内部为白质，脑组织是由有髓鞘的轴突和起支持作用的胶质细胞组成的。常规解剖成像上信号均匀的脑白质中蕴含着一个高度复杂的网络，连接不同脑区，通过脊髓和脑神经的传导，与周围神经系统交换信息。错综复杂的脑组织结构是脑部功能的支撑，同时也是各种神经疾病的损伤部位。放射科医生应该熟知基础神经解剖，目的是能够将病灶的位置与临床症状联系起来，同时指导神经外科手术，并认识沿着白质纤维束浸润的肿瘤及其他疾病。

本章是为了那些对脑白质解剖学感兴趣的读者而写的。首先简要介绍扩散成像技术，紧接着对纤维束进行详细的描述，随后总结其用现代 3T MR 临床扩散方案能可视化幕上脑白质神经通路的位置和功能。考虑到篇幅的限制，本章未介绍小脑和脑干的纤维束。若对脑干纤维束示踪成像感兴趣，建议阅读相关的文献[1-3]。

## 3.2 技术问题

如前所述，添加额外的扩散梯度到 MRI 脉冲序列所获得的图像，对水分子沿着扩散梯度方向的随机运动敏感[4-5]。早期的研究显示，施加不同方向的扩散梯度，所得大脑图像会有显著的差异，扩散在脑白质上具有高度各向异性。除了不同方向的扩散梯度外,不同强度的扩散梯度(扩散加权权重和 b 值大小)对于不同扩散距离的水分子敏感度也不同。强度大的扩散梯度能显示更小的扩散距离(几十或几百微米),强度小的扩散梯度只能反映扩散较大距离(几毫米)的水分子。通过系统性地应用不同的扩散梯度,就可以显示空间内水分子在每个方向上不同尺度的运动概率。

受微小细胞(特别是神经元和髓鞘)的阻碍,扩散会优先在与轴突平行的方向上进行。在每一个体素中,扩散敏感图像数据和脑白质三维结构的关系取决于反映潜在扩散概率的技术。DTI、HARDI 以及 DSI 是三种不同的扩散采集方式和重建策略[6]。从采集数据方面看,与 HARDI 和 DSI 相比,DTI 可用相对较少的测量方向、较低的 b 值和较普通的线圈,使 DTI 的采集速度加快,同时更容易采集。与之伴随的重要缺点是,DTI 不能显示每个体素的多种纤维束,事实上 90% 或者更多的脑白质包含着多种纤维束[7]。

通过施加更多的扩散方向和更大的扩散加权权重,HARDI 能够克服上述缺点并能显示多种交叉纤维 (需要更长的成像时间和高性能的梯度线圈)。DSI 的多个 b 值和扩散方向,使其能够更加完整地描述体素内部扩散的特征。然而,由于成像时间长和信噪比低限制了 DSI 的临床应用。编写本章时,我们单位临床患者脑白质图像的获取是用 3T MR 扫描仪,八通道相控阵线圈,扫描时间在 7min 内,各向同性体素为 2.2mm (55 个扩散梯度方向,b=2000s/mm² 或 3000s/mm²)。随着技术的不断提高,例如,多波段、多通道并行成像的获取,DSI 很快就能进入临床实践。

扩散数据是用来评估在每个体素内水分子三维扩散的概率(六维函数)。在 DTI 上可以应用彩色 FA 图使这种复杂功能可视化。在这些图像上,每个体素的强度代表着扩散方向的一致性,颜色代表着扩散的主要方向。标准的颜色方案是用红色代表左右走行的方向, 绿色代表前后走行的方向,蓝色代表上下走行的方向(注意扩散是不能区分极性的,左–右走行的方向与右–左走行的方向在 DTI 图像上是一致的)。图 3.1 和图 3.2 显示了如何应用 FA 图定位特定纤维束上的病灶。

纤维束示踪算法进一步利用扩散概率,跟踪体素间轴索的走行,从而识别特定的纤维束。这些算法可以分为确定性算法和概率算法;前者通过单独地置放"种子区域"达到"流线型"追踪;后者是利用测量的不确定性, 估计每个体素与相邻体素连接的概率[8,9]。概率算法更有效,因其能精确估计纤维束的延伸,但特异性不强,很可能会导致虚假连接。到目前为止,更多的临床扩散应用是采取确定性纤维束示踪方法,例如,纤维联络连续示踪(FACT),该技术已运用十多年[10]。

目前大多数纤维示踪算法执行的是"全脑"的纤维束示踪,其连接性是预设的,这会导致生成大脑一系列的"流线型"示踪,代表两个特定大脑区域的假设连接。通过熟悉运用解剖学标志和解剖结构间的联系,操作者在纤维束行程中放置 ROI 追踪特定的纤维束,称之为虚拟分割。由此产生的纤维束可以直观地评估局部破坏性病灶、浸润性疾病和(或)其他疾病。在很多研究中心,这些算法也被并入到神经外科导航系统中,以便显示需要手术切除的病灶与白质纤维束的关系。

专家基于流线得出的可识别纤维束并不是真正的神经纤维束。但是这些流线综合起来可评估特定患者的目标纤维束的空间分布范围。由此可见,纤维束示踪成像是

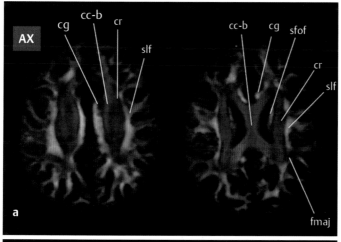

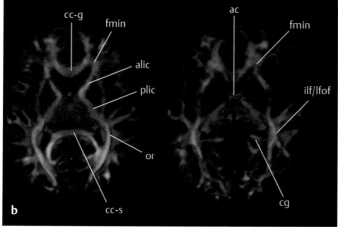

图 3.1 从放射冠层面(a)到前联合层面(b)的正常大脑轴位彩色FA 图。ac,前联合;alic,内囊前肢;c-g,胼胝体膝部;cc-b,胼胝体体部;cc-s,胼胝体压部;cg,扣带回;cr,放射冠;fmaj,大钳;fmin,小钳;fx,穹隆;ifof,下额枕束;ilf,下纵束;or,视辐射;plic,内囊后肢;sfof,上额枕束;slf,上纵束;uf,钩束。

非常强大的但也存在偏倚,在解释流线和纤维束示踪成像结果时有几点是非常重要的[11]。第一,纤维束代表的是一个多级重建进程的结果,因此容易积累错误。放射科医生应该经常回看原始数据,查看采集伪影和患者运动伪影,必须仔细放置用来描绘纤维束的 ROI;第二,纤维束示踪成像取决于扩散数据的采集空间分辨率和信噪比。在低空间分辨率的情况下,纤维束的范围可能会被低估或高估。噪声会产生虚假的纤维束;第三,纤维束示踪成像的结果是随着多种其他技术因素的变化而变化的,包括 b 值和扩散方向的数目。因此,放射科医生应用纤维束示踪成像时应该用相同的采

集方法、相同重建方式和熟悉此技术获得纤维束的形态;最后,非常重要的是,应强调应用于纤维束示踪成像的流线是个数学概念,而不是实际的纤维束,它们的分布与潜在的轴突无直接相关性。例如,通路上可视化的流线密度与神经元聚集密度并不是直接地成比例关系。在遵循这些限制条件的基础上,纤维束示踪成像对于放射科医生来说是一个非常强大的工具,可以用来了解脑白质的组织结构。

## 3.3 脑白质纤维束分类

当前对于白质纤维束结构的知识都是

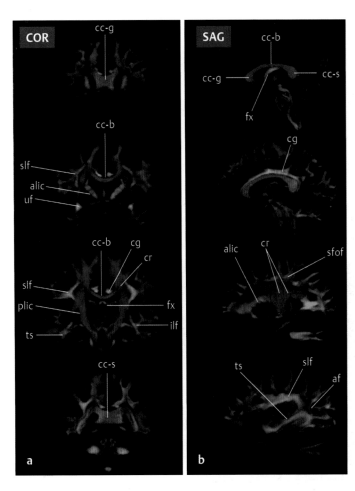

图 3.2　正常大脑 4 个不同冠状位和矢状位层面的彩色 FA 图。从第一行开始,冠状位从前到后,矢状位从中间到外侧。ac,前联合;alic,内囊前肢;c-g,胼胝体膝部;cc-b,胼胝体体部;cc-s,胼胝体压部;cg,扣带回;cr,放射冠;fmaj,大钳;fmin,小钳;fx,穹隆;ifof,下额枕束;ilf,下纵束;or,视辐射;plic,内囊后肢;sfof,上额枕束;slf,上纵束;uf,钩束。

来自医学标本、灵长类动物侵入性纤维束示踪、纤维束的解剖[12-14],以及正常志愿者的扩散纤维束成像研究。基于其自身特性,幕上纤维束可以分三种类型:

1.联络纤维。联络纤维是在同一半球上连接不同皮层区域的大脑半球内的纤维束。皮层下 U 形纤维是较短的联络纤维,联系相邻的脑回;在白质深部的联络纤维束则较长。因长的联合纤维的走向通常是从前往后,所以在彩色 FA 图上显示为绿色。

2.联合纤维。联合纤维是跨越大脑半球的纤维束,联系皮层与皮层下的区域,可以"同伦"的,即联系两半球功能相同的区域,也可以"异伦"的,连接半球间功能不同的区域。在彩色 FA 图上联络纤维(左右走行)显示为红色。

3.投射纤维。投射纤维在大脑皮层上起(运动)或止(感觉),连接大脑皮层与皮层下结构,如基底节、小脑以及脊髓。在彩色 FA 图上投射纤维显示为蓝色。传入和传出神经束是通过脑神经传递信息的,也被认为是投射纤维,例如,视辐射。

在下文中,最常见的白质纤维束被分为三种:联络纤维、联合纤维和投射纤维。

### 3.3.1　联络纤维

联络纤维包括扣带束、上纵束、弓状纤维束、下纵束、钩束和额枕束。

## 扣带束

扣带束(CB)呈带状外观,下段在颞叶、上段在额顶叶,环绕胼胝体(图3.3)。作为边缘系统环路(Papez环路)的一部分,扣带束主要联系边缘系统不同部位以及联系边缘系统和大脑半球。扣带束走行于扣带回内向上方、海马旁回下方,在彩色FA图上显示为围绕胼胝体走行的绿色纤维束(见图3.1和图3.2)。扣带束包括短纤维和长纤维,与沿着扣带束走行进出的短纤维相比,连接额叶和颞叶的长纤维数量要少。扣带束前部与情感、行为有关,后部(胼胝体压部扣带回)、下部(海马旁回)对于认知功能至关重要,包括注意力、空间定向力和记忆力[15]。扣带束异常与多种疾病有关,包括外伤性脑损伤、抑郁症和精神分裂症。同是海马萎缩,但海马旁回FA值减少可能有助于鉴别轻度认知功能障碍与正常老年化[16]。同时扣带束也是癫痫发作的主要传导途径。

## 上纵束

上纵束(SLF)是大脑最长的联络纤维,连接额、顶、枕、颞四叶并进行信息传递,位于岛叶上方和放射冠外侧(图3.4)。上纵束根据其解剖位置分为3部分:内上方的SLF Ⅰ,外下方的SLF Ⅲ,位于SLF Ⅰ与SLF Ⅲ之间的SLF Ⅱ[17]。大多学者认为,弓状纤维束(位于上纵束的下方)也是上纵束的一部分。上纵束对运动的启动和调节(SLE Ⅰ)、视觉空间的感知(SLE Ⅱ)、传递本体感觉信息和语言发音的工作记忆是很重要的。

## 弓状纤维

弓状束(AF)呈"C"形,连接颞叶、顶叶和同侧的额叶皮层(图3.5)。与弓状束相联系的区域有位于额下回的Broca区,位于颞上回的Wernicke区,这些大脑皮层对说话和理解语言至关重要。弓状束损伤会导致传导性失语症,患者能听懂语词却不能正确复述。岛叶胶质瘤切除时可能会损伤

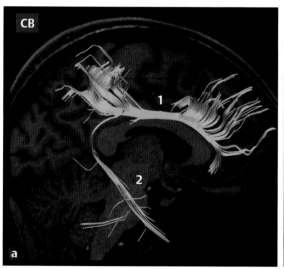
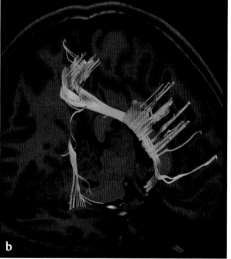

**图3.3** 矢状位(a)和斜位(b)图像显示扣带回纤维束(CB)的前臂(1)向后围绕着胼胝体(压部)延伸至同侧颞叶为海马旁扣带(2)。需要注意的是,扣带回纤维束较密集的区域集中在前额叶及顶叶白质。

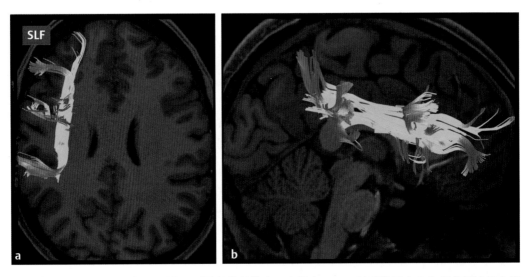

**图 3.4** 轴位（a）和矢状位（b）图像显示最长的纤维束—上纵束（SLF），经半卵圆中心和岛盖部连接大脑半球的前后方。

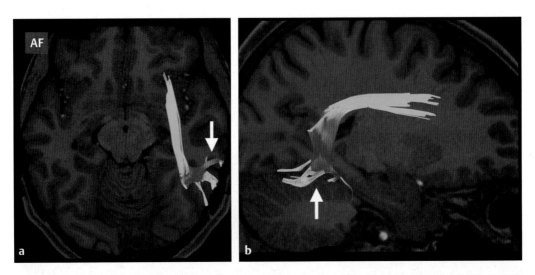

**图 3.5** 轴位（a）和矢状位（b）图像所示左侧弓状纤维束（AF）是正常语言功能的主要传导通路，连接颞上回（箭）及同侧额叶。

到这些语言通路，特别是当肿瘤位于左侧大脑半球时。在颞上回的下方，弓状束从背侧绕过侧裂，经上纵束的下方到达额叶，部分弓状束纤维分叉走行至侧裂周围额叶、顶叶和颞叶。大多数人的左侧弓状束更大。有趣的是，大脑半球体积上的不对称和所观察到各向异性在人群中是有差异的，明显的左侧优势占 60%，双侧优势但以左侧为主占 20%，双侧均衡占 20%[18]。

**下纵束**

下纵束（ILF）从前颞叶走行至同侧枕

叶,与视觉记忆、物体识别(包括人脸识别)有关[19]。下纵束位于颞叶的外侧,经过视辐射下方、侧脑室的外侧到达枕叶(图3.6)。下纵束损伤的患者会出现视觉障碍、脸盲症、文字盲症,有时会出现视幻觉。有研究认为自闭症谱系疾病患者的下纵束常受到破坏。

## 钩束

与扣带一样,钩束(UF)也被认为是边缘系统的一部分,与记忆(情景记忆)、视觉学习和情感的信息处理加工有关[20](图3.7)。钩束是颞叶癫痫患者癫痫发

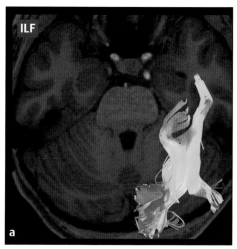
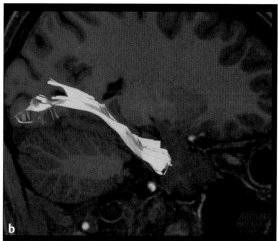

**图 3.6** 重建的下纵束(ILF)叠加在轴位(a)和矢状位(b)T1 加权图像上,其走行在视辐射的外下方,绕过侧脑室的颞角和体部,连接颞叶及同侧枕叶。

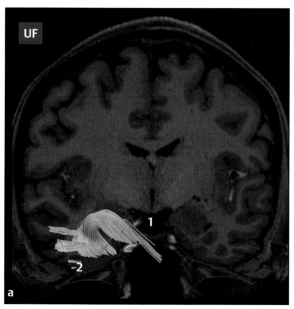
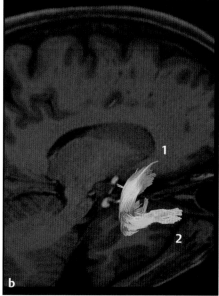

**图 3.7** 冠状位(a)和斜矢状位(b)图像,右侧钩束(UF)连接眶额叶皮层、边缘系统及边缘系统外的颞叶。

作时颞叶传递信息至额叶的重要通路，阿尔茨海默病患者的钩束常受到破坏。钩束弯曲走行，联系前颞叶和前额皮质。钩束起于杏仁核外侧的前颞叶，向后向前经过颞干、大脑中动脉后上方，止于前额皮质。

**额枕束**

　　基于上纵束是最大的联络纤维，下额枕束(IFOF)则是最长的联合纤维，并有可能是唯一直接联系额叶和枕叶的纤维束(图 3.8)。其功能目前仍不明确，可能与阅读和写作的语义加工有关。额枕束走行在下纵束的略内上方、视辐射的外侧，途经钩束的稍上方，在外囊水平可能会与钩束混合[21,22]。

　　上额枕束(SFOF)是很小的纤维束，沟通额叶和同侧顶叶(额枕束这个名称其实是错的)，传递与空间意识、视觉感知相关的信息。上额枕束的路径是存在争议的，有学者认为其紧贴尾状核上缘的

外侧和上纵束的内侧，与内侧上纵束和经过内囊前肢的丘脑–皮质辐射难以区分(图 3.9)。

## 3.3.2　联合纤维

　　联合纤维包括胼胝体和前联合。

**胼胝体**

　　位于侧脑室上方的胼胝体(CC)是最大的联合纤维，联系左右大脑半球相应的区域。其主要协调感觉和其他信息的交换。胼胝体的体部是横行纤维，但在到达大脑皮层凸面时呈弓状前后弯曲。胼胝体的纤维是按拓扑结构排列的，胼胝体的膝部、体部和压部的纤维，分别联系前额叶、前顶叶和枕叶(图 3.10)。胼胝体压部后方前后排列的纤维相应联络视觉皮层内外侧的黄斑中央凹投射区。

　　尽管胼胝体在彩色 FA 图上很容易辨认，显示为较大的红色纤维束，但在其外侧较难分辨，因为其纤维与放射冠和其他较

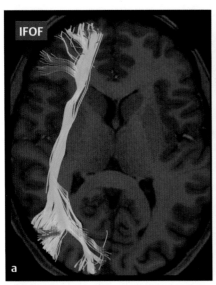
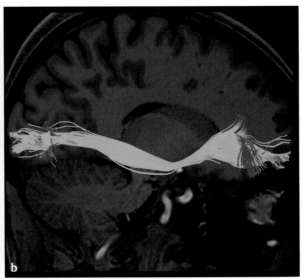

图 3.8　冠状位(a)和矢状位(b)图像，右侧最长的纤维束——下额枕束(IFOF)连接额叶及枕叶，经过外囊水平，走行在钩束上方。

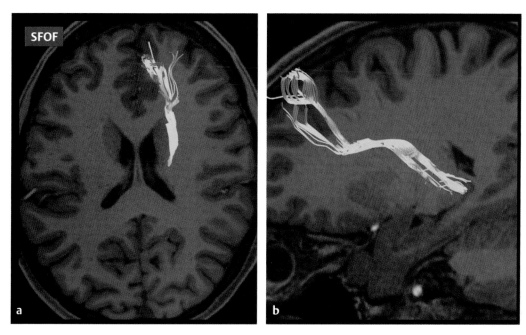

**图 3.9**　上额枕束（SFOF）在冠状位（a）和矢状位（b）的投影，其走行在尾状核的外侧和放射冠的内侧。

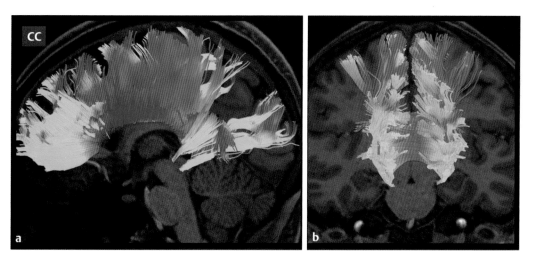

**图 3.10**　巨大的胼胝体在（CC）矢状位（a）和冠状位（b）的投影，其分支纤维呈拓扑结构样前后走行，联系左右大脑半球的同伦区域。

大的联络纤维（如上纵束）混合在一起。胼胝体向前向后走行，其内密集的纤维束穿过胼胝体的膝部和压部，呈扇形延伸至邻近的额叶和枕叶，分别称为小钳和大钳；

在外周散开的纤维与其他类型的纤维交叉在一起。胼胝体损伤引起的大脑协调功能紊乱与拓扑排列有关，例如，胼胝体前部断裂会引起异手综合征（AHS），胼胝体后部断裂会引起半侧空间忽略、视觉和失忆异常[23]。

**前联合**

前联合（AC）主要联系颞叶、枕叶和前额叶皮层，在半球间传递视觉、听觉和嗅觉信息[24]。在彩色 FA 图上，前联合横跨在中线上，像"胡子"形状的环形红色的纤维束，位于第三脑室前以及在穹隆前后柱之间。前联合最大的后肢向后延伸至纹状体的外后下方（图 3.11），经内侧与钩束平行走行，到达颞干后分散到颞叶和枕叶的白质区域。用常规的扩散张量成像很难观察到前连合后部的纤维，因为其与钩束、下纵束的纤维混合在一起。前联合较小的前肢的一部分纤维延伸至嗅球、嗅束和杏仁核，但在临床应用的扩散张量成像上不能很好地显示。

### 3.3.3　投射纤维

第三种类型是投射纤维，包括锥体束和视辐射。

**锥体束**

皮质脊髓束（CST）和皮质核束（CBT）包括上运动神经元，构成主要的下行运动纤维支配脸部、手臂、躯干和腿部的随意运动。约 1/3 的纤维起自中央前回，其余纤维来自前运动区、辅助运动区和顶叶皮层。病损研究和纤维束解剖均显示，皮质脊髓束来自大脑皮层，聚入放射冠，经过内囊后肢至大脑脚以及脑干，并下行至脊髓，而皮质核束会终止于脑干的运动核团。皮质脊髓束和皮质核束的损伤会导致对侧的上运动神经元性瘫痪。

由于其主要呈头尾侧走行，皮质脊髓束在中央前回白质、放射冠、内囊和脑干很

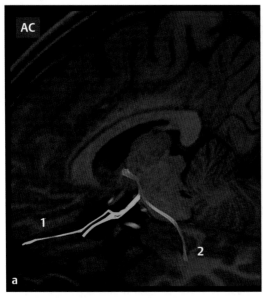
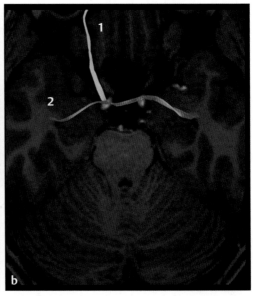

**图 3.11**　斜矢状位和轴位图像显示，前联合（AC）横跨中线，其前主支（1）和后主支（2），分别延伸至右侧额叶嗅觉区域和颞叶。

容易辨认出，在彩色 FA 图上显示为蓝色（图 3.12）。纤维束示踪成像很容易显示锥体束的内侧部分，即皮质脊髓束，但是确定性算法的 DTI 纤维束示踪成像不能显示来自运动皮层外侧的皮质核束，因外侧的投射纤维与半卵圆中心内来自胼胝体的交叉纤维、来自上纵束的纤维相混合，导致无法清晰地区分。为了在脑肿瘤的神经外科切除手术中能够保留语言运动功能，需要显示出完整的纤维束，因此，很多研究机构倾向于应用能描绘出交叉纤维的扩散技术，例如，HARDI。

### 视辐射

视辐射亦称膝距束，传载自对侧视野经外侧膝状体（LGN）的信息，外侧膝状体的纤维经内囊后方，沿着侧脑室后方外缘进入枕叶（图 3.13）。尽管传统上将视辐射分为上下两部分，但现在应用扩散纤维束示踪成像将其分为 3 束不同的纤维束[25]。最大的背侧束将下象限视野信息直接传递到同侧的距状皮层上部，而较小的腹侧束将上象限视野的信息传递到距状皮层下部，在这两束纤维中间更小的中央束将黄斑的信息传递至双侧距状皮层的内侧部。腹侧束也被称作是 Meyer 环，最显著的特点是"膝状"纤维，先向前到颞叶然后再后转。Meyer 环从外侧膝状体前行跨过颞角的上方，然后环转向后，经过侧脑室颞角外侧、颞干到达大脑枕叶皮层。

前颞叶切除术后的上象限盲很常见，50%~90% 的患者可出现不同程度的损伤。这是由于 Meyer 环前行纤维的横断，其范围因人而异，为 1.5~1.7cm。尽管切除范围与视野缺损的严重程度并非直接相关，但可以用扩散张量纤维束示踪成像显示 Meyer 环的损伤范围，从而可以更加精确地预测所造成象限盲的程度[26]。

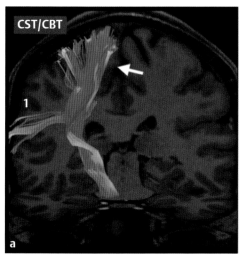
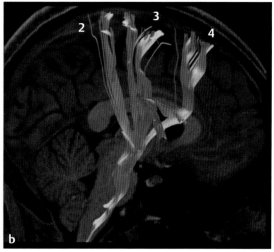

**图 3.12**　投射到中央前回的锥体束的外侧分支（1）比内侧主支（箭）难识别，在冠状位图像（a）上显示得最好，用 DTI 纤维束示踪成像技术不能很好地显示这些分支，需要高角分辨率扩散成像（HARDI）或扩散光谱成像（DSI）显示；（b）在矢状位图像上，锥体束不仅延伸到中央前回（3），还延伸到顶叶皮层（2）和辅助运动区（4）。CST，皮质脊髓束；CBT，皮质核束。

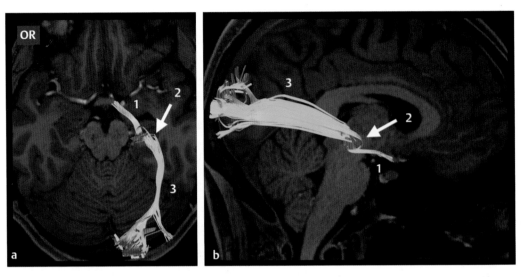

**图 3.13**　轴位(a)和矢状位(b)图像，左侧视神经束(1)和视辐射(OR)(3)，以拓扑结构排列，将信息从右视野传递至枕叶皮层。此通路从外侧膝状体出发后，前部纤维在回转入枕叶前会延伸至同侧颞叶(2)(箭)。若视辐射的 Meyer 环纤维束被破坏，会产生上象限盲。

## 3.4　临床应用：神经外科手术治疗计划

理解了上述脑白质纤维束，放射科医生才能够精确描述患者脑白质中病灶的位置和意义，以指导其活检或切除。保护脑功能仍然是神经外科手术的重要目标，目前很多中心常规采用纤维束示踪成像技术显示皮质脊髓束、视觉通路和语言通路。图 3.14 显示的是 1 例右侧肢体轻微偏瘫患者术前的 MRI 定位图像。彩色 FA 图显示，患侧皮质脊髓束受压但仍位于放射冠中，而正常应显示为绿色的上纵束未显示，可能是受肿瘤的浸润。纤维束示踪成像技术很适合用于显示皮质脊髓束因占位效应所引起的浸润或受压程度。随着现代神经外科导航系统的应用，纤维束示踪成像的信息有助于减少手术治疗时间，因其能够提示外科医生哪些区域术后可能会导致患者偏瘫。

## 3.5　小结

高技术质量的 DTI 能够使联络纤维、联合纤维和投射纤维相对较小的纤维可视化。彩色 FA 图和纤维束示踪成像技术能够展示正常脑白质纤维束的位置、病灶导致的纤维束损伤和浸润的范围以及纤维束与周围通路的关系。

### 3.5.1　致谢

图 3.1 至图 3.13 的数据是由明尼苏达大学的人类脑网络组计划(HCP)和华盛顿大学麦克唐奈神经系统研究中心提供的。美国国立卫生研究院(NIH)16 所支持 NIH 神经系统研究计划的研究所和中心对人类脑网络组计划(HCP)给予联合资助。(主要调研人员：David Van Essen 和 Kamil Ugurbil；1U54MH091657)

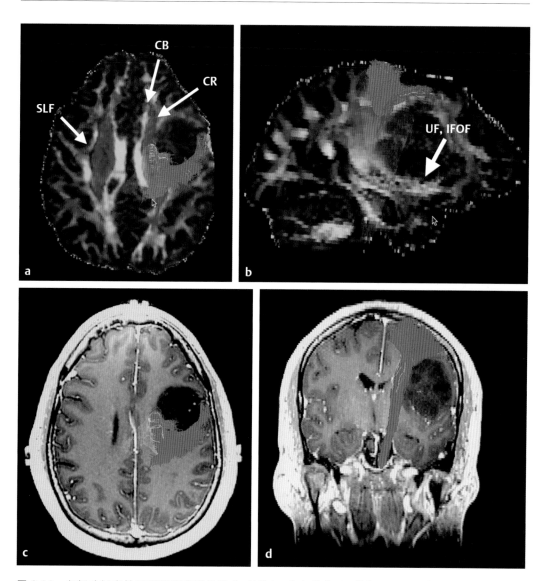

图 3.14　左额叶间变性星形细胞瘤 III 级患者，轴位 (a) 和矢状位 (b) 彩色 FA 图，左侧皮质脊髓束 (CST) 在轴位 (c) 和冠状位 (d) 的投影图。皮质脊髓束前方与肿瘤后缘关系密切，并在肿瘤后方呈八字形张开。彩色 FA 图像显示放射冠 (CR)（蓝色）大部分存在，扣带回 (CB) 受压向内侧移位。钩束 (UF) 和下额枕束 (IFOF) 向下移位至外囊内。与右侧正常的上纵束 (SLF) 比，左侧上纵束未显示，可能是受肿瘤浸润。

（陈静勿　译　黄飚　校）

# 参考文献

[1]　Nagae-Poetscher LM, Jiang H, Wakana S, Golay X, van Zijl PC, Mori S. High-resolution diffusion tensor imaging of the brain stem at 3 T. AJNR Am J Neuroradiol 2004; 25(8): 1325–1330

[2]　Habas C, Cabanis EA. Anatomical parcellation of the brainstem and cerebellar white matter: a preliminary probabilistic tractography study at 3 T. Neuroradiology 2007; 49(10): 849–863

[3] Ford AA, Colon-Perez L, Triplett WT, Gullett JM, Mareci TH, Fitzgerald DB. Imaging white matter in human brainstem. Front Hum Neurosci 2013; 7: 400

[4] Basser PJ, Jones DK. Diffusion tensor MRI: theory, experimental design and data analysis - a technical review. NMR Biomed 2002; 15(7–8): 456–467

[5] Mukherjee P, Berman JI, Chung SW, Hess CP, Henry RG. Diffusion tensor MR imaging and fiber tractography: theoretic underpinnings. AJNR Am J Neuroradiol 2008; 29(4): 632–641

[6] Hagmann P, Jonasson L, Maeder P, Thiran JP, Wedeen VJ, Meuli R. Understanding diffusion MR imaging techniques: from scalar diffusion weighted imaging to diffusion tensor imaging and beyond. Radiographics 2006; 26 Suppl 1: S205–S223

[7] Jeurissen B, Leemans A, Tournier JD, Jones DK, Sijbers J. Investigating the prevalence of complex fiber configurations in white matter tissue with diffusion magnetic resonance imaging. Hum Brain Mapp 2013; 34(11): 2747–2766

[8] Mori S, van Zijl PC. Fiber tracking: principles and strategies - a technical review. NMR Biomed 2002; 15(7–8): 468–480

[9] Mukherjee P, Chung SW, Berman JI, Hess CP, Henry RG. Diffusion tensor MR imaging and fiber tractography: technical considerations. AJNR Am J Neuroradiol 2008; 29(5): 843–852

[10] Mori S, Crain BJ, Chacko VP, van Zijl PCM. Three-dimensional tracking of axonal projections in the brain by magnetic resonance imaging. Ann Neurol 1999; 45(2): 265–269

[11] Jones DK, Cercignani M. Twenty-five pitfalls in the analysis of diffusion MRI data. NMR Biomed 2010; 23(7): 803–820

[12] Wakana S, Jiang H, Nagae-Poetscher LM, van Zijl PC, Mori S. Fiber tract-based atlas of human white matter anatomy. Radiology 2004; 230(1): 77–87

[13] Catani M, Thiebaut de Schotten M. A diffusion tensor imaging tractography atlas for virtual in vivo dissections. Cortex 2008; 44(8): 1105–1132

[14] Hess CP, Mukherjee P. Visualizing white matter pathways in the living human brain: diffusion tensor imaging and beyond. Neuroimaging Clin N Am 2007; 17(4): 407–426, vii

[15] Jones DK, Christiansen KF, Chapman RJ, Aggleton JP. Distinct subdivisions of the cingulum bundle revealed by diffusion MRI fibre tracking: implications for neuropsychological investigations. Neuropsychologia 2013; 51(1): 67–78

[16] Jhoo JH, Lee DY, Choo IH, et al. Discrimination of normal aging, MCI and AD with multimodal imaging measures on the medial temporal lobe. Psychiatry Res 2010; 183(3): 237–243

[17] Makris N, Kennedy DN, McInerney S, et al. Segmentation of subcomponents within the superior longitudinal fascicle in humans: a quantitative, in vivo, DT-MRI study. Cereb Cortex 2005; 15(6): 854–869

[18] Catani M, Allin MPG, Husain M, et al. Symmetries in human brain language pathways correlate with verbal recall. Proc Natl Acad Sci U S A 2007; 104(43): 17163–17168

[19] Catani M, Jones DK, Donato R, Ffytche DH. Occipito-temporal connections in the human brain. Brain 2003; 126(Pt 9): 2093–2107

[20] Von Der Heide RJ, Skipper LM, Klobusicky E, Olson IR. Dissecting the uncinate fasciculus: disorders, controversies and a hypothesis. Brain 2013; 136(Pt 6): 1692–1707

[21] Forkel SJ, Thiebaut de Schotten M, Kawadler JM, Dell'Acqua F, Danek A, Catani M. The anatomy of fronto-occipital connections from early blunt dissections to contemporary tractography. Cortex 2014; 56: 73–84

[22] Caverzasi E, Papinutto N, Amirbekian B, Berger MS, Henry RG. Q-ball of inferior fronto-occipital fasciculus and beyond. PLoS ONE 2014; 9(6): e100274

[23] DORON K, GAZZANIGA M (2008). Neuroimaging techniques offer new perspectives on callosal transfer and interhemispheric communication. Cortex, 44(8), 1023-1029. http://doi.org/10.1016/j.cortex.2008.03.007

[24] Peltier J, Verclytte S, Delmaire C, Pruvo JP, Havet E, Le Gars D. Microsurgical anatomy of the anterior commissure: correlations with diffusion tensor imaging fiber tracking and clinical relevance. Neurosurgery 2011; 69(2) Suppl Operative: ons241–ons246, discussion ons246–ons247

[25] Hofer S, Karaus A, Frahm J. Reconstruction and dissection of the entire human visual pathway using diffusion tensor MRI. Front Neuroanat 2010; 4: 15

[26] Yogarajah M, Focke NK, Bonelli S, et al. Defining Meyer's loop-temporal lobe resections, visual field deficits and diffusion tensor tractography. Brain 2009; 132(Pt 6): 1656–1668

# 第 4 章

# 出生 2 年内，脑发育早期过程中的扩散加权成像和扩散张量成像

*Wei Gao*，*John H Gilmore*，*Weili Lin*

**要点**

- 从时间上看：主要白质纤维束的发育成熟是非线性模式，出生后的第 1 年最快，第 2 年则明显变慢。

- 从空间上看：大脑发育的早期主要白质纤维束发育成熟的趋势是从中央到外周，从尾侧到头侧。

- 出生 2 年内全脑和局部脑白质发育的扩散特性主要受遗传因素影响，而一般的环境影响则仅限于一些特殊的纤维束。

- 与语言、感觉运动功能相关的纤维束具有偏侧性，婴儿期白质纤维发育的性别差异则微不足道。

- 在婴儿期已观察到扩散与认知具有明显的相关性，很多神经系统疾病与白质的发育异常有关。

## 4.1 引言

了解大脑发育的早期过程具有十分重要的临床意义，因为很多神经学和精神学疾病都源于此期[1,2]。在临床上，T1WI、T2WI已经常规用于评估大脑的发育进程，其中包括灰质、白质的变化、含水量的变化以及髓鞘化的状态[3,4]。尽管常规 MRI 已能很好地观察大脑的解剖及形态发育情况，但是在引入 DTI 之前，对于白质纤维束的发育状态，特别是白质随着年龄的髓鞘化状态的判断是非常困难的[5,6]。DTI 的基本物理原理是所施加的扩散梯度的方向与水扩散的方向之间的相对角度决定了 MR 信号强度，且信号与所用扩散梯度场大小有关；在 0°（平行）时产生最大信号强度衰减，而理论上，在 90°（垂直）时没有信号强度的变化。因此，沿着非共线方向施加扩散梯度，通过张量矩阵可显示水扩散的方向。随后，通过张量矩阵的矩阵对角化得到的三个特征值或特征向量，不仅可以用于测量旋转不变的水分子扩散性质，例如，平均扩散率和 FA，还可以提供在给定体素中水分子扩散的优选方向。

主要白质发育始于出生前。在神经元迁移完成后的妊娠最后 3 个月期间，中间神经元在两端建立连接：神经元通过树突与灰质内的其他神经元构成突触连接，通

过穿行于白质的轴突建立远距离连接。尽管出生后白质的各向异性低,DTI 仍能显示几乎所有主要的白质束[7],然而,出生后白质持续生长,包括:轴突直径的增加,纤维束的组织结构改善,复杂的轴突细胞结构的发育,最重要的是生成用于绝缘的主要纤维束的髓鞘[8]。纵观一生,白质发育成熟模式是非线性的,出生 2 年内是白质发育的关键时期,白质所有主要扩散特性均会有显著的变化[9,10]。本章回顾有关出生 2 年内白质发育的最新 DTI 文献,探讨白质发育成熟的时间规律、空间规律、偏侧性以及性别差异的相关问题,综述了最新早期脑白质成熟及其行为学相关性的基因调控。最后,本章总结了 DTI 在大脑早期发育过程中临床研究的最新进展。

## 4.2　主要白质纤维束发育成熟的时间规律

颅内灰质和白质体积均显示为非线性生长,在出生第 1 年内生长显著,在第 2 年生长则较缓慢而精细[3]。脑的总体积在第 1 年增加 105%,第 2 年则仅增加 15%[3]。脑体积增加的时间规律与不同的结构生长发育时间有关,包括突触发生[11,12]、树突细化[13]、髓鞘形成[14,15]和皮层下层的持续发育[16],有文献报道以上这些结构均是在第 1 年中发育最快。随着这些细微结构的发育,微环境(屏障)的改变将导致水分子扩散

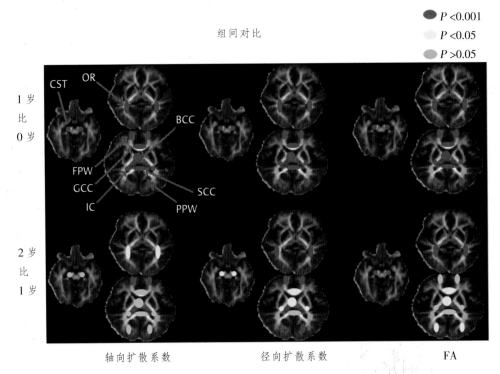

图 4.1　在生命的最初 2 年中,FA、AD 和 RD 的发展统计比较结果。红色/黄色/绿色感兴趣区说明年龄的相关性(红色:P<0.001;黄色:P<0.05;绿色:P>0.05)。GCC,胼胝体膝部;SCC,胼胝体压部;BCC,胼胝体体部;IC,内囊;CST,皮质脊髓束;OR,视辐射;FPW,前部外周白质;PPW,后部外周脑白质。(Reproduced from Gao et al.,with permission[15],original Fig. 3.)

的改变,DTI 可以观察到这些水分子扩散的变化。尽管所用扩散参数不同,但研究结果的确表明大脑生长发育的趋势是非线性的[9,17]。尤其是,Gao 等[18]使用基于 ROI 的方法,观察了 8 个 ROI,分别包括胼胝体膝部、胼胝体压部、胼胝体体部、内囊、皮质脊髓束、视辐射、前部及后部外周脑白质区域。所有 8 个 ROI 均显示,新生儿至 1 岁时 FA 值显著增加,在随后的第 2 年以较低的速度增加(图 4.1)。尽管 FA 是个高度信息度量值,能定量地反映给定体素内水扩散的各向异性的程度,但不能评估平行于或垂直于轴突束长轴的水扩散。相比之下,轴向扩散系数(AD)和径向扩散系数(RD)分别量化了平行和垂直于主轴的水分子扩散,能进一步洞察轴突的微结构。

Gao 等使用这两个指标进一步证明,在 2 岁内 RD、AD 与观察到 FA 的时间变化规律类似(见图 4.1),但出生后第 2 年 RD 减少更为迅速,减少至 44%~69%,而 AD 仅降低至新生儿值的 75%~95%(图 4.2)。这些发现表明,出生后第 1 年内径向的发展(例如,髓鞘形成)比轴突结构的生长更快速。与这些 DTI 发现一致,Haynes 等[8]对轴突发育和生长的标记物即磷蛋白(GAP-43)染色并进行了组织学研究。在 24~64 周胎龄,GAP-43 染色维持高水平,提示快速轴突发育从产前跨越到产后期。随后,在出生 17 个月后(出生后 1.5 年)轴突以成人样较慢速的水平发育。相反,髓鞘形成从 54 周胎龄(出生后 2.5 个月)开始并且高速发展,直至 72~92 周胎龄(出生后 6.5~11.5 个

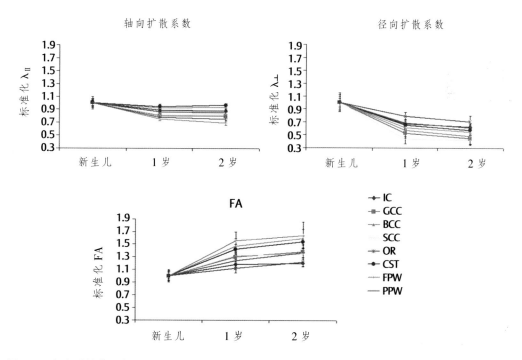

**图 4.2** 出生后的前 2 年,AD、RD 和 FA 的发展模式。将 1 岁和 2 岁组实验测量的值按新生儿的值标准化。GCC,胼胝体膝部;SCC,胼胝体压部;BCC,胼胝体体部;IC,内囊;CST,皮质脊髓束;OR,视辐射;FPW,前部外周白质;PPW,后部外周脑白质。(Reproduced from Gao et al.,with permission[15],original Fig. 4.)

月），贯穿出生后第 1 年。同样，这些结果表明，轴突的生长发生在早期（产前），在出生后的前 5 个月生长最快，而大约在出生 2.5 个月后髓鞘开始发育，并在出生后第 1 年保持高速生长。因此，Haynes 等[18]的组织学结果揭示了 Gao 等[15]所观察到的径向扩散性减少的速度比轴向扩散性的减少速度相对较快的生理基础，髓鞘发育成熟在这一时期可能是最重要的。

通过 AD/RD 和 FA 变化之间的关系可以得到更多的信息。例如，当单独观察 FA 时，Gao 等评估的 8 个 ROI 中的 3 个在出生后第 2 年显示 FA 没有变化（即胼胝体体部、内囊和前额外周的脑白质），意味着无明显的生长。然而，进一步检查径向和 AD 则完全不同（见图 4.1）。与 FA 一致，在出生后，胼胝体压部的 AD 和 RD 没有变化，相反，在额叶白质中观察到 AD 和 RD 有显著的变化，表明髓鞘的继续形成和轴突的继续生长。然而，AD 和 RD 的改变程度似乎抵消了它们在 FA 计算公式中的贡献，导致 FA 不变。观察到内囊 RD 的显著降低，表明髓鞘继续形成。此外，1~2 岁时在胼胝体的膝部/压部/体部，皮质脊髓束和外周的脑白质等区域中观察到 FA 显著升高，但是这些区域仅 RD 有显著变化而 AD 则没有，表明它们的变化主要是因为持续的髓鞘化而不是轴突的生长。总之，这些结果强调了只有观察 FA 和 AD/RD，才能更好地描述在生命前 2 年复杂的基础微观结构的变化。

为了观察局部区域的脑白质的成熟方式，Geng 等[19]使用一种基于纤维束的方法，评估了几个主要的脑白质纤维束。所观察到的在生命的前 2 年的脑白质纤维束的时间发展规律类似于基于 ROI 的方法的结果。具体来说，他们观察了 10 个主要的

脑白质纤维束的 FA、AD 和 RD 的变化：胼胝体膝部、体部、压部的联合纤维；双侧内囊前肢和后肢，运动和感觉纤维束的投射纤维；双侧钩束、下纵束和弓状纤维束的联络纤维。出生后前 2 年中所有的纤维束均显示 FA 增加（16.1%~55%），RD 降低（24.4%~46.4%），AD 降低（13.3%~28.2%）（图 4.3），并且第 1 年的变化比第 2 年快。RD 比 AD 变化更大，与基于 ROI 方法的发现一致。

## 4.3　主要白质纤维束的空间发育规律

如前所述，在出生后的第 1 年发生的主要脑白质纤维束的广泛髓鞘化过程可能是观察到的婴儿期脑白质纤维扩散变化的主要因素。白质纤维也有空间发育规律，即从中心到周边，从尾侧向头侧的模式。具体来说，髓鞘化从胼胝体压部和视辐射开始（3~4 个月），随后是枕叶和顶叶（4~6 个月），最后到胼胝体膝部，额叶和颞叶（6~8 个月）[20]。DTI 的发现与组织学的研究结果一致。Zhai 等[17]证实，新生儿中心区域的脑白质比外周区域的脑白质具有更高的 FA 值和更低的平均扩散率（MD）值。Gao 等[15]进一步表明，白质发育规律从中心（胼胝体膝/压部/体部）开始，随后是皮质脊髓束、内囊、视辐射和外周脑白质。此外，枕叶外周脑白质成熟早于额叶外周的脑白质区（图 4.4）。此外，Chen 等[21]观察了线性（Cl）和平面（Cp）的各向异性。线性各向异性是标准化后的初级和二次特征值之间的差异，量化了扩散张量矩阵占圆柱形物体的比例。相反，平面的各向异性量化了扩散张量矩阵占平面物体的比例。他们的结果表明，在婴儿期与外周的脑白质纤维相比，中

心脑白质纤维的 Cl 高、Cp 低,这提示中央主要脑白质区域的纤维束在出生时就已经井然有序。此外,在出生后 2 年观察到快速增长的 Cl,即在扩散张量上这些主要脑白质呈圆柱形扩张,可能由于快速髓鞘化过程。用基于纤维束的分析法得到相似结果[19],中央区胼胝体 FA 变化率大于胼胝体周围的变化率。在解剖上靠近大脑皮层运动和感觉束比靠近大脑脚的纤维束具有更大的 FA 和 RD 变化率。在出生后第 1 年,胼胝体压部是有最大的 FA 值和最小的 AD 值的纤维束之一,次高水平的发育保持到出生后第 2 年。胼胝体膝部的 RD 相对较小,保持到出生后第 2 年。总体而言,DTI 显示从中心到外周和从尾侧到头侧的发育规律。这些发现具有重要意义,与大脑功能发育是从基本脑功能开始的概念一致,如从运动、感觉和视觉功能开始,再到高级大脑功能发育[22]。初级感觉功能的成熟即需要通过中心投射纤维(例如,皮质脊髓束)的快速上下传递信息,也需要通过脑中部胼胝体纤维左右传递大脑半球间信息,这与中心区白质的早期成熟一致。相反,高级脑功能需要外周和前部脑白质纤维束的成熟[22],这些纤维束持续发育到青春期和成年的早期。

# 4.4 遗传控制和环境影响

基因对整体脑实质和局部脑实质的灰质/白质体积、皮质厚度和表面积变异性起重要作用[23-26]。大脑的功能和功能性的大脑网络也是受基因调控的[27,28]。因此,定量测量早期脑发育过程中主要脑白质纤维束的扩散特性也能反映遗传的调节因素。Geng 等[29]用加性遗传、一般和特殊环境变量的相加模型研究了遗传和环境对不同主要白质纤维束发育的时间和空间的影响。

其假设是基因和环境对大脑的整体与局部的扩散参数均有影响,包括 FA、RD 和 AD。研究结果表明,3 个参数(即 FA、RD 和 AD)反映的大脑整体白质微结构的个体差异是可遗传的(图 4.5)。具体来说,大脑的 FA 值遗传率最高为 60%,其次是 AD(57%)和 RD(53%)。双侧大脑半球的 FA 值和 RD 值都有明显的遗传性,但是 AD 值遗传性具有偏侧性,只见于右侧大脑半球。RD 遗传性与 RD 均值呈显著正相关,同样,AD 遗传性与 AD 均值也呈显著正相关。RD 和 AD 在发育期间呈下降趋势,这些发现表明越成熟的区域,其受遗传因素影响越少。这个结论也与之前研究发现的成年人受遗传因素影响低于儿童是一致的。

双侧内囊前肢/后肢、外囊、钩状束和左侧小脑中脚的 RD(57%~82%)都明显受环境因素影响。同样,双侧外囊、小脑中脚和下额叶枕束的 AD 也明显受环境影响(47%~71%)。特别是双侧外囊的 RD 受环境影响更明显(左/右:73%/82%)。与内囊的前−后肢同步,外囊比其他联络纤维髓鞘化较早,在产前即启动[30],因此具有较低的 RD。作者假设产前神经激素和子宫环境可能影响外囊的成熟程度,这可能会影响环境效应的观察。总之,作者观察到婴儿期扩散特性的遗传性高于报道中的成年人,然而,遗传效应在不同的白质区域是不同的(图 4.5)。遗传效应与扩散特性之间存在明显的正相关性,提示局部区域的遗传效应可能受成熟状态调节,即局部区域越成熟,受遗传因素影响越小。受环境影响的少数区域通常是低 RD 值的区域。

# 4.5 与认知的相关性

有大量关于 DTI 在不同脑白质纤维束

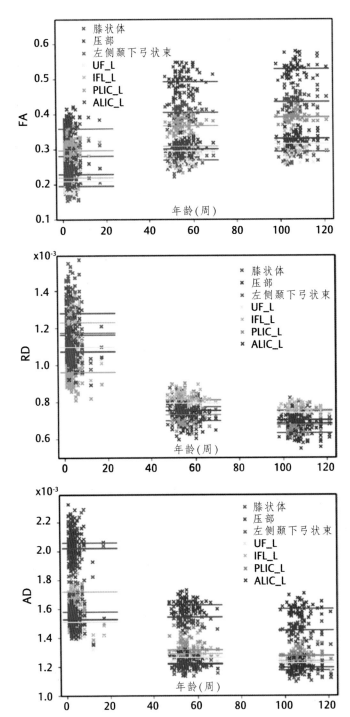

**图 4.3** 散点图显示的是 7 个具有代表性的纤维束在出生后的平均值,FA,AD 和 RD。水平线表示一个年龄组的总体平均值。不同的颜色代表不同的纤维束。UF,钩状束;ILF,下纵束;ALIC,内囊前肢;PLIC,内囊后肢。(Reproduced from Geng et al., with permission[19].)

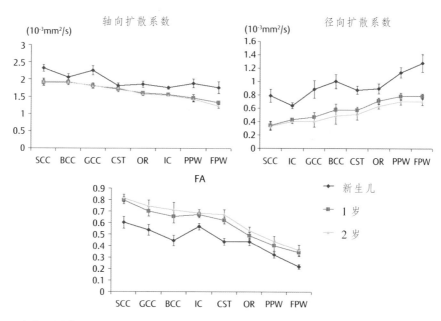

图 4.4　2 岁内不同感兴趣区的 AD(左上)、RD(右上)和各向异性(底部)的空间发展模式。GCC,胼胝体膝部;SCC,胼胝体压部;BCC,胼胝体体部;IC,内囊;CST,皮质脊髓束;OR,视辐射;FPW,前部外周白质;PPW,后部外周白质。(Reproduced from Gao et al.,with permission[15],original Fig. 5.)

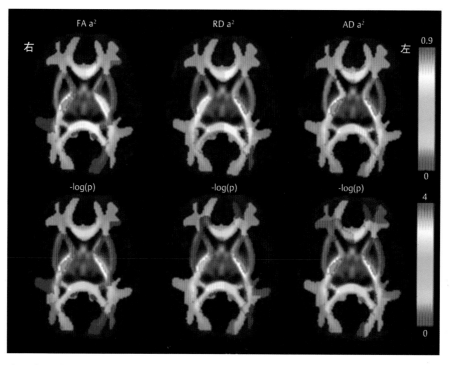

图 4.5　新生儿脑白质扩散率的遗传性。每个感兴趣区内的 FA、RD 和 AD 的遗传值(顶行)及其相应的 P 值[底行,标准化常用的是 $-\log(p)$, $-\log(0.05)=1.3$, $-\log(0.0001)=4$]。(Reproduced from Geng et al.,with permission[29].)

和成人认知之间相关性的研究[31-33]。然而，对早期大脑发育期间的研究非常少，可能是由于缺乏对这个年龄段的完善的认知评估方法。Krishnan等[34]假设，没有明显病变的早产儿，与同龄足月龄儿童相比，白质表观扩散系数值越高，后期发育能力越差。以平均足月龄儿的半卵圆中心测定的表观扩散系数为依据，使用Griffiths心理发育量表来评估，获得校正后2岁的发育商（DQ）。观察发现，相同年龄和校正后2岁的早产儿的表观扩散系数值与Griffiths心理发育量表之间呈明显的负相关，表明白质异常（可能受相关皮质和深部灰质调节）代表脑组织损伤，导致较低DQ评分。Short等[35]测量了脑白质纤维束中的FA、AD和RD，假设12个月大的婴儿（n=73）中脑白质成熟与工作记忆发展相关，他们的研究表明，婴儿的视觉空间工作记忆能力与脑白质的微观结构特征之间具有强烈的相关性，已知这些区域（前、后丘脑放射，前弓，弓形束，颞顶节）的微观结构在大龄儿童和成人中与工作记忆有关（图4.6）。这些研究认为DTI测量在了解婴儿早期认知方面具有潜在价值。

## 4.6　侧向性和性别的影响

在成年人的脑中，最熟知的脑功能偏侧化是语言和利手。虽然在语言感知网络及感觉运动系统功能和解剖的偏侧性已有较多报道[36]。但是只有做生命早期的研究才能解释这种功能的偏侧性与结构的偏侧性之间的相关性。为了解决这个问题，Dubois等[37]研究了1~4个月龄婴儿的全脑的扩散特性。DTI测量显示双侧弓状纤维束和皮质脊髓束不对称，分别与语言和感觉运动功能相关，为生命早期脑白质扩散

特性的偏侧性决定相应功能的偏侧性提供了证据。具体来说，他们发现，左侧弓状纤维束的颞叶部分较大；弓状纤维束的左顶叶部分比右侧具有更高的FA值；左侧大脑脚和内囊后肢的皮质脊髓束的FA值比右侧高。最近，Geng等[19]也发现了弓状纤维束不对称性，在1岁内左侧弓状纤维束上部比右侧的FA值大20%。

出生时大脑体积具有性别差异，其中男性的灰质和白质体积比女性大[4]。但在婴儿期的脑扩散测量发现只有微小的性别差异。Geng等[19]发现，右脑几个局部纤维束的微小差异：男性右侧感觉区的FA值较小，右侧弓形束和运动束的AD值较大，右侧钩束的AD较小。几项从儿童到青春期的脑白质研究[38-40]未发现性别对脑白质的发育有任何影响。成人脑白质扩散中的性别差异的内在机制尚需进一步研究[41]。

## 4.7　临床应用

已有很多报道用DTI研究脑发育疾病的特征。Yuan等[42]回顾性分析在婴儿期曾有脑积水的儿童，用DTI来量化白质异常的区域，发现在婴儿期脑积水患儿的胼胝体中，FA值明显降低，MD值和RD值明显增高。此外，在他们的研究病例中，未发现正常发育婴儿的胼胝体FA值随年龄增加而增加的特点。对于更可怕的遗传病——Krabbe病，脐带血移植是这种致命性神经疾病的唯一有效治疗方法，只有在临床症状出现之前使用才有效。Escolar等[43]研究了DTI在评估无症状婴儿型Krabbe病新生儿的主要运动纤维束变化的应用价值。他们发现，在调整孕龄、出生时胎龄、出生体重、性别和种族之后，Krabbe病患者的FA值显著低于对照组（图4.7）。定量纤维

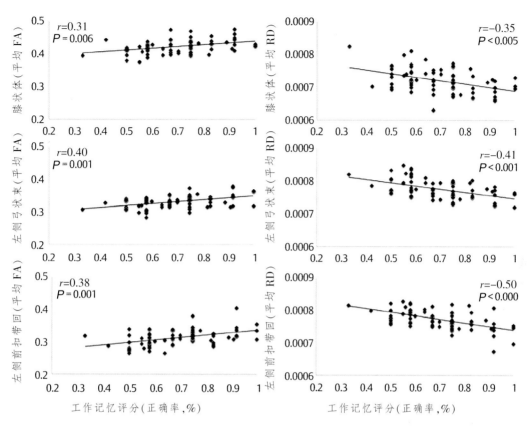

**图 4.6**　1 岁时工作记忆和白质扩散特性之间的关系。散点图凸显了与婴儿的工作记忆显著相关的重要白质纤维束：胼胝体膝部、弓状束、扣带前回。从图中可见工作记忆与 FA 值呈正相关，与 RD 呈负相关。上图所示只有左侧（L）的弓状束与左侧扣带回；右侧大脑半球与之非常相似。（Reproduced from Short et al., with permission[35].）

束示踪图也显示无症状的早期发病型的 Krabbe 病新生儿皮质脊髓束具有显著差异，因此在全州新生儿 Krabbe 病的筛查项目中，DTI 可作为重要生物学标志物。DTI 还可以在自闭症谱系障碍（ASD）中发挥重要的作用，具体来说，Wolff 等[44]研究发现，发展成 ASD 的婴儿与未患有 ASD 的婴儿相比，15 个主要脑白质纤维束中，12 个的 FA 轨迹图有明显不同，特点是在 6 个月时 FA 值最高，随后随时间的变化逐渐降低

（图 4.8）。总的来说，基于 DTI 测量的早期大脑连接结构的研究，作为发病预测、监测和治疗的定量生物标志物，尚需要更多的纵向研究来推动该领域前行。

## 4.8　小结

许多研究已经表明，在生命最初 2 年脑白质扩散特性有着日新月异的变化。在时间上，不同的扩散特性遵循非线性的变

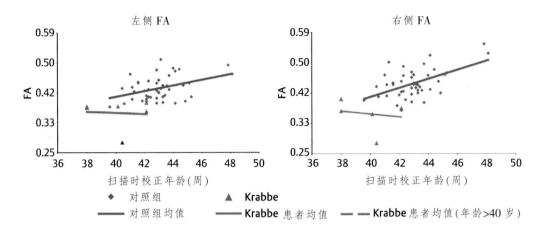

**图 4.7**  患有 Krabbe 病的婴儿和对照组的原始 FA 值平均值。每个点代表儿童皮质脊髓束中心部分 FA 的平均值,红色三角形表示 6 例 Krabbe 病患者,而蓝色菱形表示对照组。红线和蓝线表示磁共振成像时校正年龄相关的线性趋势。(Reproduced from Escolar et al.,with permission[43].)

化,在 1 岁内变化最明显。在空间上,白质成熟通常遵循从中央至周围, 从尾侧向头侧的趋势。在这段时间内,可以观察到遗传效应对全脑和局部脑白质的扩散特性的发展存在显著的影响,而普通的环境效应局限在特定的区域。脑白质的扩散特性的偏侧性主要与语言和感觉运动功能有关。在婴儿时期, 性别对脑白质发育的影响是微弱的、局部的。在婴儿期观察到扩散特性与认知异常有显著的相关性,扩散特性与不同的脑疾病相关, 使这种无创性神经成像技术在临床中具有巨大潜力。

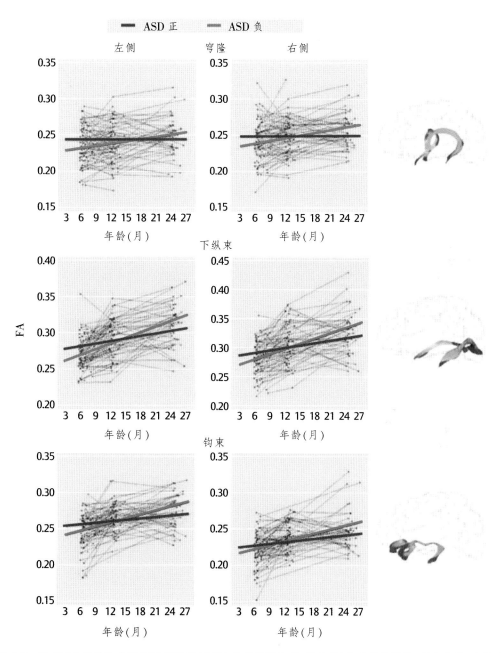

**图 4.8**　92 例 24 月龄的自闭症谱系障碍(ASD)的高危婴儿(红色曲线)和非高危婴儿(蓝色曲线)边缘叶和相关白质纤维束的 FA 轨迹。(Reproduced from Wolff et al., with permission[44].)

（谢新凤　译　黄飚　校）

# 参考文献

[1] Owen MJ, O'Donovan MC, Thapar A, Craddock N. Neurode-velopmental hypothesis of schizophrenia. Br J Psychiatry 2011; 198(3): 173–175

[2] Paloyelis Y, Mehta MA, Kuntsi J, Asherson P. Functional MRI in ADHD: a systematic literature review. Expert Rev Neuro-ther 2007; 7(10): 1337–1356

[3] Knickmeyer RC, Gouttard S, Kang C, et al. A structural MRI study of human brain development from birth to 2 years. J Neurosci 2008; 28(47): 12176–12182

[4] Gilmore JH, Lin W, Prastawa MW, et al. Regional gray matter growth, sexual dimorphism, and cerebral asymmetry in the neonatal brain. J Neurosci 2007; 27(6): 1255–1260

[5] Basser PJ, Mattiello J, LeBihan D. Estimation of the effective self-diffusion tensor from the NMR spin echo. J Magn Reson B 1994; 103(3): 247–254

[6] Basser PJ, Pierpaoli C. Microstructural and physiological fea-tures of tissues elucidated by quantitative-diffusion tensor MRI. J Magn Reson B 1996; 111(3): 209–219

[7] Huang H, Zhang J, Wakana S, et al. White and gray matter development in human fetal, newborn and pediatric brains. Neuroimage 2006; 33(1): 27–38

[8] Haynes RL, Borenstein NS, Desilva TM, et al. Axonal develop-ment in the cerebral white matter of the human fetus and infant. J Comp Neurol 2005; 484(2): 156–167

[9] Hüppi PS, Warfield S, Kikinis R, et al. Quantitative mag-netic resonance imaging of brain development in prema-ture and mature newborns. Ann Neurol 1998; 43(2): 224–235

[10] Mukherjee P, Miller JH, Shimony JS, et al. Diffusion tensor MR imaging of gray and white matter development during normal human brain maturation. AJNR Am J Neuroradiol 2002; 23(9): 1445–1456

[11] Elston GN, Oga T, Fujita I. Spinogenesis and pruning scales across functional hierarchies. J Neurosci 2009; 29(10): 3271–3275

[12] Rakic P, Bourgeois JP, Eckenhoff MF, Zecevic N, Goldman-Rakic PS. Concurrent overproduction of synapses in diverse regions of the primate cerebral cortex. Science 1986; 232 (4747): 232–235

[13] Petanjek Z, Judas M, Kostović I, Uylings HB. Lifespan altera-tions of basal dendritic trees of pyramidal neurons in the human prefrontal cortex: a layer-specific pattern. Cereb Cortex 2008; 18(4): 915–929

[14] Flechsig P. Developmental (myelogenetic) localisation of the cerebral cortex in the human. Lancet 1901; 158 (4077): 1027–1030

[15] Gao W, Lin W, Chen Y, et al. Temporal and spatial develop-ment of axonal maturation and myelination of white matter in the developing brain. AJNR Am J Neuroradiol 2009; 30(2): 290–296

[16] Kostović I, Jovanov-Milošević N, Radoš M, et al. Perinatal and early postnatal reorganization of the subplate and related cellular compartments in the human cerebral wall as revealed by histological and MRI approaches. Brain Struct Funct 2014; 219(1): 231–253

[17] Zhai G, Lin W, Wilber KP, Gerig G, Gilmore JH. Comparisons of regional white matter diffusion in healthy neonates and adults performed with a 3.0-T head-only MR imaging unit. Radiology 2003; 229(3): 673–681

[18] Gao W, Gilmore JH, Giovanello KS, et al. Temporal and spa-tial evolution of brain network topology during the first two years of life. PLoS ONE 2011; 6(9): e25278

[19] Geng X, Gouttard S, Sharma A, et al. Quantitative tract-based white matter development from birth to age 2years. Neuro-image 2012; 61(3): 542–557

[20] Deoni SC, Mercure E, Blasi A, et al. Mapping infant brain myelination with magnetic resonance imaging. J Neurosci 2011; 31(2): 784–791

[21] Chen Y, An H, Zhu H, et al. Longitudinal regression analy-sis of spatial-temporal growth patterns of geometrical diffusion measures in early postnatal brain development with diffusion tensor imaging. Neuroimage 2011; 58(4): 993–1005

[22] Tau GZ, Peterson BS. Normal development of brain circuits. Neuropsychopharmacology 2010; 35(1): 147–168

[23] Peper JS, Brouwer RM, Boomsma DI, Kahn RS, Hulshoff Pol HE. Genetic influences on human brain structure: a review of brain imaging studies in twins. Hum Brain Mapp 2007; 28(6): 464–473

[24] Posthuma D, De Geus EJ, Baaré WF, Hulshoff Pol HE, Kahn RS, Boomsma DI. The association between brain volume and intelligence is of genetic origin. Nat Neurosci 2002; 5(2): 83–84

[25] Thompson PM, Cannon TD, Narr KL, et al. Genetic influences on brain structure. Nat Neurosci 2001; 4(12): 1253–1258

[26] Panizzon MS, Fennema-Notestine C, Eyler LT, et al. Distinct genetic influences on cortical surface area and cortical thickness. Cereb Cortex 2009; 19(11): 2728–2735

[27] Glahn DC, Winkler AM, Kochunov P, et al. Genetic control over the resting brain. Proc Natl Acad Sci U S A 2010; 107 (3): 1223–1228

[28] Gao W, Elton A, Zhu H, et al. Intersubject variability of and genetic effects on the brain's functional connectivity during infancy. J Neurosci 2014; 34(34): 11288–11296

[29] Geng X, Prom-Wormley EC, Perez J, et al. White matter her-itability using diffusion tensor imaging in neonatal brains. Twin Res Hum Genet 2012; 15(3): 336–350

[30] Kinney HC, Brody BA, Kloman AS, Gilles FH. Sequence of central nervous system myelination in human infancy. II. Patterns of myelination in autopsied infants. J Neuropathol Exp Neurol 1988; 47(3): 217–234

[31] Madden DJ, Bennett IJ, Burzynska A, Potter GG, Chen NK, Song AW. Diffusion tensor imaging of cerebral white matter integrity in cognitive aging. Biochim Biophys Acta 2012; 1822(3): 386–400

[32] Charlton RA, Barrick TR, McIntyre DJ, et al. White matter damage on diffusion tensor imaging correlates with age-related cognitive decline. Neurology 2006; 66(2): 217–222

[33] Tsujimoto M, Senda J, Ishihara T, et al. Behavioral changes in early ALS correlate with voxel-based morphometry and dif-fusion tensor imaging. J Neurol Sci 2011; 307(1–2): 34–40

[34] Krishnan ML, Dyet LE, Boardman JP, et al. Relationship between white matter apparent diffusion coefficients in preterm infants at term-equivalent age and developmental outcome at 2 years. Pediatrics 2007; 120(3): e604–e609

[35] Short SJ, Elison JT, Goldman BD, et al. Associations between white matter microstructure and infants' working memory. Neuroimage 2013; 64: 156–166

[36] Toga AW, Thompson PM. Mapping brain asymmetry. Nat Rev Neurosci 2003; 4(1): 37–48

[37] Dubois J, Hertz-Pannier L, Cachia A, Mangin JF, Le Bihan D, Dehaene-Lambertz G. Structural asymmetries in the infant language and sensori-motor networks. Cereb Cortex 2009; 19(2): 414–423

[38] Bava S, Thayer R, Jacobus J, Ward M, Jernigan TL, Tapert SF. Longitudinal characterization of white matter maturation during adolescence. Brain Res 2010; 1327: 38–46

[39] Lebel C, Beaulieu C. Longitudinal development of human brain wiring continues from childhood into adulthood. J Neurosci 2011; 31(30): 10937-10947

[40] Giorgio A, Watkins KE, Douaud G, et al. Changes in white matter microstructure during adolescence. Neuroimage 2008; 39(1): 52-61

[41] Inano S, Takao H, Hayashi N, Abe O, Ohtomo K. Effects of age and gender on white matter integrity. AJNR Am J Neuroradiol 2011; 32(11): 2103-2109

[42] Yuan W, Mangano FT, Air EL, et al. Anisotropic diffusion properties in infants with hydrocephalus: a diffusion tensor imaging study. AJNR Am J Neuroradiol 2009; 30(9): 1792-1798

[43] Escolar ML, Poe MD, Smith JK, et al. Diffusion tensor imaging detects abnormalities in the corticospinal tracts of neonates with infantile Krabbe disease. AJNR Am J Neuroradiol 2009; 30(5): 1017-1021

[44] Wolff JJ, Gu H, Gerig G, et al. IBIS Network. Differences in white matter fiber tract development present from 6 to 24 months in infants with autism. Am J Psychiatry 2012; 169 (6): 589-600

# 第 **5** 章

# 扩散加权成像和扩散张量成像在衰老中的应用

*Andrew Joseph Degnan, Lucien M. Levy*

*Andrew Joseph Degnan, Lucien M. Levy*

---

**要点**

- 人口老龄化问题在世界范围内越来越严峻,越来越多的人进入老年期,容易发生认知衰退和痴呆,因此需要更高水平的个人护理。
- 基于扩散成像的方法对年龄相关的脑白质完整性的变化很敏感,这些方法可以区别正常成人的衰老、轻度认知障碍和阿尔茨海默病。
- 分析脑白质指标变化比检查各种痴呆症脑萎缩引起解剖体积的变化更敏感。
- 特定领域(如记忆和执行功能)的认知表现与衰老过程中大脑特定功能区域内的许多 DTI 指标改变相对应。
- DTI 通过辨别不同脑白质退变的模式来区分不同类型的痴呆症。

## 5.1 **物理与技术**

DWI 及其相关的 DTI 以水分子扩散的变化为基础,可间接反映脑实质的细微结构变化。为了更好地应用于临床探索衰老,首先要了解扩散技术的基础知识及其评估白质纤维束和轴突完整性的局限性。这些技术总结见表 5.1。

### 5.1.1 扩散加权成像

DWI 用两个 b 值的 MRI 序列(基于磁场梯度强度和脉冲时间)来观察水分子的运动。如果水分子在这些梯度之间的间隔期间迁移,则会发生信号丢失。这种信号丢失表示各向同性扩散的水分子的随机扩散不受限制。扩散受限表示水分子在梯度脉冲之间的随机运动范围减小,在 DWI 图像上呈现为高信号。ADC 是剔除扩散加权图像中的 T2 穿透效应的定量指标。

**表 5.1 DTI 基本原理**

| 成像模式 | 特性 |
| --- | --- |
| DWI | 观察水分子在组织内自由扩散的能力 |
| | 扩散受限可反映组织内的大体病理 |
| DTI | 通过测量在多个方向上水扩散的方向,形成的矢量对大脑的微结构的变化敏感 |
| | 白质完整性的替代指标 |
| | 纤维束示踪成像可以显示白质纤维束 |

## 5.1.2　扩散张量成像

因为水分子的移动在不同方向可能会不同,因此 DTI 在多个非共线方向施加梯度,对扩散进行定量测量,在给定体素内生成表示扩散向量的椭球体。在白质纤维束中,具有各向异性的水分子更倾向于(非随机)沿轴向纤维的方向迁移。白质纤维束在某种程度上间接影响水分子的扩散,因此需沿不同的轴向测量 ADC。DTI 选择性地突出彼此平行且高度有序的密集纤维束。

DTI 数据的分析方法见图 5.1,在第 1 章已做详细介绍。分析方法有单独检查大脑特定区域的感兴趣区方法和基于全脑体素的分析方法。基于纤维束示踪成像的空间统计方法(TBSS)是描述个体白质区的一种方法。确定性纤维束成像方法是一种常用的技术,用于观察最可能来自选定的种子点的白质结构。而概率纤维束成像则是评估每个体素的白质轨迹。这些分析方法和其他新的分析技术已应用到大脑老化的研究中。纤维密度图(FDM)是一种较新的方法,减少了上述扩散分析方法的局限

性,即单独测量每个体素的各向异性,而与周围的纤维不相关。FDM 通过观察选定体素内轴突周围的白质纤维来增强分析的效果[1]。

**基于 DTI 的测量**

任何一个单独的 DTI 量值都不能直接反映白质纤维的全部特点,因此,观察白质生理结构变化需要多个以扩散张量数学矩阵为基础的 DTI 量值。这些量值能提供关于大脑结构方向性和白质完整性的信息。计算构成扩散张量椭球体的 3 个特征向量可获得以下的量值(表 5.2)。

- RD 或垂直扩散率($\lambda_\downarrow$)是计算垂直于第一特征值的扩散值,代表髓鞘完整性,正常髓鞘结构破坏时,横跨轴突方向的水分子扩散变快。RD 是影响 FA 变化的主要因素。
- FA 是测量体素内一致性(3 个扩散率标准化的标准差)的指标,其值的范围从球形矢量各向同性(0)到椭圆体矢量各向异性(1)。FA 反映了微观结构的完整性。
- 平均扩散率(MD)代表所选体积中 3 个方向的张量(特征值)平均值,反映总

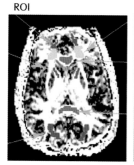
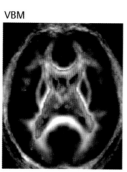
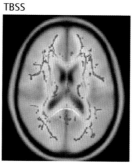
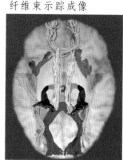

**图 5.1**　扩散张量成像数据的显示。多种方法可用于显示 DTI 获得的多方向数据。ROI 分析方法检查单个选定区域。基于体素的形态测量学(VBM)使用组归一化数据定量分析全脑白质的特性。TBSS 使用 DTI 信息生成代表白质纤维束的假定架构。纤维束示踪成像显示白质的通路。(Reproduced with permission from Madden et al,[12]copyright Elsevier 2009.)

表 5.2　常用的扩散张量成像度量值及其相关性

| 扩散张量成像测量 | 定量 | 细节 |
|---|---|---|
| 部分各向异性（FA） | $\sqrt{\dfrac{1}{2}}\dfrac{\sqrt{(\lambda_1-\lambda_2)^2+(\lambda_2-\lambda_3)^2+(\lambda_3-\lambda_1)^2}}{\sqrt{\lambda_1{}^2+\lambda_2{}^2+\lambda_3{}^2}}$ | － 计算扩散性差异<br>－ 0 代表球形张量，1 代表椭球张量<br>－ 提供有关微结构完整性的信息<br>－ 是最可靠的 DTI 度量值 |
| 平均扩散率（MD） | $\dfrac{(\lambda_1+\lambda_2+\lambda_3)}{3}$ | －特征向量的平均扩散率<br>－提供微结构完整性的信息 |
| 径向扩散系数（RD）<br>　－垂直扩散率 | $\dfrac{(\lambda_2+\lambda_3)}{2}$ | －垂直于主要特征向量的扩散<br>－FA 的主要组成部分<br>－反映髓鞘的完整性 |
| 轴向扩散率（AD）<br>　－平行扩散率<br>　－纵向扩散率 | $\lambda_1$ | － 平行于主要特征向量的扩散<br>－受轴突直径和数量影响 |

体扩散信息。

● AD 或平行扩散（$\lambda_{/\!/}$）是测量平行于第一特征向量的扩散值，反映的是神经纤维直径和结构，代表轴突的完整性。

注意，ADC 可视为 RD 和 AD 的平均值。

# 5.2　临床应用

DTI 提供了相关白质纤维束状态和方向的详细解剖信息。神经元与远处大脑区域神经活动的整合协调对于认知是至关重要的，因此，确定轴突的完整性可以洞察认知功能被破坏的机制。阐明认知衰退的机制是老年人临床评估中的一个重要问题，人口老龄化对医疗保健和经济造成巨大的负担，在大多数发达国家正在成为亟待解决的问题。确定反应迟钝或记忆力下降是"衰老"或轻度认知障碍，抑或是阿尔茨海默病等更为严重的痴呆，可以为患者及其家属提供重要信息，并可指导采用适当的治疗策略。目前，认知衰老和损伤的临床定义有所不同（表 5.3），可能与客观测量不符。作为评估白质病理学相关结构完整性的代理指标，DTI 可以更好地评估神经变性的程度。虽然不是功能成像模式，但由 DTI 描述的白质通路作为大脑网络活动的回路，能提供一些通路的功能信息[2]。因此，在 DTI 上有改变的功能网络，可以解释衰老和痴呆症患者的认知退化。

在临床上应用 DTI 区分认知衰退老年人或有痴呆症状的患者仍然很困难。然而，在过去十年中技术发展迅速，临床上已用 DTI 区分不同的痴呆。大多数早期的研究使用组间分析法，比较痴呆组与对照组，获得了不同痴呆症类型的 DTI 的变化规律。最近的研究能支持个体化研究，能对神经退行性痴呆患者进行个体化诊断[3]。

## 5.2.1　正常衰老

因为白质体积不会像灰质体积一样随着衰老而减小，因此不能使用 MRI 的体积

**表 5.3　衰老、认知障碍和痴呆的疾病谱**

| | 临床表现 |
| --- | --- |
| 正常认知衰老 | 最佳的老化,表现为神经心理测试没有记忆下降和认知障碍 |
| 正常衰老 | 自认为比同龄人记忆力差,没有认知缺陷,但与年轻人相比可能表现较差 |
| 轻度认知障碍(MCI) | 一个模糊的定义,指患者介于正常衰老与痴呆之间;一般认为是痴呆的过渡期 |
| 遗忘型轻度认知损害(aMCI) | MCI 的一个亚型,有突出的记忆障碍症状,是 MCI 人群中进展为阿尔茨海默病风险最大的 |
| 痴呆 | 影响日常生活的认知障碍的统称,除记忆缺陷外还有认知障碍 |
| 阿尔茨海默病 | 最常见的痴呆症,标志是神经退行性变,尸检能确诊,但常通过临床诊断,靶向淀粉样蛋白正电子发射断层成像目前可做初步诊断 |

分析来评估白质体积减小与大脑衰老的相关性[4]。同样,白质高信号的病变与认知下降也没有明确的相关性。DTI 通过显示轴突结构内细微结构的微小变化解决这个局限性。正如第 4 章所讨论的,从出生到中年正常的白质发育会导致 MD 减小、FA 增加,这与轴突发育和髓鞘化有关,而额叶颞叶连接的发育成熟需要更久[5]。中年之后,这些发育就产生了反转,全脑的各向异性降低、扩散系数增加。异常和正常的衰老都可能导致白质的组织化显著下降[6]。衰老的变化是全脑的,并且具有对称性,胼胝体、额叶、边缘系统和颞叶等区域的 FA 明显下降,而这些区域恰恰是当初各向异性最明显的区域[1,6]。更具体地说,大多数文献认为随着年龄的增长,FA 衰减、扩散率增加(MD,AD 和 RD)呈阶梯样变化[7]。图 5.2 显示了与衰老相关的 FA 和 MD 在几个大脑区域的正常变化模式。此外,FDM 发现大脑衰老的变化虽然是全球的,但前方的白质比后方的白质变化更大[1]。因此,额区是成熟最晚

的区域,也是老年时期中功能衰退最明显的区域,这也与临床发现执行(额叶)功能障碍一致[8]。

### 衰老 DTI 改变的病理生理学

随着老化,髓鞘层冗余的髓鞘不断增多,这种冗余髓鞘由少突胶质细胞形成,比其在生命早期由少突胶质细胞形成的健康髓鞘更易受损害。髓鞘成分减少包括髓鞘轴索纤维的数量减少、长度的缩短和脱髓鞘,均可导致细胞外间隙增大,从而使 FA 减小、扩散增加(图 5.3)。老化发生扩散增加的另一种机制是髓磷脂分裂和髓磷脂空泡化,也使得细胞外间隙增大,自由扩散加快[8]。

## 5.2.2　轻度认知障碍

在过去十年中,许多研究已经证实上述与衰老有关的神经认知缺陷与白质完整性具有相关性。界定轻度认知障碍(MCI)与正常老化、确定 MCI 进展为阿尔茨海默病的临界点是极具挑战性的,仍

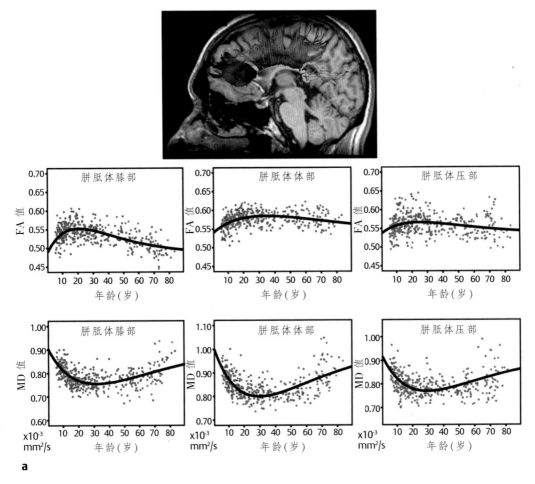

**图 5.2** 随年龄变化的部分各向异性(FA)和平均扩散率(MD)的散点图。(a)胼胝体是白质结构认知功能的重要组成部分，退化将导致认知反应的下降，包括反应时间。FA 在成年期达到峰值，随衰老而下降，在其前部此规律较明显。(待续)

处在不明确、不客观的阶段。因此，这种不统一性严重阻碍了 MCI 的 DTI 研究，因为个体研究包括处在不同阶段的参与者，如衰老-认知衰退-各种痴呆(不同研究者的定义不同)。DTI 研究表明，MCI 的大部分白质中扩散的各参数有广泛的变化(图 5.4)[9]。除非进行更深层次的研究，否则我们不可能通过 DTI 技术增加对 MCI 的认识。

### 特定的认知功能与扩散变化的关系

关于衰老的一个基本临床问题是白质损害对认知功能的影响。在认知正常的成人研究中观察到反应时间增加与 FA 值减少之间(特别是胼胝体、上纵束、下额枕束)具有统计学显著相关性[10]。这些特定的区域与执行功能、语言任务、联络通道和记忆等相关。其他变量，包括白质体积或高信号

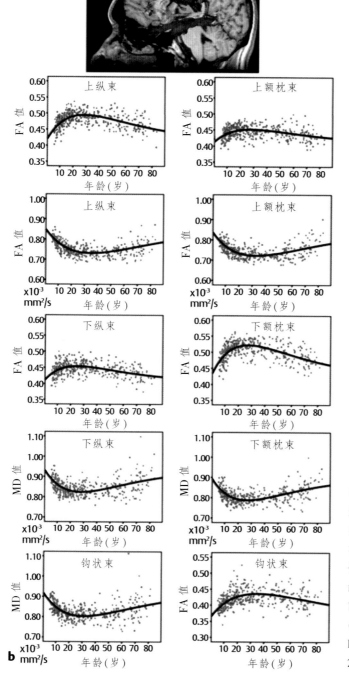

图 5.2(续)　(b)联络纤维整合神经活动，这些在白质内纤维的完整性维持着正常高级认知功能。在胼胝体，FA 的峰值和 MD 低值出现在成年早期。FA 值随年龄减少、MD 值随年龄增加，在前部联络纤维中变化幅度较大。(Reproduced with permission from Lebel et al,[5] copyright Elsevier Ltd, 2012.)

正常轴突

老化轴突

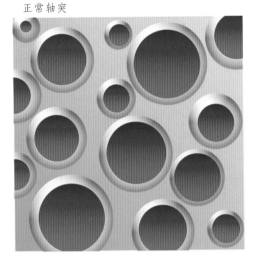
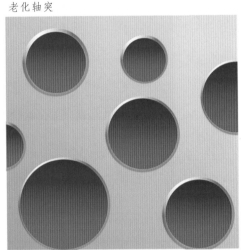

图 5.3 比较正常轴突和衰老的轴突。正常完整的轴突表现为密集、丰富的微结构，具有正常的髓鞘形成和较小的细胞外间隙。相比较而言，衰老的大脑显示轴突减少和髓鞘形成障碍，导致髓鞘变薄，细胞外间隙增大。轴突缩小和数量减少使细胞外间隙增大和扩散障碍减少，导致扩散率随年龄的增加而增加。

病灶，并不能解释这种关系[10]。另一项使用 DTI 对老年化的研究表明，与其他认知测量相比，处理速度与脑 FA 值相关性更高，甚至比与年龄的相关性还高[11]。在这项研究中，全脑 MD、AD 和 RD 值与认知灵活度有关，推测与前额叶 AD 值有关[11]。白质完整性因轴突通路的速度和效率下降而影响年龄相关的认知功能衰退。此外，这些发现是特定认知区域——它们与衰老过程无关，对于患有认知缺陷的老年个体的临床意义存在争议[12]。

在老龄化过程中，FA 值与平衡和步态检查的表现相对应，表明在白质完整性与作为老年人中重要指标的功能测量间存在密切关系[13]。与老化有关的白质变化多种多样，可能受许多因素的影响。例如，嗜酒患者的重要白质束的 FA 值减低，与记忆功能障碍评分呈负相关(图 5.5)[14]。

这些改变并不是不可避免的，可由健康因素加速，甚至可因健康状况和认知训练得到改善。一项研究表明，与不喜欢运动的同龄人相比，优秀的运动员大脑几个区域(右侧放射冠和右纵束)的 FA 值增加[15]。这项研究以及其他研究表明，健身有助于保护对运动控制和视觉空间功能至关重要的区域。在记忆训练研究中，研究人员观察到在前 8 周时间内，与对照组相比，FA 值改变率与记忆改善率有关，从而提示神经认知训练可以增加对白质微结构保护[16]。

### 5.2.3　阿尔茨海默病

阿尔茨海默病是一种神经退行性疾病，病理生理变化影响神经元和轴突，主要病理变化包括 β 淀粉和 tau 蛋白两个主要成分的沉积。这些退行性变的结果是轴突缺失和损伤，并最终导致认知功能障碍和严重的痴呆。将来或许能找到可在早期阶段检测阿尔茨海默病的成像指标，采取相应的干预措施，改变功能受损的轨迹。目前即使有特异性的成像方法，如 Florbe-tapir ($^{18}$F) 可以有效地检测淀粉样蛋白，但是淀粉样蛋白的单独存在并不能明确诊断阿尔

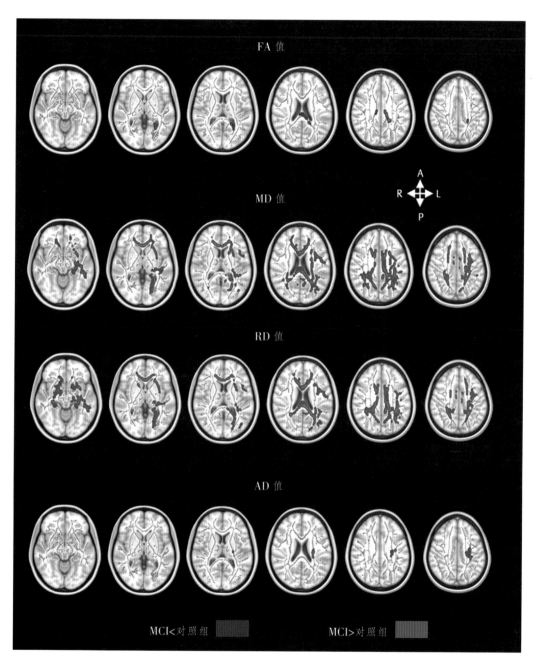

**图 5.4** 轻度认知障碍(MCI)中的扩散成像度量。MCI 患者 DTI 检测的白质微结构的差异,不同的扩散指标可用于区分 MCI 患者与健康对照组, 其中, 平均扩散率和径向扩散系数的变化往往特别大。(Reproduced with permission from Amlien and Fjell,[9] copyright Elsevier 2014.)

茨海默病,而 DTI 技术可提高淀粉样蛋白成像方法的灵敏度[17,18]。此外,没有淀粉样蛋白的沉积同样会导致神经变性和临床痴

呆症状[19]。

如何确定 DTI 的改变是由痴呆引起的是个难题, 因年龄相关的退行性变可叠加

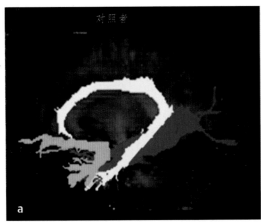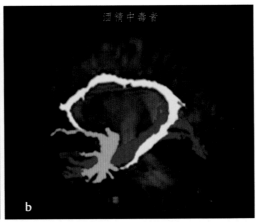

图 5.5 嗜酒者 DTI 异常。乙醇中毒患者(b)与对照者(a)的右侧下纵束(洋红)、扣带回(黄色)和钩束(绿色)的投影图。这些区域萎缩和部分各向异性值减少，与记忆功能障碍评分相关。(Reproduced with permission from Trivedi et al，[14]copyright Elsevier Ltd，2013.)

在病理改变之中。老年痴呆症患者中白质结构的变化既不应视为简单的疾病进展，也不应夸大为正常老化现象[12]。

在阿尔茨海默病患者中观察到的白质变性是其前驱症状，白质变性反映了轴突纤维的损失和沃勒变性，RD 值比 AD 值增加更为显著。沃勒变性的理论假设灰质的损失发生在白质变化之前，这一说法备受争议，但大数据的阿尔茨海默病和 MCI 的 DTI Meta 分析支持这种假说[20]。仍有人认为，阿尔茨海默病早期即受白质微结构的影响，灰质萎缩和随后白质的沃勒变性不能充分解释在 DTI 上观察到的白质变化[9]。

即使多项研究证实阿尔茨海默病扩散性质有显著的变化，然而这些研究结果应用于临床患者的个体化检查仍然很困难。在单一受试者研究中，阿尔茨海默病在后扣带回和后顶颞叶区域的变化最大，但变化是细微的，因此，应用 DTI 检测个体的微小变化还是非常困难的[3]。然而，即使在个体患者水平上，很多阿尔茨海默病患者白质的萎缩是非常明显的(图 5.6)。与相应年龄的健康个体相比，阿尔茨海默病患者的胼胝体明显变薄[21]。其他研究已经表明，简易智力状态检查评分与楔前叶的 FA 值变化有密切的关联，表明在阿尔茨海默病中观察到的白质变性对认知功能有直接的影响[22]。

海马内扩散性的增加，特别是 MD 值，可以作为记忆能力退化的指标，也可以成为早期阿尔茨海默病的标志，因为 tau 蛋白首先积聚在海马体内[23]。MD 值比 FA 值更适于区分阿尔茨海默病患者与正常老化，并且在海马萎缩中使用 MD 值可以准确区分轻度阿尔茨海默病与正常衰老[11,12]。衰老在海马旁的白质也能出现这些白质微结构的变化(图 5.7)，这可以解释老年时的记忆障碍，这种重叠使单独应用海马白质指标诊断阿尔茨海默病复杂化[24]。然而，有研究者认为，单独扩散性的增加代表白质退变已足够，在前驱性和轻度阿尔茨海默病的海马区域内比正常老化更显著。遗忘型 MCI 患者的研究表明，扣带束的 FA 值减少或 MD 值增加，是提示遗忘型 MCI(aMCI)可能进展为阿尔茨海默病的指标[25]。载脂蛋白 E(APoE4)携带者发展

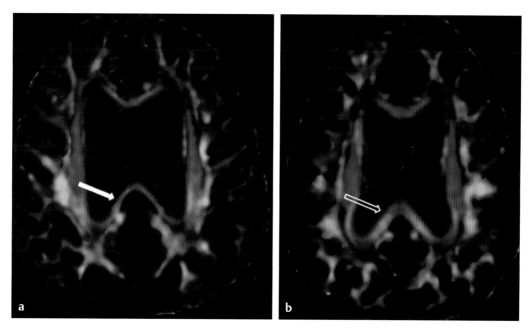

**图 5.6**　阿尔茨海默病 DTI 图的个体比较。在彩色编码图中,与 86 岁的正常志愿者(b)(空心箭)相比,83 岁的阿尔茨海默病患者(a)的胼胝体(实心箭)显著萎缩。DTI 可以更好地了解 AD 值对联合纤维和联络纤维的影响。(Reproduced with permission from Huston and Field,[21]copyright Elsevier 2013.)

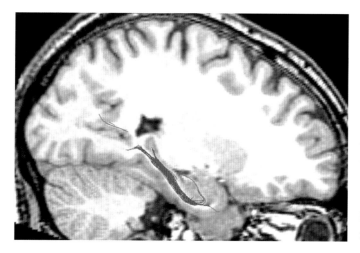

**图 5.7**　阿尔茨海默病的海马旁白质。本图举例说明 DTI 显示的海马旁白质纤维束,海马旁白质纤维完整性的改变可能是正常老化的一种现象,但是这种改变在阿尔茨海默病患者中格外明显。(Reproduced with permission from Rogalski et al,[24] copyright Elsevier 2012.)

为阿尔茨海默病风险更大,定量纤维束示踪成像发现,钩束的纤维束变短,而在之前的研究中发现健康携带者的扣带束及胼胝体的 MD 值增加[26]。

　　总之,这些研究都表明,灰质萎缩和海马旁及其他脑白质纤维束的破坏中断与

MCI 进展为阿尔茨海默病密切相关,这些成像结果对患有 MCI 或携带已知的阿尔茨海默病遗传风险因素的个体临床诊断可能会有帮助。尽管迄今为止尚无有效的干预措施,但 DTI 成像可以起到评估治疗反应的作用,甚至可为阿尔茨海默病靶向治

疗药物的发展提供重要的信息。

## 5.2.4　其他痴呆症

　　不同类型痴呆症的预后和治疗不同，如果能明确区分，就可以采取相应的治疗方案。相比于阿尔茨海默病，少见的痴呆症的研究较少，但截至目前在明确各种类型痴呆的不同白质损伤中还是有显著的进步。

### 额颞叶痴呆

　　额颞叶痴呆(FTD)是早期痴呆症中最常见的,容易与早发型阿尔茨海默病混淆。毫无疑问,与阿尔茨海默病相比,FTD 在额叶区域内 FA 值降低更显著(图 5.8)[27];与阿尔茨海默病不同,FTD 白质变性往往更显著。与正常对照组相比,行为异常的 FTD

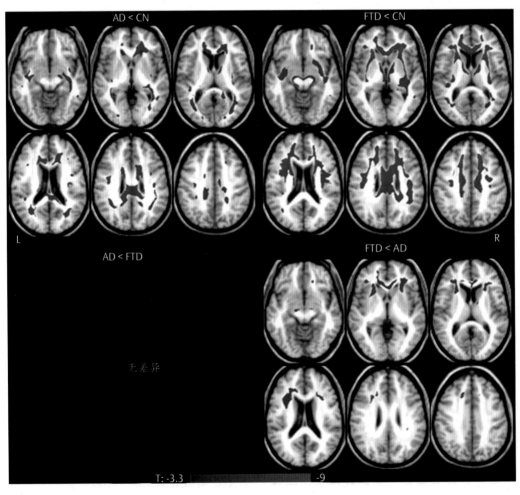

图 5.8　额颞叶痴呆(FTD)与阿尔茨海默病(AD)的比较。AD 与 FTD(AD<FTD 和 FTD<AD)之间的直接比较,与对照组(CN)比较,FTD 和 AD 患者脑部异常(AD<CN 和 FTD<CN)的统计学图。AD 和 FTD 的白质(WM)各向异性分数(FA)下降(蓝色),叠加在轴位脑模板上。FTD 患者额叶、颞叶、胼胝体前部和前扣带回 FA 值广泛下降。与 AD 相比,FTD 双侧额叶深部白质、胼胝体前部和前扣带回的 FA 值下降更明显。(Reproduced with permission from, open access copyright Zhang et al.[27])

患者大部分额叶和颞叶均出现了 MD 值增加[28]。额叶变性的 FTD 上纵束选择性 FA 值减小，而颞叶变性的 FTD 这种 FA 值减小发生于下纵束[29]。

### 路易体痴呆

路易体痴呆(DLB)是另一种神经退行性痴呆，表现与阿尔茨海默病很相似，并且在临床上常与其他痴呆症重叠。DTI 特别适用于 DLB，因为 DLB 脑萎缩不像其他痴呆症那样明显，白质指标可能比萎缩体积评估更有帮助。DTI 可以初步识别 DLB 与阿尔茨海默病之间的差异，DLB 选择性地累及参与视觉相关的楔前叶、顶枕叶，表现为 FA 值明显降低，而在阿尔茨海默病中观察到的则是更广泛的扩散性变化[22,30](图 5.9)。DLB 中杏仁核内的扩散性也与帕金森症状运动症的常见测量一致[22]。与 DLB 相比，阿尔茨海默病患者海马旁回的 FA 值显著下降，这有助于区分这两种相似的痴呆症[30]。尽管有很多重叠，早期研究表明，DTI 能够区分不同类型的神经退行性痴呆。

### 血管性痴呆

认知功能障碍的另一个常见原因是血管性痴呆。由于脑血管疾病在老年人(包括阿尔茨海默病患者)中很常见，区分血管性痴呆与其他痴呆症经常是非常困难的。扩散成像在血管疾病中的应用是一个重要的内容，将在下章详细探讨。血管性痴呆与阿尔茨海默病患者在白质完整性的区域有差异，血管性痴呆中选择性小钳（横穿胼胝体膝部的纤维）FA 值下降[31]。

### 进行性核上性麻痹

尽管进行性核上性麻痹(PSP)常有典型的临床症状，但有时仍可能会与帕金森病或其他病症混淆，特别是在疾病的晚期。DTI 有助于诊断，PSP 患者的胼胝体、扣带回以及额部白质纤维的 FA 值减小，MD 增加[32]。在 PSP 的另一项研究中，额枕下束的 FA 值减小、ADC 值增加与研究中额叶认知症状和人格改变严重程度密切相关[33]。类似的，基于单个受试者的 DTI 研究，鉴别皮质基底节变性(另一种以运动症状为主的帕金森叠加综合征)或 PSP，均显示出以广泛的额叶 FA 值减少为主，但未发现这两个疾病之间的差异[3]。最近的研究表明，尽管 PSP 与皮质基底节变性有很多重叠表现，但 PSP 的特点是 FA 值减小更为对称以及幕下更常见(图 5.10)[32]。这些发现如果可靠，就有助于临床区分这两种综合征。这项研究的一个特别有用的结论是，通过早期 DTI 检查中存在广泛增加的 RD 值和减少的 FA 值，可以预测皮质基底节变性或 PSP 患者会进展出现失语[3]。

### 其他痴呆症

虽然大多数老年痴呆症的病因是阿尔茨海默病，但有一些不常见的痴呆综合征，症状比较特殊，诊断十分困难。DTI 可用于诊断这些疾病，有助于改善治疗和预后。后部皮质萎缩是另一种神经变性疾病，其特征是复杂的视觉功能异常，包括失算症、失认症和视野缺陷。这种疾病常发生脑萎缩，尤其是枕叶的进行性萎缩。DTI 已经被用于确定其枕叶内的 FA 值下降，并在一个患者中发现，后期病变累及枕叶和顶叶，这与阿尔茨海默病不同，为临床诊断后部皮质萎缩提供了诊断依据(图 5.11)[34]。DTI 适用于分析其他痴呆症，今后的研究致力于揭示常见的神经退行性痴呆症中差别细微的亚型，以改善预后和用药。扩散成像在不同类型痴呆症中的特异性及其对临床决

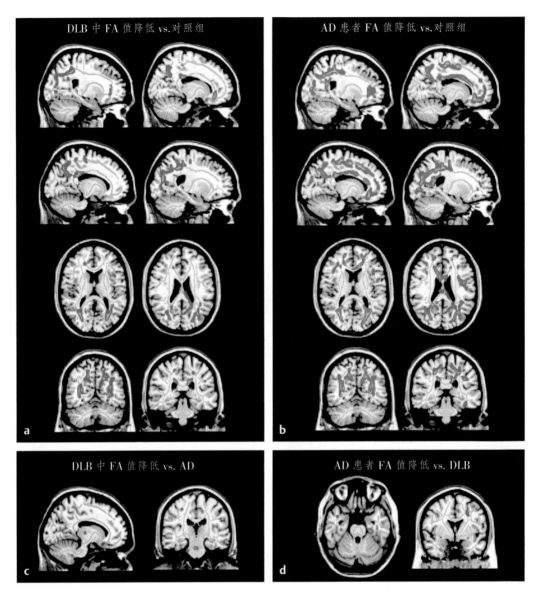

**图 5.9**　阿尔茨海默病(AD)与路易体痴呆(DLB)的部分各向异性(FA)的变化。DLB 和 AD 基于纤维束的空间统计图显示 FA 值(蓝色)减少区域,加载在蒙特利尔神经科学研究所的模板图像和平均 FA 骨架(绿色)中。(a)DLB 与对照组相比:变化主要在顶枕区(楔前回和扣带回),颞叶 FA 值减少在丘脑后辐射区域,包括视辐射($P<0.05$,校正);(b)AD 与对照组相比:变化比 DLB 更广泛,累及颞叶、枕叶和额叶中的多个部位($P<0.05$,校正);(c)DLB 与 AD 相比:脑桥和左侧丘脑中的 FA 值降低($P<0.05$);(d)AD 与DLB 相比:在海马旁回、额叶和穹隆部的小片状 FA 减少 ($P<0.05$)。(Reproduced with permission from Watson et al,[30]copyright Wolters Kluwer Health,2012.)

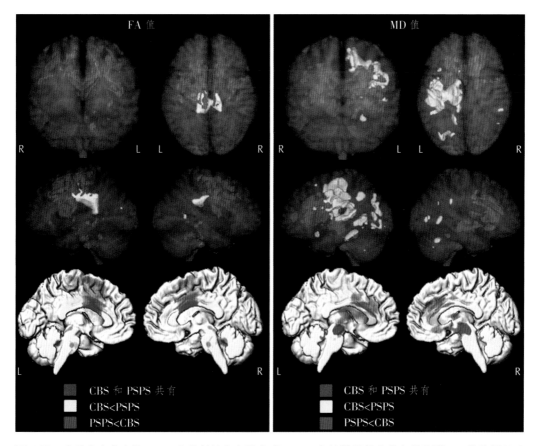

**图 5.10**　皮质基底节变性(CBS)和进行性核上性麻痹(PSPS)在扩散张量成像上的差别。三维脑图显示 CBS 与 PSPS 之间的重叠区域和差异,胼胝体和额叶的白质纤维有很大的重叠。一般来说,PSPS 病变区在幕下更多见,比 CBS 更对称。透明的大脑效果图显示前部、上部、左侧和右侧视图,以及内侧表面再现图(底排)。使用包围掩蔽来识别 CBS 和 PSPS 共有的区域(红色),用直接比较辨别 CBS 比 PSPS 退行性变明显的区域(黄色),PSPS 比 CBS 退行性变明显的区域(蓝色)。分别显示各向异性和平均扩散率的结果。L:左侧/病变多的大脑半球;R:右侧/病变少的大脑半球。(Reproduced with permission from Whitwell et al,[32]copyright Elsevier Ltd, 2014.)

策的影响尚需进一步研究。

## 5.3　小结

- 脑内轴突连接质量的改变影响神经连接,从而影响认知能力。

- 老年时期的衰老表现为白质纤维细胞结构的退化,DTI 研究可以无创性地测量这些退化, 表现为部分各向异性的减小和扩散性的增加。在正常的退化中,这些变化表现为由前向后的梯度, 可以通过锻炼和认知的训练来减缓。

- DTI 能够辨别出与轻度认知障碍和阿尔茨海默病不同的正常老年人完整的白质。

- 海马萎缩和海马旁的白质纤维束的中断提示可能是阿尔茨海默病。

- 基于 DTI 的白质完整性与正常老化

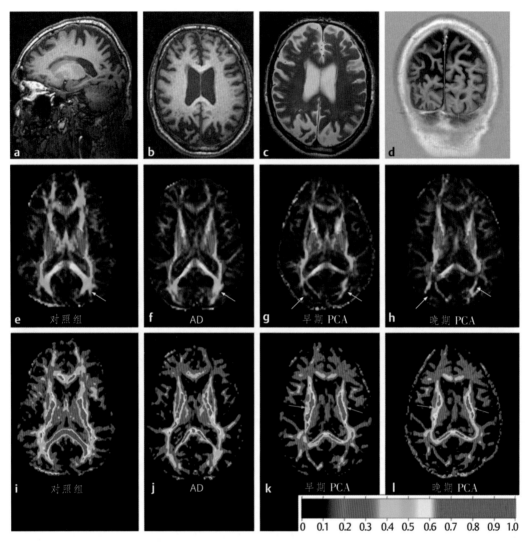

**图 5.11** 阿尔茨海默病(AD)与后脑皮质萎缩(PCA)的扩散张量成像。PCA 患者的磁共振成像表现为以顶枕叶为主的全脑萎缩。(a)矢状位和(b)轴位 T1 加权的三维双场回波序列;(c)轴位 T2 加权序列;(d)冠状位 T1 反转恢复图像;(e)健康对照组的部分各向异性(FA)图;(f)AD 患者;(g)早期 PCA;(h)晚期 PCA。纤维的方向(红色:左-右,绿色:前-后,蓝色:下-上);(i~l)FA 伪彩图。与 AD 患者和对照组相比,PCA 患者双侧枕叶的 FA 值明显减少 (箭)。PCA 患者枕叶白质的 FA 值减少并在 15 个月内保持稳定,总体 FA 值进一步下降,特别是在顶叶区域。(Reproduced with permission from Duning et al,[34]copyright BMJ Publishing Group, Inc. 2009.)

和痴呆的相关性研究可以提供更好的预测,今后可提供针对性的治疗。

　　• DTI 能显示特异性病变部位, 有助于诊断不常见或罕见的痴呆。

（谢新凤 译　黄飚 校）

# 参考文献

[1] Stadlbauer A, Ganslandt O, Salomonowitz E, et al. Magnetic resonance fiber density mapping of age-related white matter changes. Eur J Radiol 2012; 81(12): 4005–4012

[2] Greicius MD, Supekar K, Menon V, Dougherty RF. Resting-state functional connectivity reflects structural connectivity in the default mode network. Cereb Cortex 2009; 19(1): 72–78

[3] Sajjadi SA, Acosta-Cabronero J, Patterson K, Diaz-de-Grenu LZ, Williams GB, Nestor PJ. Diffusion tensor magnetic resonance imaging for single subject diagnosis in neurodegenerative diseases. Brain 2013; 136(Pt 7): 2253–2261

[4] Pfefferbaum A, Mathalon DH, Sullivan EV, Rawles JM, Zipursky RB, Lim KO. A quantitative magnetic resonance imaging study of changes in brain morphology from infancy to late adulthood. Arch Neurol 1994; 51(9): 874–887

[5] Lebel C, Gee M, Camicioli R, Wieler M, Martin W, Beaulieu C. Diffusion tensor imaging of white matter tract evolution over the lifespan. Neuroimage 2012; 60(1): 340–352

[6] Moseley M. Diffusion tensor imaging and aging—a review. NMR Biomed 2002; 15(7–8): 553–560

[7] Sullivan EV, Pfefferbaum A. Diffusion tensor imaging and aging. Neurosci Biobehav Rev 2006; 30(6): 749–761

[8] Sullivan EV, Pfefferbaum A. Neuroradiological characterization of normal adult ageing. Br J Radiol 2007; 80(Spec No 2): S99–S108

[9] Amlien IK, Fjell AM. Diffusion tensor imaging of white matter degeneration in Alzheimer's disease and mild cognitive impairment. Neuroscience 2014; 276: 206–215

[10] Kerchner GA, Racine CA, Hale S, et al. Cognitive processing speed in older adults: relationship with white matter integrity. PLoS ONE 2012; 7(11): e50425

[11] Borghesani PR, Madhyastha TM, Aylward EH, et al. The association between higher order abilities, processing speed, and age are variably mediated by white matter integrity during typical aging. Neuropsychologia 2013; 51(8): 1435–1444

[12] Madden DJ, Bennett IJ, Song AW. Cerebral white matter integrity and cognitive aging: contributions from diffusion tensor imaging. Neuropsychol Rev 2009; 19(4): 415–435

[13] Sullivan EV, Adalsteinsson E, Hedehus M, et al. Equivalent disruption of regional white matter microstructure in ageing healthy men and women. Neuroreport 2001; 12(1): 99–104

[14] Trivedi R, Bagga D, Bhattacharya D, et al. White matter damage is associated with memory decline in chronic alcoholics: a quantitative diffusion tensor tractography study. Behav Brain Res 2013; 250: 192–198

[15] Tseng BY, Gundapuneedi T, Khan MA, et al. White matter integrity in physically fit older adults. Neuroimage 2013; 82: 510–516

[16] Engvig A, Fjell AM, Westlye LT, et al. Memory training impacts short-term changes in aging white matter: a longitudinal diffusion tensor imaging study. Hum Brain Mapp 2012; 33(10): 2390–2406

[17] Witte MM, Trzepacz P, Case M, et al. Association between clinical measures and florbetapir F18 PET neuroimaging in mild or moderate Alzheimer's disease dementia. J Neuropsychiatry Clin Neurosci 2014; 26(3): 214–220

[18] Clark CM, Pontecorvo MJ, Beach TG, et al. AV-45-A16 Study Group. Cerebral PET with florbetapir compared with neuropathology at autopsy for detection of neuritic amyloid-β plaques: a prospective cohort study. Lancet Neurol 2012; 11(8): 669–678

[19] Rabinovici GD, Jagust WJ. Amyloid imaging in aging and dementia: testing the amyloid hypothesis in vivo. Behav Neurol 2009; 21(1): 117–128

[20] Sexton CE, Kalu UG, Filippini N, Mackay CE, Ebmeier KP. A meta-analysis of diffusion tensor imaging in mild cognitive impairment and Alzheimer's disease. Neurobiol Aging 2011; 32(12): 2322.e5–2322.e18

[21] Huston JM, Field AS. Clinical applications of diffusion tensor imaging. Magn Reson Imaging Clin N Am 2013; 21(2): 279–298

[22] O'Donovan J, Watson R, Colloby SJ, Blamire AM, O'Brien JT. Assessment of regional MR diffusion changes in dementia with Lewy bodies and Alzheimer's disease. Int Psychogeriatr 2014; 26(4): 627–635

[23] den Heijer T, der Lijn Fv, Vernooij MW, et al. Structural and diffusion MRI measures of the hippocampus and memory performance. Neuroimage 2012; 63(4): 1782–1789

[24] Rogalski E, Stebbins GT, Barnes CA, et al. Age-related changes in parahippocampal white matter integrity: a diffusion tensor imaging study. Neuropsychologia 2012; 50(8): 1759–1765

[25] Liu J, Yin C, Xia S, et al. White matter changes in patients with amnestic mild cognitive impairment detected by diffusion tensor imaging. PLoS ONE 2013; 8(3): e59440

[26] Salminen LE, Schofield PR, Lane EM, et al. Neuronal fiber bundle lengths in healthy adult carriers of the ApoE4 allele: a quantitative tractography DTI study. Brain Imaging Behav 2013; 7(3): 274–281

[27] Zhang Y, Schuff N, Ching C, et al. Joint Assessment of Structural, Perfusion, and Diffusion MRI in Alzheimer's Disease and Frontotemporal Dementia. International Journal of Alzheimer's Disease 2011: Article ID 546871, 11 pages

[28] Whitwell JL, Avula R, Senjem ML, et al. Gray and white matter water diffusion in the syndromic variants of frontotemporal dementia. Neurology 2010; 74(16): 1279–1287

[29] Borroni B, Brambati SM, Agosti C, et al. Evidence of white matter changes on diffusion tensor imaging in frontotemporal dementia. Arch Neurol 2007; 64(2): 246–251

[30] Watson R, Blamire AM, Colloby SJ, et al. Characterizing dementia with Lewy bodies by means of diffusion tensor imaging. Neurology 2012; 79(9): 906–914

[31] Zarei M, Damoiseaux JS, Morgese C, et al. Regional white matter integrity differentiates between vascular dementia and Alzheimer disease. Stroke 2009; 40(3): 773–779

[32] Whitwell JL, Schwarz CG, Reid RI, Kantarci K, Jack CR, Jr, Josephs KA. Diffusion tensor imaging comparison of progressive supranuclear palsy and corticobasal syndromes. Parkinsonism Relat Disord 2014; 20(5): 493–498

[33] Kvickström P, Eriksson B, van Westen D, Lätt J, Elfgren C, Nilsson C. Selective frontal neurodegeneration of the inferior fronto-occipital fasciculus in progressive supranuclear palsy (PSP) demonstrated by diffusion tensor tractography. BMC Neurol 2011; 11: 13

[34] Duning T, Warnecke T, Mohammadi S, et al. Pattern and progression of white-matter changes in a case of posterior cortical atrophy using diffusion tensor imaging. J Neurol Neurosurg Psychiatry 2009; 80(4): 432–436

[35] Small GW, Bookheimer SY, Thompson PM, et al. Current and future uses of neuroimaging for cognitively impaired patients. Lancet neurology 2008; 7(2): 161–172. doi:10.1016/S1474-4422(08)70019-X

# 第 6 章

# 扩散加权成像在血管病变中的应用

*Sangam Kanekar, Chandan Misra*

---

**要点**

- 细胞毒性水肿发生的数分钟到数小时内,DWI 的敏感性为 88%~100%,特异性为 86%~100%。
- 皮质分水岭区脑梗死被认为是颈动脉粥样硬化易损斑块或阵发性低血压产生的动脉–动脉栓塞的结果。内分水岭区梗死是由内分水岭区低灌注、严重的颈内动脉病变及血流动力学障碍共同作用的结果。
- DWI 诊断急性腔隙性脑梗死的敏感性和特异性分别为 94.9% 和 94.1%。
- 正确诊断短暂性脑缺血发作(TIA)尤为重要,因为 TIA 后 48 小时内发生脑卒中的风险概率最高(5.3%)。
- 脑静脉栓塞形成(CVT)所引起的细胞毒性水肿是由于脑血流量(CBF)低于缺血半暗带水平,导致细胞膜钠–钾–ATP 泵功能障碍。

## 6.1 引言

DWI 是一种先进的成像技术,可以无创性地评估脑组织中水分子的扩散性。其对水分子布朗运动产生的随机平移运动极为敏感。DWI 的该性质是血管源性疾病成像的革命性进展,尤其是对脑卒中。

DWI 的生成是通过在自旋回波或平面回波序列施加一对反向的 (首先激发标记,然后去标记)扩散梯度。对于静止组织中的水分子(如卒中脑组织),激发标记与去标记梯度脉冲间的影响相互抵消。相对于正常组织,这种"扩散受限"组织在 DWI 上表现为高信号。正常的大脑组织中水分子是移动的, 不完全的分子重聚引起净相位偏移,最终导致信号丢失。信号丢失的程度与扩散系数、持续时间、距离以及施加弥散梯度的强度(所谓的 b 值)呈正相关。从 DWI 测量的扩散系数称为表观扩散系数(ADC),而不是真正的扩散系数。

随着静脉和动脉内溶栓疗法的出现,超急性脑卒中的概念迅速普及。全球各临床试验均证实脑卒中具有一个治疗时间窗(4~6 小时),所以早期诊断格外重要。"时间就是大脑",迫使我们探索诊断早期脑卒中的途径。DWI 能识别卒中后数分钟内发生的细胞毒性水肿,是脑卒中影像诊断的革命性进展。DWI 推动脑血管性疾病诊断发展不断前行。除了诊断大面积脑卒中,DWI 还可以用于鉴别急性卒中与慢性卒中、非特异性白质病变。DWI还提高了较小缺血性病灶的检出，例如，腔隙性梗死、点状皮质梗死，甚至短暂性脑缺血发作（TIA）导致的小病灶，而常规 CT 以及 FLAIR 序列通常很难显示这些小病灶。MRI 表现结合其他资料，有助于发现脑卒中的潜在病因。本章介绍了 DWI 在各种脑血管疾病及与其相似疾病诊断中的应用。

要。评估超急性期脑卒中的两个主要的成像技术是 CT 灌注成像和 MR 灌注成像。这两种技术都有各自的优缺点。CT 灌注成像速度快，可以定量分析，但局限性是难以诊断较小的脑卒中病灶或腔隙性脑梗死。DWI 和 FLAIR 序列既可以诊断区域性片状脑梗死，也可以诊断腔隙性脑梗死及其他相似病灶，为临床医生提供所需的重要信息。

## 6.2　急性脑卒中与 DWI

### 6.2.1　引言

正确诊断超急性脑卒中及区分脑卒中与其他疾病，对于临床正确的治疗至关重

**脑卒中病理生理学**

脑梗死后脑损害涉及多种复杂机制，有毒代谢物的积累引起细胞和脑实质结构损害。血管闭塞后几分钟内出现缺血级联反应，包括能量和钠-钾-ATP 泵衰竭、细

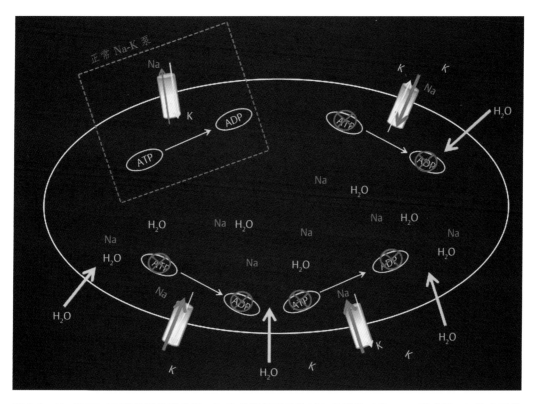

**图 6.1**　钠-钾（Na-K）泵衰竭的示意图。红色虚线框显示跨越细胞膜的正常 Na-K 泵功能。细胞水平的 ATP 降低导致钠-钾-ATP 泵功能障碍，引起 Na 和 $H_2O$ 被动扩散进入细胞内，导致细胞内（细胞毒性）水肿。细胞外高浓度的钾导致细胞去极化。ADP，二磷酸腺苷。

胞内钙增加、细胞去极化、传播阻滞、自由基的生成、血脑屏障的破坏、炎性反应和细胞凋亡[1]。这些反应并不一定会完全按顺序发生，在时间上可以发生重叠。

### 泵衰竭和新陈代谢改变

脑组织的 CBF<10mL/（100g·min）会引起氧气和葡萄糖的严重消耗，导致细胞ATP 严重降低。ATP 的减少导致钠-钾泵的失活，进而 $Na^+$ 随着大量液体被动扩散流入细胞内。最终导致细胞外液量的减少，布朗运动减弱，这就是脑卒中 DWI 成像的基本原理[2,3]（图 6.1）。

去极化的细胞释放大量兴奋性毒性氨基酸，尤其是谷氨酸，并进入细胞外间隙。

除了主要的神经毒性，谷氨酸还可激活谷氨酸受体，如 N-甲基-d-天冬氨酸（NMDA）受体、α-氨基-3-羟基-5-甲基-4-异恶唑丙酸受体（AMPA）、代谢型谷氨酸、受体介导通道、电压门控钙通道、钙池操纵钙离子通道，导致大量的 $Ca^{2+}$ 流入细胞内[2,3]（图 6.2）。高浓度的细胞内钙离子是有毒的，可以导致不可逆转的线粒体损伤、炎症、坏死和凋亡。这个过程产生的氧自由基[过氧化物（$O_2^-$）、过氧化氢（$H_2O_2$）和羟自由基（$^-OH$）]导致生物膜因脂质过氧化作用产生损伤，细胞功能失调，进而引起组织损伤，细胞能量加工厂破坏（线粒体膜），最终导致线粒体破裂，细胞死亡[4,5]。缺氧引起的血管内皮损害，炎症分子和自由基引起的

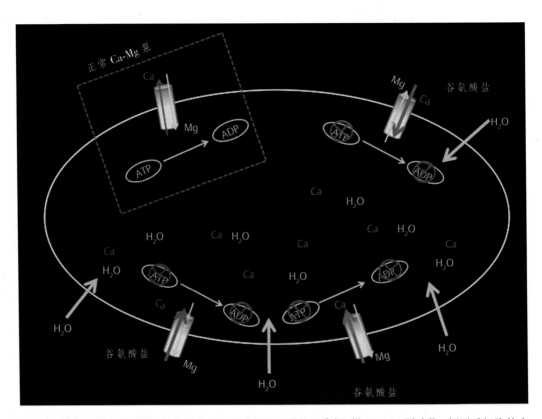

图 6.2 钙泵故障的示意图。红色虚线框显示跨越细胞膜的正常钙-镁（Ca-Mg）泵功能。梗死后细胞的去极化导致谷氨酸盐释放，进而导致 Ca 通道打开，并因此导致大量 Ca 流入细胞内。细胞内高浓度的 Ca 引起线粒体损伤和细胞破裂。ATP，三磷酸腺苷；ADP，二磷酸腺苷。

毒性损伤,线粒体膜的通透性(MMP)增加引起的基底膜破坏,这三者共同引起血脑屏障的破坏。神经血管基质的蛋白水解导致的血脑屏障破坏主要见于缺血后再灌注。血脑屏障破坏导致血管源性水肿、炎症以及脑梗死后出血性转化[4-6]。

### 细胞死亡

缺血性脑损伤导致细胞死亡的三个基本机制包括:细胞兴奋性毒性和离子失衡、氧化和氮化效应、类似凋亡样细胞死亡。这些机制之间有一些重叠。细胞兴奋性毒性、离子失衡、氧化和氮化效应导致生物膜完整性丧失、细胞器衰竭,而且最终导致凝固性坏死,这是导致细胞死亡的最突出的核心机制[6,7]。脑梗死后选择性细胞死亡是已明确的现象。相对于星形胶质细胞或内皮细胞,神经元和少突胶质细胞更容易受损、死亡[4-6]。与其他中枢神经系统(CNS)细胞相比,毛细血管内皮细胞抵抗力更佳,因此毛细血管内皮损伤通常始于梗死后 4~6h,毛细血管内皮损伤导致血脑屏障的破坏。

## 6.2.2　大血管性急性卒中和扩散加权成像

### 超急性期:小于 12 小时

随着静脉和动脉内溶栓用于治疗脑卒中,超急性期脑卒中这个概念变得尤为重要。如在阐述发病机制中所描述的,在细胞水平上梗死的脑组织及周围的脑实质发生了多种改变。这个阶段的影像学表现主要是 DWI-ADC 显示细胞毒性水肿和血管内血栓的形成。DWI 已经彻底改变了脑卒中成像,因为它可以识别脑卒中后数分钟的细胞毒性水肿[8,9]。正常细胞外间隙的分子可以进行自由运动(布朗运动)[8,9](图 6.3)。ATP 减少、钠-钾-ATP 泵失活和缺氧性细

胞去极化,引起液体向细胞内转移,导致细胞肿胀(细胞毒性水肿)和细胞外间隙减小(图 6.3b)。这些变化导致布朗运动减少,在DWI 序列上表现为扩散受限。DWI 可以在数分钟到数小时内显示细胞毒性水肿,敏感性和特异性分别为 88%~100% 和 86%~100%[9,10]。扩散受限区域在 DWI 上表现为高信号,在相应的定量 ADC 图上表现为低信号[11](图 6.3c)。

临床上"半暗带"定义是指 CT 灌注脑血流量–脑血容量(CBF-CBV)不匹配和 MR灌注 CBF-DWI 不匹配的区域。CT-CBV 或MR-DWI 异常区域代表脑梗死组织的核心,CT 上 CBF-CBV 不匹配区域和 MRI 上CBF-DWI 不匹配区域(图 6.4)代表周边低灌注但可救活的脑组织(半暗带)。

### 急性期:12~24 小时

在急性期,细胞毒性水肿进一步加重和细胞内钙离子进一步增加。各种酶系统(脂酶、蛋白酶和核酸酶)被激活、氧自由基产生,导致细胞膜、DNA 和结构性神经元蛋白质的损伤,最终导致细胞死亡。组织中水增多导致 MRI 的 T1 和 T2 弛豫时间延长,在这个阶段细胞毒性和血管源性水肿同时存在,但以细胞毒性水肿为主。由于血管源性水肿,在 6~8 小时内 T2W 图像比T1W 图像对病变更敏感。

### 亚急性期:2 天至 2 周

因为血脑屏障的破坏以及肿胀细胞的破裂(图 6.5),细胞外液增多(即血管源性水肿)。此过程开始于 18~24 小时,在 48~72 小时达到高峰。在此阶段,影像学表现为水肿进一步加重,出现占位效应,严重者可以产生脑疝,取决于梗死病灶的大小和位置。T1W 增强扫描可出现脑回和脑实质强化,强化程度在第 1 周末最明显。值得注

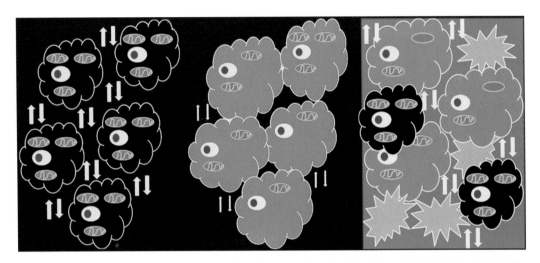

图 6.3　DWI 和 ADC 示意图。(a)箭示正常形态的细胞在细胞外间隙的正常布朗运动;(b)钠-钾-ATP 泵失活导致细胞内水肿、细胞肿胀(细胞毒性水肿),细胞外液减少,因此布朗运动减弱;(c)Ca$^{2+}$大量涌入细胞内,导致线粒体损伤,细胞壁破坏,最终导致细胞破裂,细胞外液增加(血管源性水肿)。

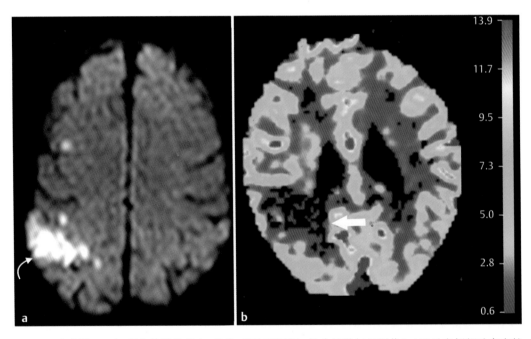

图 6.4　患者男,56 岁,超急性期脑卒中,扩散-灌注不匹配。轴位扩散加权图像(a)显示右侧额叶存在扩散受限区域(弯箭)。MR 灌注的脑血流量(CBF)图像(b)显示相应区域上的灌注减低区(箭),所示区域范围大于 DWI 显示的病灶范围,提示半暗带的存在。半暗带= CBF 病灶大小-DWI 病灶大小。半暗带区域还是活性组织,可以受益于溶栓治疗。

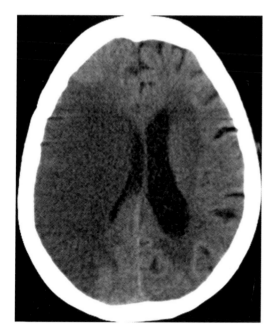

**图 6.5** 患者女，71 岁，亚急性脑梗死血管源性水肿。脑部 CT 平扫示右侧大脑中动脉(MCA)供血区域大片低密度影，病变区域灰白质分界欠清，脑沟消失，病灶有占位效应，邻近的脑实质及同侧侧脑室受压变形。

意的是，DWI 上梗死病灶信号强度在 1 周内呈上升趋势，随后信号逐渐下降，而相应的 ADC 下降在 3~5 天内达峰值，随后逐渐上升并在 1~4 周恢复正常[8,9]。

### 慢性期：2 周至 2 个月

慢性期血脑屏障开始修复，血管源性水肿逐步消散，坏死组织逐步被清除。在病理学和影像学上，这一阶段的特征是局部脑萎缩、胶质增生、囊腔形成和邻近脑室扩张[9]。DWI 上脑软化灶呈低信号，ADC 上病灶呈高信号，脑萎缩导致大脑凸面脑沟增宽。T2 和梯度回波(GRE)序列可以显示病灶内的钙化和血液代谢产物(例如，含铁血黄素)。

### 6.2.3　急性脑卒中扩散改变的时间进程

缺血脑组织的扩散受限最早可以在血管闭塞 30 分钟后检出(图 6.6 和图 6.7)。

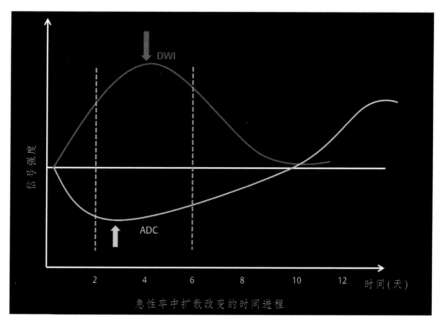

**图 6.6** 急性卒中扩散改变的时间进程。在梗死区域中扩散和 ADC 相对于时间的信号强度变化。DWI 和 ADC 在梗死 30 分钟内发生变化。ADC 值降低并在 2~4 天达到峰值，9~11 天呈等信号，12~14 天变为高信号。DWI 高信号在 2~6 天达到峰值。高信号持续 8~10 天，在 12~14 天变成等或低信号。

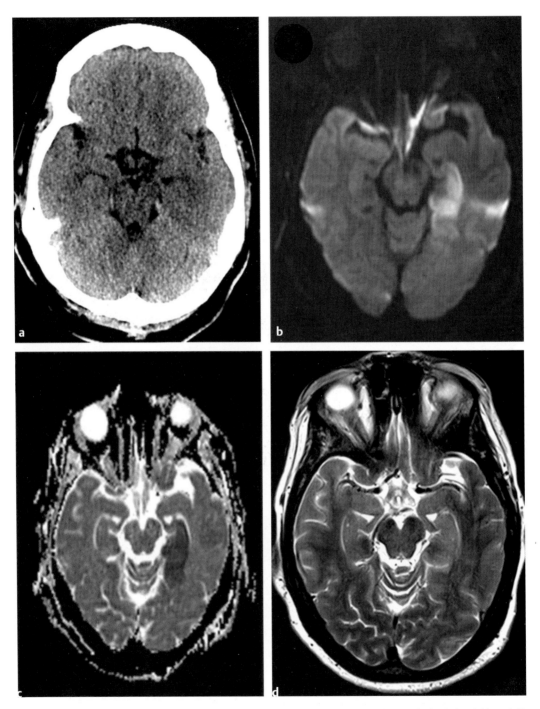

图6.7 患者男,47岁,急性神经功能障碍。(a)症状发作4小时内的CT平扫未见任何异常。在神经功能缺损的5小时内行MRI检查,在轴位DWI(b)和ADC(c)图上,左侧海马见扩散受限病灶,但在轴位T2W图像(d)上并未见到相应的异常。

扩散受限病灶在 DWI 上呈高信号,ADC 图呈低信号。ADC 值持续下降,在 1~4 天达峰值(图 6.8a,b)。ADC 值在 1~2 周内恢复到基线水平。当血管源性水肿达到高峰时,梗死病灶在 DWI 上由于 T2 效应仍然呈稍高信号,ADC 图呈等信号(图 6.8 c,d 和图 6.9)。ADC 值随着细胞外液的增多、组织囊变和胶质增生等上升。

病灶的时间进程受到很多因素的影响,包括梗死灶大小、梗死类型、临床治疗和患者的年龄等。相对于范围较大的脑卒中,腔隙性脑梗死 ADC 值达到最低值更晚,ADC 值从下降过渡到上升的时间点更迟。若患者在卒中发作后 3 小时内接受静脉注射重组组织纤溶酶原激活物(rtPA),由于组织再灌注使得病灶最早在 1~2 天内就可出现假性正常化。

## 6.2.4　扩散加权成像与出血性转化预测

出血性转化(HT)是指脑梗死病灶中出现出血。HT 的发病率相差很大,为 10%~43%(平均 18%)[11],在亚急性期发病率最高。出血的严重程度可以从几个瘀点到有占位效应的大血肿。诱发因素包括卒中病因(HT 更常见于栓塞性脑卒中)、再灌注、良好的侧支循环、高血压、抗凝治疗和溶栓治疗等。HT 是由血管损伤、血流再灌注和渗透性改变等因素共同导致的。自由基和基质金属蛋白酶(MMP)导致整合蛋白、基底膜、Ⅳ 型胶原蛋白和层粘连蛋白的破坏[6,2,13]。这种情况进一步导致正常血压下血管内皮破坏,血栓溶解后导致再灌注损伤和血管外渗血。溶栓治疗的患者发生 HT 的概率达 2~3 倍。虽然 CT 通常用于脑卒中患者的随访,但是 MRI,特别是磁敏感加权成像(SWI)和 GRE 成像,对 HT 早期诊断非常敏感(图 6.10)。

ADC 值可以评估缺血的严重程度和范围,并可能有助于预测出血性转化。Selim 等[14]认为体素内 ADC 绝对值≤550×$10^{-6}mm^2/s$ 与静脉组织纤溶酶原激活物(tPA)治疗脑梗死发生出血性转化相关。Oppenheim 等[15]将脑梗死分为两组,分别是梗死核心平均 ADC 值<300×$10^{-6}mm^2/s$ 和梗死核心平均 ADC 值为 300×$10^{-6}mm^2/s$,比较两组患者发生出血性转化的情况,结果表明用 ADC 值预测脑梗死出血性转化的敏感性为 100%,特异性为 71%。尚可用于预测出血性转化的影像学方法包括 CT 上低密度区域大于大脑中动脉供血区域的 1/3,MRI 增强扫描脑实质早期强化,MR 灌注 CBF 比值<0.18 以及 T2* 梯度回波首次检查时发现病灶内有微出血灶。

## 6.2.5　扩散加权成像诊断脑卒中的可靠性

DWI 已经彻底改变了脑卒中的成像,这是一个毋庸置疑的事实。常规 CT 和常规 MRI(不包括扩散成像),诊断脑卒中的敏感性很大程度上取决于成像时间。据报道,卒中发病后 6 小时内行脑梗死成像,CT 的敏感性为 38%~45%,MRI 的敏感性为 18%~46%[10,16]。而卒中发病后 6~24 小时内,敏感性明显升高,此时 CT 的敏感性高达 58%,MRI 的敏感性高达 82%[1]。而 DWI 诊断超急性和急性脑梗死的敏感性和特异性均很高,敏感性为 88%~100%,特异性为 86%~100%[17]。

大多数 DWI 假阴性发生于脑干或深部核团的点状腔隙性脑梗死,尤其是在慢性微血管病变的基础上。DWI 假阳性大多是因为亚急性期或慢性期脑梗死的 T2 穿透效应。然而,将 DWI 与 ADC 图结合起来就可以避免这种错误。DWI 假阳性

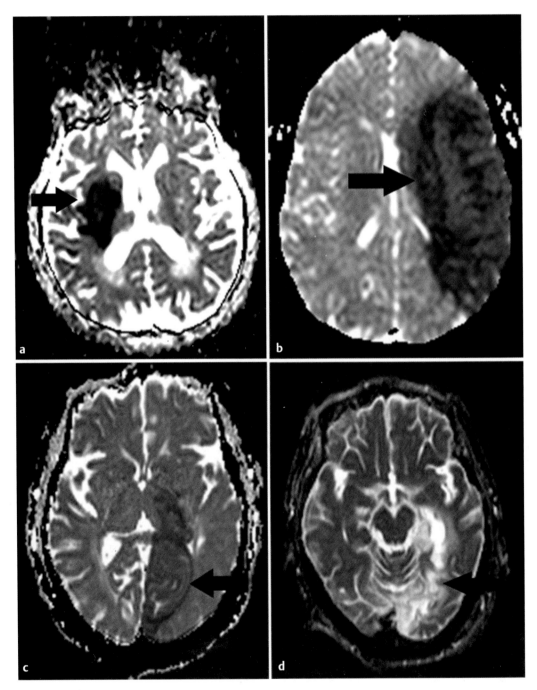

图 6.8　4 例不同患者的脑卒中演变的 ADC 进程。(a)24 小时,由于超急性卒中导致的右侧深部核团的低信号影(箭);(b)3 天,ADC 图上细胞毒性水肿加重后的低信号区(箭);(c)10 天左右,左侧小脑后动脉(PCA)梗死(箭),细胞毒性水肿减轻、细胞破裂和血管源性水肿进展,ADC 图上几乎呈等信号;(d)12 个月,神经胶质增生和囊变,ADC 示左侧脑卒中呈高信号(箭)。

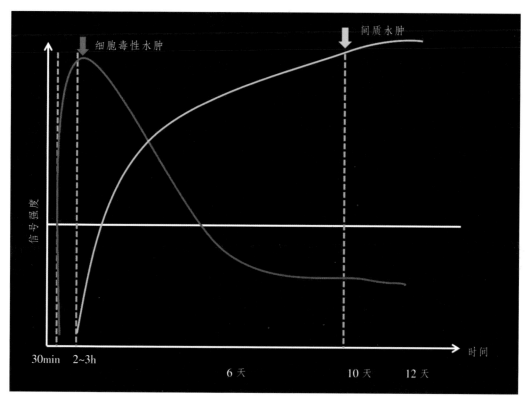

图 6.9 急性脑卒中水肿类型的时间演变。在 30 分钟内出现超急性脑卒中的细胞毒性水肿,其在 2~3 小时内达到峰值。血管源性(间质)水肿可在 2~3 小时出现,峰值出现在 6~10 天。

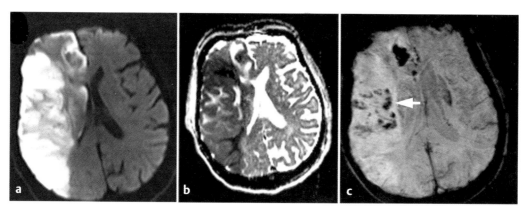

图 6.10 急性右侧大脑中动脉(MCA)卒中后出血性转化。轴位 DWI(a)和 ADC 图(b)示右侧 MCA 供血区域大范围急性脑梗死;(c)SWI 显示出血性转化导致梗死病灶内的低信号(箭)。

也可以发生于其他扩散受限的病变,如脑炎/脑脓肿、细胞密集的肿瘤、静脉性梗死、脱髓鞘病变、出血、疱疹性脑炎和弥漫性轴索损伤等。这些病变将在本章中的类血管病变这一部分详细讨论。结合常规 T1、T2、FLAIR 及 T1 增强扫描等图像,通

常比较容易将此类病变与急性脑梗死区
分开来。

## 6.2.6　分水岭梗死

分水岭梗死发生于两支主要血管远
端供血区域的交界处[111]。分水岭梗死可
以是皮层/外部或皮层下/内部梗死[18]。
前部脑皮质分水岭梗死发生于大脑前
动脉（ACA）和大脑中动脉（MCA）供血区
域交界处，而后部分水岭梗死发生于
ACA、MCA 和大脑后动脉（PCA）交界区
（图 6.11）。基于图像特点，可以进一步将
内部分水岭梗死分为融合性内部分水岭
梗死或部分性内部分水岭梗死。融合性内
部分水岭梗死发生于平行于侧脑室的区
域（图 6.12）。这些病变通常是单侧的，由
于白质广泛受累，通常表现为对侧肢体

渐进性偏瘫，并且预后较差。部分性内部
分水岭梗死分布区域与融合性内部分水
岭梗死一样，表现为一个或多个散在的
病变，通常表现为发作性上肢、面部感觉
及运动障碍，预后良好[18]。虽然罕见，但
是分水岭梗死也可以发生于小脑上动脉
和小脑后下动脉（PICA）或小脑后下动脉
（PICA）、小脑上动脉和小脑前下动脉供血
区域之间。

分水岭梗死的发病机制仍有争议，应
该是多因素造成的。皮层分水岭梗死被认
为是来自颈动脉粥样硬化、易损斑块或由
系统性动脉低血压发作引起动脉到动脉的
栓子造成的微栓塞的结果。内部分水岭梗
死是由内部分界区的灌注不足，严重的颈
动脉疾病和血流动力学异常等共同引起，
发生在穿支动脉（如豆纹动脉）和较大的脑

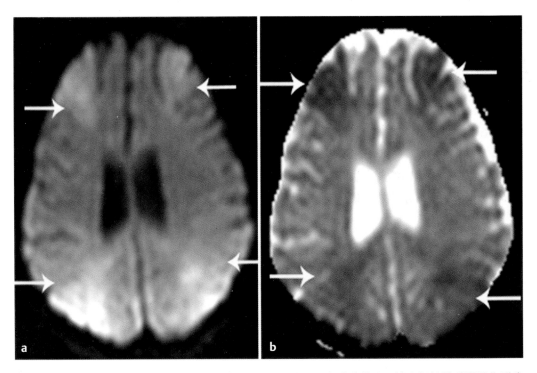

图 6.11　皮层分水岭梗死。(a)轴位 DWI 和(b)ADC 图显示了大动脉供血区域之间扩散受限的楔形病
灶。注意大脑前动脉-大脑中动脉(上方箭)和大脑中动脉-大脑后动脉分水岭(下方箭)梗死的特征性外
观和分布。

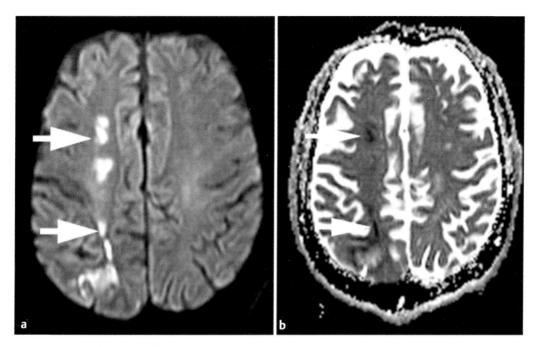

**图 6.12** 内部分水岭梗死。轴位 DWI (a) 和 ADC 图 (b) 显示深部白质细长的扩散受限的病灶,与内部边缘性梗死一致。注意内部分水岭梗死(直箭)与楔形皮层分水岭梗死外观间的差异。

动脉之间接合处的白质。

在急性脑梗死中,DWI 对皮质分水岭梗死和内部分水岭梗死的诊断非常敏感。典型的皮质分水岭梗死表现为扇形或楔形的高信号,从侧脑室的外侧向皮层延伸(见图 6.11)。完全性内部边界区梗死为融合性、长条状的深部白质病变(见图 6.12),而部分性梗死的特征则为"串珠"样改变。

## 6.2.7 腔隙性脑梗死

腔隙性脑梗死指的是深部小血管造成的直径<1.5cm 的梗死灶[11],占所有卒中的 20%~25%。最初认为是由于高血压和糖尿病引起的小血管固有的疾病——脂质透明变性。然而,现在则认为是在小血管弥漫性动脉粥样硬化狭窄的背景下,由血小板或血纤维蛋白(通常混有红细胞成

分)构成的血栓或栓塞引起的局部缺血性梗死的结果[19]。同侧颈动脉重度狭窄和主动脉弓粥样硬化已被证明是腔隙性脑梗死的危险因素。

无症状("静默")腔隙性脑梗死比症状性脑梗死至少多 5 倍[19]。有症状时,腔隙性脑梗死可能与典型的腔隙性综合征有关:纯运动性卒中、纯感觉性卒中、感觉运动性卒中、共济失调性轻瘫和构音困难。正确诊断腔隙性脑梗死很重要,因为许多神经科医师认为腔隙性脑梗死的患者需要进一步检查以明确血栓的来源。常规 MRI 不能准确地诊断与临床症状相关的急性腔隙性脑梗死,因为许多腔隙性脑梗死的患者有慢性白质病变,其信号特征与急性腔隙性脑梗死没有区别。相比 CT 和 T2WI,DWI 对急性腔隙性脑梗死的诊断更为敏感[11,19]。DWI 诊断急性腔隙性脑

梗死的敏感性和特异性分别为 94.9% 和 94.1%。急性腔隙性脑梗死 DWI 上表现为扩散受限的点状病灶（图 6.13），最常见于深部白质，而慢性腔隙性脑梗死在 T2W 和 FLAIR 图像上为高信号。常见的鉴别诊断包括明显的 V-R 间隙，但是 V-R 间隙在所有 MRI 序列上均表现为脑脊液（CSF）信号。

## 6.2.8　孤立性点状皮层梗死

较小的皮层梗死可能导致单侧肢体轻瘫和其他局限于单侧肢体的症状。病灶可以发生于运动或感觉区中，也可以发生于皮质的任何部分，导致各种临床综合征。因不能区分病灶与邻近的脑脊液，T2WI 诊断价值有限。即使这些病灶可以在常规 MRI 图像上（例如，T2W 或 FLAIR 序列）显示，但这些小点状病灶与临床症状不一定有关联，因为常规 MRI 不能准确地鉴别急性与慢性病变。孤立性点状皮层脑梗死在 DWI 上皮层呈点状高信号（图 6.14）。在临床工作中，孤立性皮层梗死往往只能根据单侧肢体轻瘫和其他局限于单侧肢体的症状进行诊断。

## 6.2.9　短暂性脑缺血发作

TIA 定义为由于局灶性脑或视网膜缺血引起突发性局灶性神经功能障碍，并在 24 小时内完全恢复正常。该时间限制有些随意，实际临床实践中，恢复时间通常<2~3 小时，甚至仅为 5~10 分钟。正确诊断 TIA 很重要，因为 TIA 后的短期卒中风险在 48 小时内最大（5.3%）[20,21]。高达 20% 的 TIA 患者可能在 3 个月内发生卒中[20,21]。TIA 伴有 DWI 病变的患者的卒中风险高于 DWI 阴性的 TIA 患者，因此 DWI 在 TIA 患者的评估中非常重要。

影像学检查对于 TIA 的诊断起着重要作用，因为 45%~62% 的 TIA 患者的临床表现与非血管性病变相似[22]。由于 DWI 对微小缺血性病灶的敏感性较高，目前仍然是诊断 TIA 的首选检查。DWI 上的这些点状病灶支持 TIA 的缺血性病理生理学改变。DWI 有助于 TIA 的诊断，并可预测短期卒中风险。在与临床症状相符的血管供血区域中，21%~48% 的 TIA 患者可

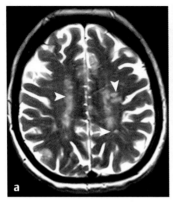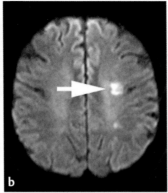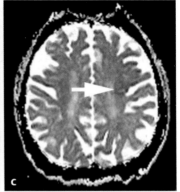

图 6.13　腔隙性脑梗死。(a)轴位 T2W，(b)DWI 和 (c)ADC 图像。(a)侧脑室周围脑白质 T2W（箭头）高信号可能被误诊为慢性微血管病变或 Virchow-Robin 间隙。DWI(b)和 ADC 图(c)显示被慢性病变遮蔽的急性病灶（箭），特别是在这些脑退行性变的典型部位。DWI 因此增加了腔隙性脑梗死诊断的敏感性和特异性。

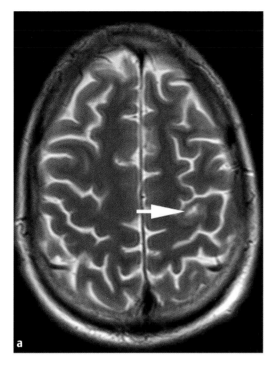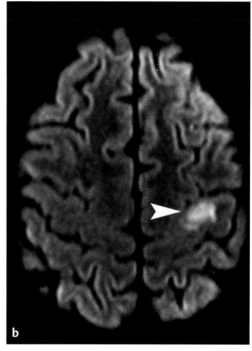

**图 6.14**　孤立性点状皮层梗死。轴位 T2W(a,箭)和 DWI(b,箭头)示中央后回扩散受限的点状病灶。这个病灶在 T2W 图像中很难辨别,易被误认为是较宽的脑沟。在没有 DWI 序列的情况下,很难确定病因。而扩散受限结合临床表现即可明确诊断。

以观察到高信号的较小梗死灶（通常直径<15mm）[23]。在随访中,20%患者的病灶消失,这可能是由于病灶是可逆性的,或由于小病灶进一步缩小后在随访的常规 MRI 上观察不到。DWI 是否有阳性病灶与临床表现相关。症状持续 12~24 小时的患者的 DWI 阳性病灶发生率较高。此外,房颤或颈动脉狭窄患者伴发的一些症状:语言障碍、构音障碍或运动功能障碍等,可能与 DWI 出现的阳性病灶密切相关。

### 6.2.10　毛细血管渗漏综合征

由于 DWI 能区分血管源性水肿与细胞毒性水肿,其在毛细血管渗漏综合征的评估中起重要作用。与细胞毒性水肿相反,血管源性水肿在 ADC 图上呈高信号,在 DWI 上呈等至低信号。

### 可逆性后部脑病综合征

临床上,可逆性后部脑病综合征(PRES)通常表现为头痛、警觉性降低、精神状态改变、癫痫发作和视力丧失,包括皮质性盲症。症状可能持续数天或表现为急性脑病。

PRES 的确切原因尚未知晓,高血压、脑自动调节功能丧失和毛细血管的渗透性改变是引起脑水肿进展的主流理论。另外,内皮功能障碍/损伤、低灌注和血管收缩可破坏血脑屏障的完整性,导致液体外渗和血管源性水肿的发展。70%~80%的患者有中度至重度的高血压,而在 20%~30%的患者中血压可能正常至轻度升高[24]。PRES 可见于多种其他疾病,例如,使用免疫抑制剂(如环孢素和他克莫司)、化学治疗(如鞘内注射甲氨蝶呤、顺铂和干扰素 α)和血液病 (如溶血性尿毒症综合征、血栓性血小板减少性紫癜、急性间歇性卟啉病和冷球蛋白血症)。

PRES 更易发生于后循环,因为与前循环相比,后循环交感神经支配较弱,血管收缩性保护功能较差。CT 和 MR 成像均可以显示局灶性或全脑性水肿。T2 和 FLAIR 加权序列典型的表现为双侧枕叶、顶叶和颞叶后部以及后颅窝对称性高信号和脑肿胀,病灶通常同时累及皮层及皮层下白质。在基底节区,脑干和深部白质也可见到斑片状血管源性水肿。细胞毒性水肿可见于 11%~26% 的患者,可能与造成的不可逆性损伤有关[125](图 6.15)。PRES 中的水肿类型可以使用 DWI 和 FLAIR 序列来区分。血管源性水肿是由于严重高血压导致高灌注,随后在易感血管区发生血管源性水肿。而细胞毒性水肿被认为是由于全身性炎性反应(例如,升高的细胞因子,白细胞介素 IL-1 和 IL-6、干扰素 –α 和肿瘤坏死因子)、血管痉挛和微创伤等引起。约 15% 的患者可以出现脑出血(局灶性血肿或蛛网膜下隙出血)。

### 颈动脉内膜切除术后高灌注综合征

高灌注综合征表现类似 PRES,由于压力增加导致内皮紧密性连接被破坏、毛细血管渗漏和出现血管源性水肿。颈动脉内膜切除术后,患者可出现癫痫,伴有或不伴有类似卒中的局灶性神经功能障碍[26,27]。在 MR T2W 图像上表现为额叶、顶叶皮层及皮层下白质类似动脉梗死的高信号。然而,DWI 上没有扩散受限的区域。由于占位效应,毛细血管受压,周围组织可能出现细胞毒性水肿[26,27]。在罕见情况下,整个病灶呈细胞毒性水肿,但灌注研究表明,同侧大脑中动脉血流灌注增加而不是减少。

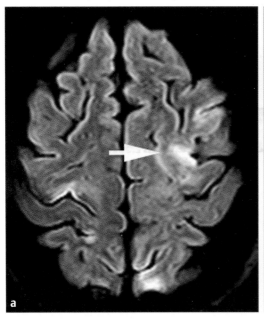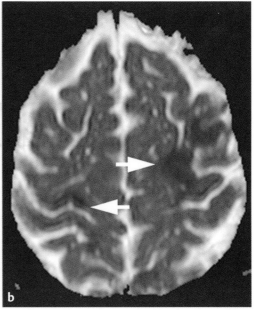

图 6.15　可逆性后部脑病综合征(PRES)。轴位 DWI(a,箭)和 ADC 图(b,箭)显示 PRES 患者由于细胞毒性水肿导致的脑回及皮层下白质扩散受限的区域。

## 6.2.11　静脉性梗死

脑静脉血栓形成(CVT)占所有卒中的 0.5%[28]。CVT 的临床表现无特异性(例如，头痛、癫痫发作、呕吐、局灶性神经功能障碍和视乳头水肿等)。可导致 CVT 的因素包括 C 蛋白和 S 蛋白缺乏、恶性肿瘤、妊娠、药物(例如，口服避孕药、类固醇和激素替代疗法)、胶原血管疾病、感染、创伤、手术和夹板固定等。对于临床高度怀疑 CVT 的患者，为了早期诊断，必须选择正确的影像学检查（如 MRI、MR 静脉造影和 CT 静脉造影术)。

静脉梗死的病理生理学改变是多方面的，主要是由于血管树压力改变[28-30]。静脉血流阻塞导致回流压力增加，使 CBF 降低。CBF 降低导致脑灌注压(CPP)降低，进而导致静脉瘀血、血脑屏障破坏和毛细血管滤过增加，最终导致血管性水肿。梗死区域内可见扩散受限区域(细胞毒性水肿)[28,30]。CVT 中出现的细胞毒性水肿是由

于其 CBF 低于半暗带水平，导致钠-钾-ATP 泵功能障碍。

影像学上可能观察到一系列的脑实质异常改变。静脉梗死 CT 表现为皮层下脑白质弥漫性低密度影，病变区脑回肿胀，分布于非动脉区域。这些 CT 表现与其他病变类似，例如，脑炎。相对于 CT，MRI 诊断静脉梗死的敏感性和特异性更高。MRI 表现为皮层和皮层下白质同时存在血管源性和细胞毒性水肿，并伴有脑出血(图 6.16)。与动脉性卒中相反，在随访过程中发现静脉梗死的细胞毒性水肿是可逆的。这种扩散受限的恢复与侧支循环建立、血液引流改善有关。

CT 或 MRI 可显示静脉窦血栓的直接征象。在 CT 图像上，急性血凝块可见于静脉窦中(上矢状窦中的三角征)或皮质静脉中(绳索征)，抑或同时存在于两者中。在 MRI 图像上，静脉血栓信号多样，与时间有关[30]。在第 3~5 天(由于脱氧血红蛋白的存在)，静脉窦血栓在 T1W 图像上呈等信号，

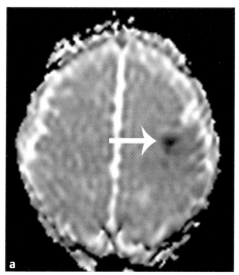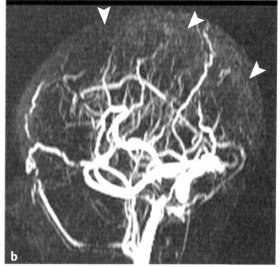

图 6.16　静脉性梗死。(a)ADC 图显示了左侧额叶低信号病灶(箭)，是因为静脉性脑梗死导致扩散受限；(b)磁共振静脉成像(MRV)显示上矢状窦(箭头)中的血流信号消失。

在 T2W 图像上呈低信号。亚急性期，静脉窦血栓在 T1W 图像和 T2W 图像上均呈高信号。急性期，血栓在 T2W 图像上呈低信号，易被误认为是正常血流信号。SWI/GRE 序列对静脉血栓的诊断更为敏感，在急性期，静脉窦血栓表现为低信号。

## 6.2.12　脓毒性梗死

脓毒性梗死是由感染性栓子栓塞引起，最常见于感染性心内膜炎、败血症或静脉内药物滥用患者。栓子来源通常是细菌性的，但对于免疫受损的患者，也可以是真菌性的(如曲霉病)[11]。脓毒性栓塞可导致脑血管闭塞，引起脓毒性梗死、脓肿或脓毒性动脉瘤。临床上，脓毒性梗死的患者存在不可逆性局灶性脑或小脑症状。

炎性介质，如脂多糖和内毒素的释放引起脑损伤，导致 CBF 降低和氧摄取减少、脑水肿、血脑屏障的破坏、星形胶质细胞功能受损和神经元死亡。影像学上，不能准确区分超急性或急性脓毒性脑梗死与普通的脑梗死。在亚急性晚期，可能出现血管源性水肿并伴有脑实质和软脑膜强化[11]。病灶有时可能会发展为脑炎或形成脑脓肿，在 DWI 上表现为扩散受限。有时可以在梗死病灶内见到强化的真菌性动脉瘤。

# 6.3　扩散加权成像上与血管性病变类似的病变

许多非血管性病变也可出现扩散受限，类似脑梗死或者其他血管性病变。临床上最常见的是由于髓鞘空泡化而导致扩散受限的急性脱髓鞘病变；脑出血的代谢产物(氧合血红蛋白和细胞外高铁血红蛋白)；疱疹性脑炎，由于细胞坏死产生细胞毒性水肿导致扩散减少；弥漫性轴索损伤，细胞毒性水肿或轴索回缩球形成引起扩散减少；脓

肿，由于浓稠的黏液导致扩散减少；肿瘤，例如，淋巴瘤和小圆细胞类肿瘤，由于细胞堆积密集导致扩散减少；克-雅病，髓鞘空泡化导致扩散减少。结合常规 T1WI、FLAIR、T2WI 和钆增强的 T1WI，通常容易区分这些疾病与急性脑梗死。有时 DWI 和常规成像不能准确区分卒中与类似卒中的疾病，属于分子成像技术的 MR 波谱成像、灌注成像和 DTI 以及随访均有助于鉴别诊断。

## 6.3.1　感染：疱疹性脑炎

单纯疱疹性脑炎(HSE)是颅脑最常见的病毒感染之一。急性脑炎的临床表现是非特异性的。MR T2W 图像上表现为颞叶和额叶高信号并点状出血[32]。在 HSE 的急性期，由于血管周围明显的炎性细胞袖套样浸润，部分病变可能由于细胞毒性水肿而扩散受限。DWI 上表现类似亚急性脑梗死 (图 6.17)。对病灶的显示情况，DWI 序列明显优于 T2W 序列，略优于 FLAIR 序列。与血管源性水肿区域相比，细胞毒性水肿区域预后更差。慢性期，神经元死亡、坏死，DWI 对病灶的显示劣于 T2W 或 FLAIR 序列。

## 6.3.2　代谢性低血糖

低血糖可以有多种神经学表现，从局灶性神经功能障碍到永久性功能障碍。病理改变主要见于大脑皮质、海马和基底节区[33,34]。急性期，这些区域可能表现为扩散受限，认为是由于能量衰竭、兴奋性毒性水肿和 CBF 不对称引起的。这种 DWI 改变通常是暂时的，并且会随时间或者在致病因素消失之后恢复正常。与缺氧性损伤不同，代谢性低血糖很少累及枕叶皮质、额叶背侧皮质和海马。

## 6.3.3　肿瘤：淋巴瘤

脑淋巴瘤是由大淋巴细胞组成的富细

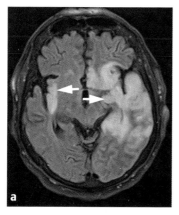
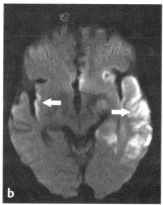
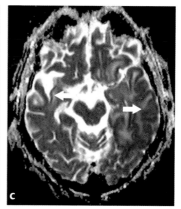

图 6.17　疱疹性脑炎扩散受限。(a)轴位 FLAIR 显示双侧颞叶和左额叶典型分布的高信号(箭);(b)轴位 DWI 和(c)ADC 图显示在左侧颞叶(b 和 c 中的右箭头)和右侧岛叶皮质(b 中的左箭头)斑片状的扩散受限区域,这是由于炎症、血管周围炎性细胞袖套样浸润引起的细胞毒性水肿导致的。

胞肿瘤。与正常脑组织相比,肿瘤在 T2W 图像上呈稍高信号伴有环形或弥漫强化。紧密堆积的细胞改变正常脑组织结构和微结构,导致细胞外水含量减少,由此导致扩散受限。原发性中枢神经系统淋巴瘤的 ADC 值可能低于周围的脑实质,类似急性脑梗死(图 6.18)。诊断 CNS 淋巴瘤的关键影像学征象包括细胞密集征(T2WI 上呈低信号),周围水肿明显,并伴有强化,而且病灶常紧邻脑膜和(或)室管膜。

### 6.3.4　多发性硬化

多发性硬化是一种炎性脱髓鞘疾病,临床表现可以类似脑卒中。急性期,患者可能存在突发性失语症、情绪失调、偏瘫或半身感觉缺陷等症状。当 MRI 出现典型征象时, 即在 T2WI 或 FLAIR 图像上可见脑室周围、深部白质和皮质旁多发高信号,这时

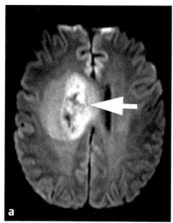
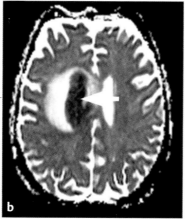
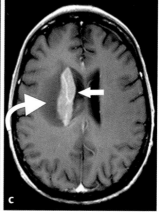

图 6.18　类似急性梗死的原发性中枢神经系统(CNS)淋巴瘤。原发性 CNS 淋巴瘤患者的轴位 DWI(a)和 ADC 图(b)显示,由于肿瘤的超细胞密集性导致右侧侧脑室周围白质中出现扩散受限的区域。(a 和 b 中的箭);(c)增强 T1W 图像显示脑室旁肿块(直箭)明显强化,伴有周围低信号的血管源性水肿(弯箭)。

诊断多发性硬化就很简单了。通过结合患者病史、临床发现、相关的 MRI 表现以及脑脊液寡克隆条带的检查，很多患者都可以得到正确诊断。然而，急性脱髓鞘病变可能出现明显的扩散受限，这时可能会与急性缺血或腔隙性梗死混淆[35]（图 6.19）。在这种情况下，结合临床特征和短期影像学随访，有利于正确诊断。

## 6.3.5　短暂性全面性遗忘症

短暂性全面性遗忘症(TGA)是一种临床综合征，其特征主要是突然发作的严重记忆障碍，导致逆行和顺行性遗忘，但并没有其他神经缺陷[36,37]。患者症状通常持续3~4 小时。临床上，TGA 需要与脑卒中或TIA 区分。大多数 TGA 患者影像学检查阴性。然而，大量研究报道在海马内侧、海马旁回和胼胝体压部可见点状或弥漫性扩散受限病灶，影像学随访发现这些病灶最终好转消失[36,37]。这些病灶直径为 1~3mm，单侧多见。目前尚不清楚 DWI 异常的 TGA 患者的预后及病因学机制是否不同，与不具有 DWI 异常的 TGA 患者相比，是否应该进行不同的临床干预。

## 6.4　小结

DWI 利用布朗运动的原理评估微观组织结构的动态变化，有利于确定血管病的特性。DWI 非常适用于诊断超急性期卒中，能即刻反映细胞内液和细胞外液的调节障碍以及随后的各种细微的生物化学变化，而这是其他 MRI 序列所不能显示的。这就使处理急性脑卒中时，有更大的把握，能迅速采取正确的治疗方案。从 DWI 和 ADC 序列获得的信息还可以帮助临床医生更加精确地明确各种血管性病变的性质，如分水岭梗死、腔隙性梗死、脑过度灌注和静脉性梗死等。DWI 和 ADC 的应用必须结合临床表现和其他影像学资料，否则会将类似血管性病变，例如，感染、肿瘤、脱髓鞘病变和代谢性疾病等与脑卒中相混淆。DWI 和 ADC 是快速诊断脑梗死的有价值的工具，完善了血管性疾病的检查技术。

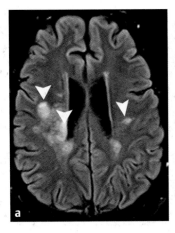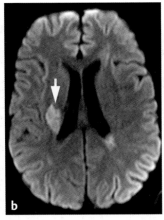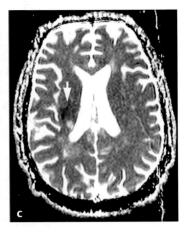

**图 6.19**　类似急性血管病变的急性脱髓鞘病变。(a)轴位 FLAIR 显示典型的多发性侧脑室周围和深部白质脱髓鞘斑块(箭头)；(b)DWI 和(c)ADC 图显示活动性斑块扩散受限(箭)。这种病灶可能会被混淆为腔隙性梗死。病灶在 FLAIR/T2WI 上的典型分布、CSF 检查和影像学随访有助于临床诊断。

（周彩红　译　黄飚　校）

# 参考文献

[1] Durukan A, Tatlisumak T. Acute ischemic stroke: overview of major experimental rodent models, pathophysiology, and therapy of focal cerebral ischemia. Pharmacol Biochem Behav 2007; 87(1): 179-197

[2] Mergenthaler P, Dirnagl U, Meisel A. Pathophysiology of stroke: lessons from animal models. Metab Brain Dis 2004; 19(3-4): 151-167

[3] Dirnagl U, Iadecola C, Moskowitz MA. Pathobiology of ischaemic stroke: an integrated view. Trends Neurosci 1999; 22(9): 391-397

[4] Chan PH. Reactive oxygen radicals in signaling and damage in the ischemic brain. J Cereb Blood Flow Metab 2001; 21 (1): 2-14

[5] Fiskum G. Mitochondrial participation in ischemic and traumatic neural cell death. J Neurotrauma 2000; 17(10): 843-855

[6] Lo EH, Dalkara T, Moskowitz MA. Mechanisms, challenges and opportunities in stroke. Nat Rev Neurosci 2003; 4(5): 399-415

[7] Nicotera P, Leist M, Fava E, Berliocchi L, Volbracht C. Energy requirement for caspase activation and neuronal cell death. Brain Pathol 2000; 10(2): 276-282

[8] Provenzale JM, Jahan R, Naidich TP, Fox AJ. Assessment of the patient with hyperacute stroke: imaging and therapy. Radiology 2003; 229(2): 347-359

[9] Schaefer PW, Grant PE, Gonzalez RG. Diffusion weighted MR imaging of the brain. Radiology 2000; 217(2): 331-345

[10] González RG, Schaefer PW, Buonanno FS, et al. Diffusion weighted MR imaging: diagnostic accuracy in patients imaged within 6 hours of stroke symptom onset. Radiology 1999; 210(1): 155-162

[11] Marks MP. Cerebral ischemia and infarction. In: Atlas SW, ed. Magnetic Resonance Imaging of the Brain and Spine. Vol 1. 4th ed. Philadelphia, PA: Williams & Wilkins; 2009:772-825

[12] Montaner J, Alvarez-Sabín J, Molina C, et al. Matrix metalloproteinase expression after human cardioembolic stroke: temporal profile and relation to neurological impairment. Stroke 2001; 32(8): 1759-1766

[13] Slivka A, Pulsinelli W. Hemorrhagic complications of thrombolytic therapy in experimental stroke. Stroke 1987; 18(6): 1148-1156

[14] Selim M, Fink JN, Kumar S, et al. Predictors of hemorrhagic transformation after intravenous recombinant tissue plasminogen activator: prognostic value of the initial apparent diffusion coefficient and diffusion weighted lesion volume. Stroke 2002; 33(8): 2047-2052

[15] Oppenheim C, Samson Y, Dormont D, et al. DWI prediction of symptomatic hemorrhagic transformation in acute MCA infarct. J Neuroradiol 2002; 29(1): 6-13

[16] Mohr JP, Biller J, Hilal SK, et al. Magnetic resonance versus computed tomographic imaging in acute stroke. Stroke 1995; 26(5): 807-812

[17] Bryan RN, Levy LM, Whitlow WD, Killian JM, Preziosi TJ, Rosario JA. Diagnosis of acute cerebral infarction: comparison of CT and MR imaging. AJNR Am J Neuroradiol 1991; 12 (4): 611-620

[18] Momjian-Mayor I, Baron JC. The pathophysiology of watershed infarction in internal carotid artery disease: review of cerebral perfusion studies. Stroke 2005; 36(3): 567-577

[19] Ay H, Oliveira-Filho J, Buonanno FS, et al. Diffusion weighted imaging identifies a subset of lacunar infarction associated with embolic source. Stroke 1999; 30(12): 2644-2650

[20] Eliasziw M, Kennedy J, Hill MD, Buchan AM, Barnett HJ North American Symptomatic Carotid Endarterectomy Trial Group. Early risk of stroke after a transient ischemic attack in patients with internal carotid artery disease. CMAJ 2004; 170(7): 1105-1109

[21] Daffertshofer M, Mielke O, Pullwitt A, Felsenstein M, Hennerici M. Transient ischemic attacks are more than "ministrokes". Stroke 2004; 35(11): 2453-2458

[22] Giles MF, Rothwell PM. Substantial underestimation of the need for outpatient services for TIA and minor stroke. Age Ageing 2007; 36(6): 676-680

[23] Purroy F, Montaner J, Rovira A, Delgado P, Quintana M, Alvarez-Sabín J. Higher risk of further vascular events among transient ischemic attack patients with diffusion weighted imaging acute ischemic lesions. Stroke 2004; 35 (10): 2313-2319

[24] McKinney AM, Short J, Truwit CL, et al. McKinneyAM. Posterior reversible encephalopathy syndrome: incidence of atypical regions of involvement and imaging findings. AJR Am J Roentgenol 2007; 189(4): 904-912

[25] Donmez FY, Basaran C, Kayahan Ulu EM, Yildirim M, Coskun M. MRI features of posterior reversible encephalopathy syndrome in 33 patients. J Neuroimaging 2010; 20(1): 22-28

[26] Kuroda H, Ogasawara K, Hirooka R, et al. Prediction of cerebral hyperperfusion after carotid endarterectomy using middle cerebral artery signal intensity in preoperative single-slab 3-dimensional time-of-flight magnetic resonance angiography. Neurosurgery 2009; 64(6): 1065-1071, discussion 1071-1072

[27] Cho A-H, Suh D-C, Kim GE, et al. MRI evidence of reperfusion injury associated with neurological deficits after carotid revascularization procedures. Eur J Neurol 2009; 16(9): 1066-1069

[28] Bousser MG, Ferro JM. Cerebral venous thrombosis: an update. Lancet Neurol 2007; 6(2): 162-170

[29] Stam J. Thrombosis of the cerebral veins and sinuses. N Engl J Med 2005; 352(17): 1791-1798

[30] van den Bergh WM, van der Schaaf I, van Gijn J. The spectrum of presentations of venous infarction caused by deep cerebral vein thrombosis. Neurology 2005; 65(2): 192-196

[31] Finelli PF, Uphoff DF. Magnetic resonance imaging abnormalities with septic encephalopathy. J Neurol Neurosurg Psychiatry 2004; 75(8): 1189-1191

[32] Bulakbasi N, Kocaoglu M. Central nervous system infections of herpesvirus family. Neuroimaging Clin N Am 2008; 18(1): 53-84, viii

[33] Lo L, Tan ACH, Umapathi T, Lim CC. Diffusion weighted MR imaging in early diagnosis and prognosis of hypoglycemia. AJNR Am J Neuroradiol 2006; 27(6): 1222-1224

[34] Ma J-H, Kim Y-J, Yoo W-J, et al. MR imaging of hypoglycemic encephalopathy: lesion distribution and prognosis prediction by diffusion weighted imaging. Neuroradiology 2009; 51(10): 641-649

[35] Rosso C, Remy P, Creange A, Brugieres P, Cesaro P, Hosseini H. Diffusion weighted MR imaging characteristics of an acute strokelike form of multiple sclerosis. AJNR Am J Neuroradiol 2006; 27(5): 1006-1008

[36] Enzinger C, Thimary F, Kapeller P, et al. Transient global amnesia: diffusion weighted imaging lesions and cerebrovascular disease. Stroke 2008; 39(8): 2219-2225

[37] Sedlaczek O, Hirsch JG, Grips E, et al. Detection of delayed focal MR changes in the lateral hippocampus in transient global amnesia. Neurology 2004; 62(12): 2165-2170

# 第 7 章

# 扩散加权成像在脑肿瘤评估中的应用

*Fernanda C. Rueda-Lopes*，*Celso Hygino da Cruz Jr*，
*Emerson Leandro Gasparetto*

---

**要点**

- 扩散加权成像是脑肿瘤诊断、随访和预后评估的重要工具。
- ADC 与细胞密集度呈负相关。
- 细胞外间隙与细胞内间隙比值下降、核浆比增大与 ADC 下降相关。
- 在非典型脑膜瘤中，ADC 值（ADC 值低标志着肿瘤细胞密集度高）与 Ki-67 表达（高的 Ki-67 表达指数标志着细胞增殖旺盛）呈负相关。
- 原发性中枢神经系统淋巴瘤由于其细胞密集度和核浆比高的组织学特性，通常表现为扩散受限。
- 扩散成像序列可用于评估肿瘤治疗后改变，可作为预测治疗结果、监测治疗反应和检测肿瘤复发的早期生物学标记工具。

## 7.1 引言

当用于评估脑肿瘤时，常规 MRI 具有局限性。鉴别囊性病变、原发性或继发性（转移瘤）脑肿瘤和进行胶质瘤分级时通常需要使用先进的 MRI 技术[1-4]。DWI 是评估脑肿瘤的重要工具，可用于诊断、随访和评

估预后。DTI 产生的测量值，如 FA、RD 和 AD 等也可用于脑肿瘤评估[2]。

肿瘤细胞密集度随着肿瘤级别的增加而增加，并阻碍细胞膜转运，从而导致 ADC 降低。因此，有研究发现肿瘤细胞密集度与 ADC 值呈负相关，这有助于无创性区分低级别与高级别胶质瘤[4]。此外，一些特殊的肿瘤，如淋巴瘤和髓母细胞瘤，具有较高的核浆比，ADC 值低是其特征[5,6]。扩散受限的位置（在病灶中心还是外周）有助于区分肿瘤与囊性病变[1,2]。ADC 值尚可作为评估肿瘤患者预后的工具。在恶性星形细胞瘤患者中，治疗前病灶内 ADC 值低与生存率差相关。又或者，手术残腔周边组织 ADC 值低可能预示着较好的预后[7,8]。在治疗后评估中，随访的关键在于正确区分假性反应、假性进展和肿瘤复发。DWI 和 DTI 参数均基于脑组织微结构中的水扩散，在脑肿瘤治疗后的随访中具有重要的临床意义。

## 7.2 临床应用

### 7.2.1 脑囊性病变的鉴别诊断

多形性胶质母细胞瘤，囊变/坏死性脑转移瘤和脑脓肿在常规 MRI 上可能表

现非常相似。通常表现为外周强化的囊性病变，T2W 图像上病灶周围可见高信号环绕。DWI 有助于区分肿瘤与脓肿。充满液体的脓肿中央在 DWI 上呈高信号，ADC 值降低（图 7.1）。脓肿扩散受限是因为脓肿腔内液体的高度黏稠性，导致水分子扩散减少[2]，而环形强化的壁是由组织胶原纤维形成的纤维包膜[1]。肿瘤的囊腔是坏死物，通常扩散不受限。肿瘤增强部分代表存活的肿瘤细胞[1]，则有可能会因为细胞密集度高，表现为扩散受限。DTI 亦可区分脑脓肿与肿瘤坏死[1,2]。由于脓肿腔内存活的炎性细胞，脓肿腔内的 FA 值比肿瘤囊性/坏死性囊腔高。脓肿壁由同心层样排列的胶原纤维构成，而肿瘤脓壁由肿瘤细胞构成，导致脓肿壁 FA 值高于肿瘤囊壁[1]。

## 7.2.2 肿瘤分级和肿瘤浸润

肿瘤分级对于治疗决策和预后至关重要。常规 MRI 序列能够进行精确的解剖定位，协助制订治疗计划和随访，但并不能提供关于细胞组成、肿瘤分级或肿瘤浸润的实质性信息，但通过先进的 MRI 技术可以更好地解决这些问题[4]。正确区分肿瘤、肿瘤浸润细胞、肿瘤周围水肿与正常脑实质之间的边界对于术前治疗计划的制订至关重要。对于这一问题的解决，DWI 和 DTI 是目前广泛使用的技术，因为它们能够反映脑细胞微结构的改变[2,4,9]。一般来说，肿瘤细胞增殖会增加肿瘤细胞密集度，而细胞凋亡则降低肿瘤细胞密集度。两者均可以影响肿瘤周围组织的细胞外间隙。一些局部因素，如高细胞密集度，以细胞外间隙与细胞内间隙比值

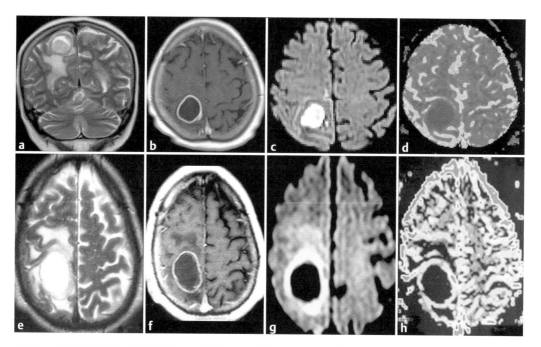

**图 7.1** 脑脓肿患者的 T2W 图像（a），增强 T1W 图像（b），DWI 图像（c）和相对脑血容量图（rCBV 图，d）。脓肿中心的脓液导致扩散受限。多形性胶质母细胞瘤患者的 T2W 图像（e），增强 T1W 图像（f），DWI（g）和 rCBV 图（h），显示在常规序列上其与脑脓肿表现相似，但是 DWI 上病灶周边扩散受限，并且 rCBV 图上的肿瘤壁表现为高灌注。（见彩插）

下降为特征的细胞外间隙形状，以及高核浆比等均可以影响扩散[2]。ADC 值与高细胞密集度呈负相关。上述细胞内和细胞外间隙的变化限制了水分子的扩散[2,3]。

Chen 等进行了关于评估 ADC 值和各种肿瘤细胞致密度相关性的 Meta 分析，结果表明，DWI 可作为评估肿瘤细胞结构的生物学标志物。恶性肿瘤具有更大的细胞核、更丰富的基质和更高的细胞数。与良性肿瘤相比，这些特征导致扩散受限和 ADC 值降低。在大多数情况下，DWI 还可以用于区分高级别与低级别神经胶质瘤。与低级别神经胶质瘤(WHO Ⅱ 级)相比，高级神经胶质瘤(WHO Ⅲ 和 Ⅳ 级)具有更高的细胞密集度，因此，具有较低的 ADC 值[2,4,10]。然而，由于胶质瘤具有高度的组织病理学异质性，导致高、低级别胶质瘤 DWI 表现可能存在重叠(图 7.2)[2,10]。

DTI 参数也已被应用于区分高级别与低级别胶质瘤。关于两者鉴别诊断最有争议的参数是 FA 值。一些研究发现，FA 值对高、低级别胶质瘤的评估价值并无差异，因为肿瘤中心纤维束均被破坏。然而，一些研究发现了不一样的结果，与低级别胶质瘤相比，高级别胶质瘤 FA 值升高。造成研究结果不同的可能机制仍有争议，可能是研究采用的方法不同，或细胞密集度导致细胞外间隙变小，有可能增加水分子扩散的方向性，导致 FA 值升高[10,11]。虽然 FA 值还不是胶质瘤分级的可靠工具，但是其他 DTI 参数可能更有价值[10]。低级别胶质瘤中的径向扩散率(RD)和轴向扩散率(AD)高于高级别胶质瘤，反映了 AD 和 RD 与 WHO Ⅱ~Ⅳ级的胶质瘤分级存在负相关[10]。

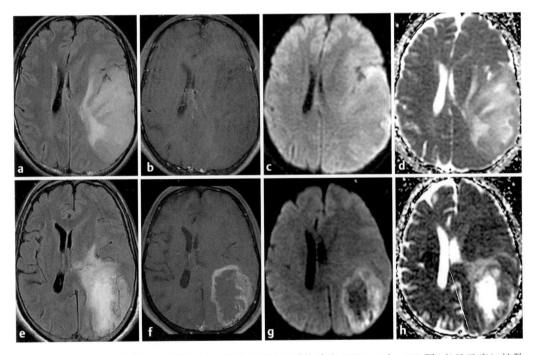

图 7.2　FLAIR(a)和增强 T1W 图像(b)显示浸润性低级别胶质瘤，DWI(c)和 ADC 图(d)显示病灶扩散不受限。FLAIR(e)和增强 T1W 图像(f)显示的是高级别胶质瘤，DWI(g)和 ADC 图(h)显示肿瘤周边扩散受限，而肿瘤中央坏死区扩散加快。

临床工作中，有时很难准确区分孤立性转移瘤与原发性脑肿瘤。转移瘤病灶内ADC值低于低级别胶质瘤，但是转移瘤病灶周围T2WI高信号区域测得的ADC值较高。转移瘤周围较高的ADC值与血管源性水肿有关[4]，水肿导致细胞外间隙增加，细胞外间隙增加与扩散性呈线性相关[12]。低级别胶质瘤内的FA值大于转移瘤，那是因为低级别肿瘤较少有细胞增殖和血管形成。

另一方面，基于对脑肿瘤周围脑组织的评估，与高级别神经胶质瘤中描述的肿瘤周围细胞浸润相比，转移瘤周围的脑组织由于血管源性水肿，导致其具有更高的ADC值[4,11,13]。此前的一项研究提出，用于区分多形性胶质母细胞瘤与脑转移瘤的瘤周ADC值最小临界值为$1.302\times10^{-3}mm^2/s$，该值具有最优化的敏感性和特异性[11]。然而，其他研究认为，ADC值$<1.200\times10^{-3}mm^2/s$提示肿瘤细胞浸润，而ADC值$>1.600\times10^{-3}mm^2/s$表明血管源性水肿[13]。而当ADC值介于两者之间时则表示可能同时存在肿瘤细胞浸润和血管源性水肿，因此，此时ADC值不能用于区分这两者。高级别胶质瘤肿瘤浸润的深度也可以用ADC值来评估，越接近肿瘤边界，ADC值越低。而转移瘤瘤周T2WI中高信号区域所测量的ADC值远近一致[13]。

肿瘤瘤周组织的DTI研究表明，与转移瘤相比，高级别胶质瘤中的FA值更高，因为胶质瘤瘤周脑实质中具有浸润性肿瘤细胞，限制了水分子扩散，进而FA值升高。相应的，转移瘤周围脑组织的血管源性水肿和白质纤维束移位，导致FA值降低[4,11]。然而，采用瘤周区域的FA值区分原发性脑肿瘤与转移瘤仍有争议[4,11,12]。因为肿瘤细胞浸润会破坏神经纤维髓鞘，导致FA值降低[12]。高级别胶质瘤瘤周组织最终FA值可能升高也可能降低。肿瘤浸润和水肿相关

的FA值之间也可能会存在重叠[12]。事实上，AD值和RD值可能有助于区分这两者。肿瘤浸润区域RD值的快速升高可能与髓鞘破坏相关，而转移瘤瘤周AD值和RD值升高与细胞外间隙血管源性水肿相关[12]。

### 7.2.3　肿瘤周围白质纤维束改变形式

脑肿瘤治疗的目标是最大限度地切除肿瘤组织，因此正确识别肿瘤边界和瘤周组织是手术成功的关键，但是在高级别胶质瘤中很难做到这一点。既往研究表明，DWI和DTI测量参数在评估瘤周组织中可能起着重要作用。这些技术，特别是FA彩色编码图和纤维束示踪图，可以识别不同模式的白质纤维束受累[2,14]。

白质受累的第一种模式是由于肿瘤占位效应，引起白质纤维束位置或者方向的异常改变，使得FA值正常或仅轻微降低。这种模式的白质纤维束是完整的，因此可以在肿瘤切除期间予以保留，这样的白质纤维束在纤维束示踪图上和FA彩色编码图上可以很好地显示。第二种模式与血管源性水肿有关，该种模式的FA值显著下降，但是主要的白质纤维束方向、位置正常，并且纤维束定向彩色编码图上保持正常颜色，但彩色编码图上颜色却变浅。第三种模式的特征是FA值显著降低，在定向彩色编码图上颜色异常，颜色的改变不是由于占位效应，而是因为白质纤维束中断，而纤维束中断最常见于浸润性胶质瘤。第四种模式是病灶内扩散各向同性或几乎各向同性。在这种模式中，纤维束在纤维束定向彩色编码图上不能显示，只有当纤维束的一部分被肿瘤完全破坏时才得以显示，这种情况通常在高级别神经胶质瘤中观察到。这种模式有助于术前计划的制订，因肿瘤周围白质纤维束已被破坏，所以在脑肿

瘤切除时可无须顾忌[14]。

　　虽然上述是瘤周白质纤维束的典型模式，但是多数为混杂的，常出现多种模式同时存在的情况，如位置改变、肿瘤浸润以及水肿，这时临床应用这些模式来进行肿瘤分级和鉴别诊断就没什么价值了[12,14]。因此，脑肿瘤 DTI 和纤维束示踪成像的主要临床应用是用于术前制订手术计划(图 7.3)。

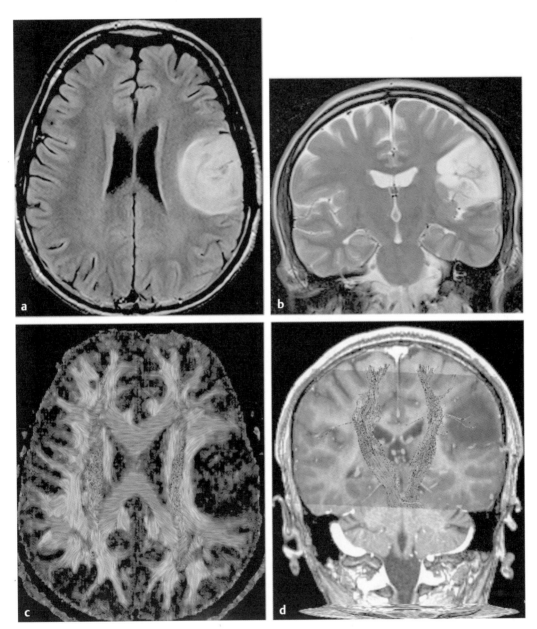

**图 7.3**　轴位 FLAIR(a)和冠状位 T2W 图像(b)显示部分切除的 WHO Ⅱ级少突胶质细胞瘤。在决定再次进行肿瘤切除时，外科医生对于病变与皮质脊髓束和上纵束的关系仍存在疑问；(c)FA 彩色编码图显示了由于肿块的占位效应导致上纵束位置发生改变；(d) 纤维束示踪图与 T1W 融合图像显示肿块与左侧皮质脊髓束的最小距离，并且显示了该纤维束与肿瘤之间的外科操作平面。(见彩插)

## 7.3 特殊病例

### 7.3.1 脑膜瘤

脑膜瘤占所有颅内肿瘤的 14%～20%，其中 10% 具有非典型生物学行为，需要不同的临床治疗方案。目前用常规 MRI 区分典型与非典型脑膜瘤仍然非常困难，在非典型脑膜瘤中常可观察到肿瘤外形不规则、强化不均匀、瘤周水肿明显以及邻近脑表面不规则，但这些征象并不是其所特有的。非典型脑膜瘤具有高细胞密集度，因此可能表现为扩散受限，尽管这并不是这些肿瘤的标志性征象。一些典型的脑膜瘤可能表现出 ADC 值的异常升高，可能继发于肿瘤内增加的液体或瘤内微囊成分。高 b 值 DWI 测量值（将在本章后面阐述）也证实了这些发现（图 7.4）[15]。非典型脑膜瘤有增殖标志物 Ki-67 表达，ADC 值（较低的 ADC 值与高细胞密集度相关）和 Ki-67 表达（高细胞增殖的标志物）之间存在负相关，$0.70 \times 10^{-3} mm^2/s$ 是统计学上区分非典型性脑膜瘤与典型脑膜瘤的 ADC 临界值[16]。

### 7.3.2 淋巴瘤

原发性中枢神经系统淋巴瘤（PCNSL）通常表现为 T2W 图像上呈低信号的浸润性病灶，静脉注射对比剂后可强化。然而，淋巴瘤与强化的高级别胶质瘤有时很难鉴别。既往研究显示，与多形性胶质母细胞瘤相比，淋巴瘤扩散受限，可能与淋巴瘤的形态学相关，即其内较高的细胞密集度和较高的核浆比（图 7.5）[5]。

PCNSL 中的 ADC 值也可以用来评估患者预后。有研究表明，术前较低的 ADC 值（临界值为 $0.384 \times 10^{-3} mm^2/s$）的免疫正常

PCNSL 患者，甲氨蝶呤化疗疗效不佳。该研究发现，在基线基础上，ADC 值越低，无进展时间和总体生存期则越短。如果与脑灌注评估相结合，ADC 值低且血容量也低的 PCNSL 患者预后最差[17]。

### 7.3.3 表皮样肿瘤

表皮样囊肿需要与蛛网膜囊肿鉴别，两者在 T1W 图像和 T2W 图像上均具有与脑脊液（CSF）相似的信号强度，并且在静脉注射对比剂后通常不强化。虽然 FLAIR 序列对诊断和鉴别诊断有一定价值，但是 DWI 检查更具有特异性。在 DWI 上，表皮样囊肿呈高信号，而蛛网膜囊肿呈低信号并具有高扩散性。表皮样囊肿的 ADC 值类似大脑实质或略微降低（因囊内容物成分而异），而蛛网膜囊肿中的 ADC 值与 CSF 相似（图 7.6）[2,6]。

### 7.3.4 儿童颅内肿瘤

中枢神经系统肿瘤是儿童中最常见的实体肿瘤，也是儿童癌症死亡的主要原因。患者的年龄、肿瘤影像学特征和位置对脑肿瘤诊断非常重要。幕上肿瘤更常见于新生儿和婴儿，而幕下肿瘤更常见于 2 岁以上的儿童[6]。

原始神经外胚层肿瘤（PNET），其来源于未分化的脑细胞，由乏细胞质的小圆细胞组成。PNET（其中髓母细胞瘤最多）细胞密集度和核浆比高，ADC 值较低[6]。扩散受限是幕下肿瘤鉴别诊断重要的指标之一，髓母细胞瘤的 ADC 值明显比其他肿瘤低，例如，室管膜瘤、脑干胶质瘤和青少年毛细胞星形细胞瘤（图 7.7）[6,18]。

松果体区肿瘤中，生殖细胞瘤和松果体母细胞瘤的细胞高度密集，可出现扩散受限，DWI 也有助于这些病变的鉴别诊断。发生于儿童的低级别和高级别星形细

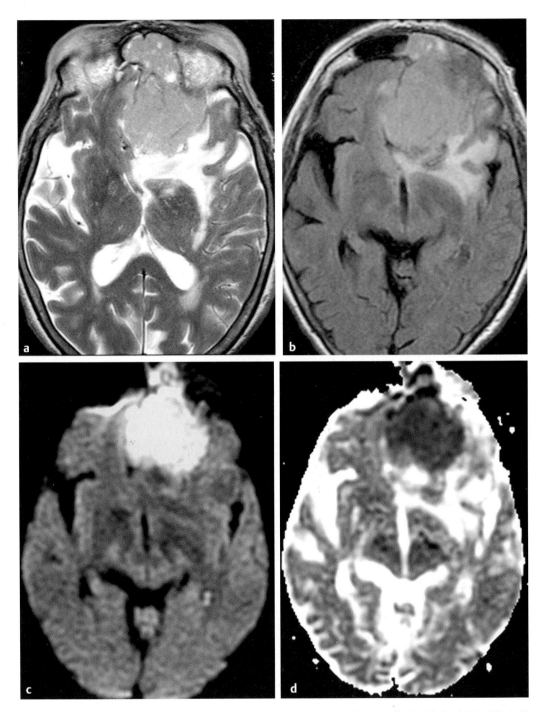

图 7.4　轴位 T2W 图像(a)和轴位 FLAIR 图像(b)显示左侧额部脑外肿瘤,信号不均匀,周围环绕血管源性水肿。病灶在 DWI(c)上表现为高信号,在 ADC 图(d)上表现为低信号,代表病灶扩散受限。组织学诊断为非典型脑膜瘤。

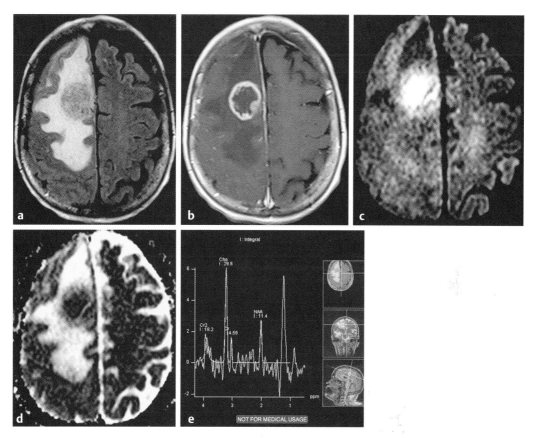

**图 7.5**　FLAIR(a)和增强 T1W 图像(b)显示肾移植患者继发右侧额叶原发性中枢神经系统淋巴瘤;DWI (c)和 ADC 图(d)表明病灶扩散受限;(e)MRS 显示胆碱/N-乙酰天冬氨酸(CHo/NAA)比升高,脂质/乳酸峰也升高。

胞瘤的生物学行为类似于成人患者。细胞密集度越高(通常代表着高级别胶质瘤),ADC 值则越低[6]。

# 7.4　治疗后评价

　　扩散加权成像可用于评估肿瘤治疗后的改变。DWI 可以作为早期预测治疗结果的生物标记工具,监测治疗反应和发现肿瘤复发[9]。肿瘤治疗前如扩散受限,若 ADC 值高,则预后良好。肿瘤治疗后导致肿瘤细胞的密集度减少,相应的 ADC 值将升高,并且 ADC 值的升高早于肿瘤大小和强化

形式改变。

## 7.4.1　术后短期评估

　　高级别胶质瘤术后评价最常用的方法是检查病灶强化的改变[8]。肿瘤切除术后 24~48 小时行 MRI 检查,以显示肿瘤切除的程度[2,7]。还需要在治疗结束后数周或数月检查,依据 MacDonald 标准评估肿瘤大小。然而,MacDonald 标准在评价通常无强化的低级别胶质瘤的疗效时作用有限,新的治疗方法,如用替莫唑胺和抗血管生成药的放化疗方法,会导致假性进展和假性反应等,常规 MRI 检查的强化病灶就代表

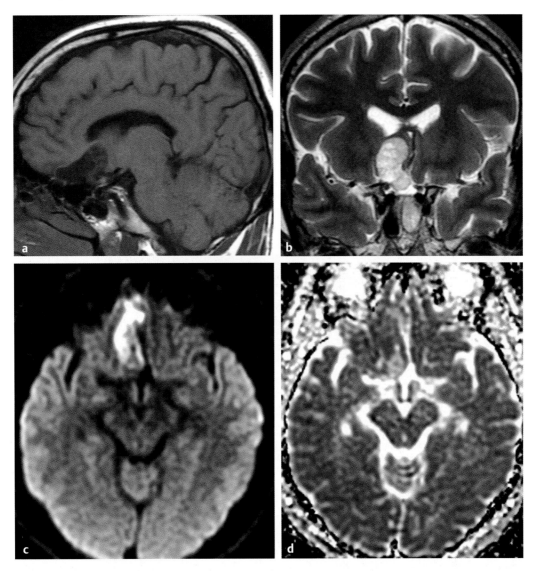

**图 7.6** 矢状位 T1W 图像(a)和冠状位 T2W 图像(b)显示右侧前窝池表皮样囊肿。病灶在 DWI(c)上表现为高信号,信号欠均匀,ADC 图(d)上,与脑实质相比,呈等信号。

了多种意义[8]。

　　在肿瘤术后 MRI 检查时加做 DWI,能获得预后信息。在肿瘤切除边缘可能会出现扩散受限区域[2,7],可能代表正常血管损伤,血流受阻或手术时机械损伤造成的细胞毒性水肿。DWI 异常可以分为:①术区残腔周边的线样病变,代表脑挫伤;②肿瘤残腔向外延伸,按供血区域分布,代表梗死,很有可能是因为白质下血流灌注突然中断造成的[7]。DWI 异常区与随访图像的强化区域一致,这些异常强化区域逐渐消失并形成脑软化灶[2,7]。这时不能误诊为肿瘤复发[2],而且肿瘤也不应该在手术时血供中断的区域复发[7]。因此术后 24~48 小时内的 MRI 上的扩散异常区域代表着脑梗死和(或)脑挫伤,以及手术的并发症。高级

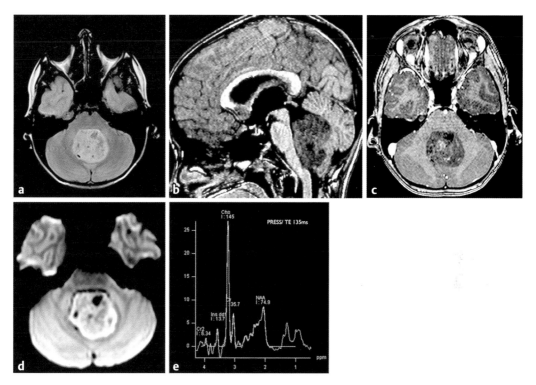

**图 7.7**　轴位 FLAIR(a)、矢状位 T1W 图像(b)和增强轴位 T1W 图像(c)，显示在第四脑室小脑蚓部一个占位性病变。病变在 DWI(d)上呈高信号，在 H¹-MRS(e)上胆碱/ N−乙酰天冬氨酸比值非常高。最后组织学诊断为典型髓母细胞瘤。

别胶质瘤患者术后出现这些异常却不一定是坏事，可作为评估预后良好的因素[7]。

## 7.4.2　假性进展

　　常规 MRI 随访中，在治疗后的高级别胶质瘤区域出现异常强化，这时诊断有可能会陷入困局。MRI 不能准确区分肿瘤复发、炎性进展或放化疗造成的坏死。替莫唑胺放化疗后，放射性坏死和假性进展均属于治疗相关异常强化[8]。假性进展指放化疗后的 3~6 个月内出现的异常强化，比单独的放射性损伤发生要早，见于约 30% 的病例中。假性进展通常是自限性的，代表残余肿瘤细胞对治疗的反应和血脑屏障的破坏。据报道，假性进展与 6−甲基−鸟嘌呤−DNA 甲基转移酶(MGMT)启动子甲基化状态有关[8]。假性进展之前的诊断主要基于常规 MRI 随访检查。目前用于评估脑肿瘤患者治疗后改变的神经肿瘤学治疗后反应评估(RANO)标准，是以常规 MRI 为基础制订的。关于使用 DWI 和 DTI 区分假性复发与复发性肿瘤的价值有限且研究结果是相互矛盾的[18,19]。

　　可获得的新发强化病灶的 ADC 值，相对于非肿瘤复发患者，肿瘤复发患者中病灶的 ADC 值较高[19]。这个发现得到组织学支持：即肿瘤区域细胞外间隙增加和肿瘤区域微坏死灶增加。而强化的非肿瘤复发病变，例如纤维化、神经胶质增生、巨噬细胞侵袭、血管改变和脱髓鞘改变等，均扩散受限[19]。然而，对于复发性肿瘤，ADC 值可以有截然相反的解释。肿瘤的高细胞密集度应该会导致 ADC 值降低，因 ADC 值应该主要受到肿瘤复发区域内的组织病理学改变的影响，与肿瘤进展类似，ADC 值应该降低。所以，ADC 值对预测预后作用不大[8]。在肿瘤复发和非复发病变之间也没有观察到 FA 值的差异[19,20]。AD 值和 RD 参数或许更敏感，特别是在病变周围组织中[19]。

### 7.4.3　假性反应

肿瘤生长依赖不受调节的肿瘤血管生成，肿瘤血管的特征是粗大、通透性高，这些血管血流灌注低效，容易导致肿瘤坏死。用于肿瘤治疗的新型抗血管生成剂，包括贝伐单抗，直接作用于血管内皮生长因子（VEGF）或其在血管壁上的受体以抑制血管生成，血管趋于正常化，即血管的管径缩小和通透性下降，导致病灶强化程度的迅速下降（在 24 小时内），但并不是真正的抗肿瘤作用[8]。RANO 标准中已做了相应改变，以应对这些新药导致的新的病症。病变的非强化部分用 FLAIR 序列评估，当强化部分不变，而肿瘤的非强化部分扩大时，代表假性反应。对有些患者，DWI 可见病

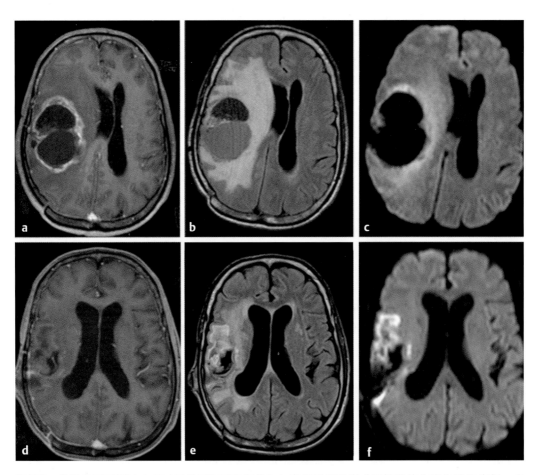

**图 7.8**　增强 T1W 图像（a），FLAIR（b）和 DWI 图像（c），高级别胶质瘤术后辅助放化疗失败的病例。患者开始使用抗血管生成药物后，除了病灶增强部分减少外（d），在 FLAIR（e）中观察到肿瘤增大和肿瘤浸润。DWI 上（f）扩散受限的区域可能对应于肿瘤扩散的区域。

灶周边出现扩散受限的区域，在随访 MRI 检查中有时就演变为肿瘤进展(图 7.8)[18]。

　　然而，在高级别胶质瘤患者治疗期间新出现的扩散受限区域的意义目前尚不清楚。在一些病例中，这些扩散受限区域可长时间保持稳定，并不演变成强化的肿瘤，有可能并不代表肿瘤进展，而是肿瘤的血管共同作用或非典型坏死[18]。肿瘤中强化区域和 FLAIR 序列上的高信号区域中若表现出 ADC 值降低的趋势，则最终演变为肿瘤进展，而稳定/非复发性肿瘤的 ADC 值在随访期间缓慢地上升[21]。

# 7.5　应用远景

## 7.5.1　高 b 值扩散加权成像 (HBDWI)

　　高 b 值(例如,b=3000mm²/s 或 4000mm²/s) DWI(HBDWI)可用于评估假性进展和假性反应[22,23]。假设是基于如果用多个 b 因子采集评估体素中扩散信号衰减不均匀的动力学，就可以确定单体素内的各个水分子扩散腔[24]。目前有几个模型可用于解释多 b 值，包括峰度、双指数模型、拉伸指数模型和最常见的双室模型[24]。HBDWI 对感兴趣组织的对比度比常规 b 值更强[22,23]，而且T2 穿透效应更小[23]。双室模型检测的扩散较慢和较快的成分，分别代表细胞内和细胞外扩散。HBDWI 对扩散较慢的成分较敏感，表明基于高 b 值的 ADC 值比低 b 值的 ADC 值能更准确地反映细胞密集度[22,23]。受慢扩散成分占优势的影响，高 b 值获得的 ADC 值低于标准 b 值获得的 ADC 值。HBDWI 的局限性是信噪比低于正常 b 值 DWI，并且目前尚未能确定最佳 b 值[22]。

　　对于肿瘤假性反应评估,HBDWI 效果优于 RANO 标准和 MacDonald 标准[22]。HBDWI 上的高信号区域代表肿瘤复发,这与正常 b 值 DWI 相似[22]。与假性进展相比，肿瘤复发也可检测到更低的 ADC 值,但使用 HBDWI 获得的 ADC 累加直方图的第五百分位数值是有望区分这两者的参数[23]。目前尚可使用具有多个 b 值的 DWI 来区分肿瘤病变周围的血管源性水肿与肿瘤浸润[24]。

## 7.5.2　功能扩散图

　　功能扩散图(fDM)显示 ADC 值随时间发生的变化,可以作为胶质瘤随访的生物标志物。fDM 需要将当前 ADC 图和基线图之间进行图像配准。在适当的配准之后，体素与体素相减以比较不同时间点(包括术后和术前)ADC 值的改变[8,22,25]。然后基于 ADC 值相对于基线值的变化对每个体素进行分类。红色体素表示高于基线的 ADC 值(被认为是低细胞密集度体素)，蓝色体素表示低于基线的 ADC 值(高细胞密集度体素)，而绿色体素表示没有变化的 ADC 值。在图像解读时应注意，水肿、神经胶质增生、感染和缺血等组织学改变也可能影响 ADC 值。实际应用中，基于出现于正常白质和灰质的 95% 置信界限，使用 0.4×10⁻³mm²/s 作为阈值，以区分静止性病变与进展性病变，并且该阈值具有最佳的敏感性和特异性[25]。与 FLAIR 异常高信号相比,fDM 细胞密集度的变化率可用于预测肿瘤进展、进展时间以及用抗血管生成药、细胞毒性药物治疗的总体生存期，因为 ADC 值改变要早于标准解剖结构成像[25]。

## 7.5.3　扩散张量成像的衍生物

　　DTI 将来不仅仅代表扩散，并且将移除众所周知的障碍：体素内的纤维束交叉和分散。克服交叉纤维障碍将用超张量表达技术，DSI 是其中最有可能成为现实的一种方法[2]。

扩散峰度（DK）成像能显示非高斯水扩散，是 ADC 值和 FA 值的补充。平均峰度（MK）可用于评估灰质和白质，解决纤维束交叉问题，并可用于肿瘤分级[2]（见第 15 章）。

## 7.5.4 纤维束示踪成像

在脑肿瘤切除前，辨别正常组织与中断的白质纤维束是至关重要的[26]。肿瘤周围区域的白质纤维受累模式是基于 DTI 产生的 FA 图[14]。然而，扩散张量模型仅适用于描述给定体素内单个纤维群体，并且不能准确描述复杂白质体素中的微结构，因为其包含了由相交纤维束组成的一条以上纤维或受邻近方向不同纤维束的部分容积效应影响[27]。为了克服这些问题，期望使用从由 q 球重建的 HARDI 导出的信息，提供可以更好地分辨单体素内的多个纤维束的取向分布函数（ODF）。概率 q-球纤维示踪方法超越了肿瘤术前计划的标准纤维示踪方法[26,27]，它可以更灵敏、更好地显示所涉及的纤维束，特别适用于脊髓[27]。

# 7.6 小结

DWI 和 DTI 是有助于脑肿瘤评估的先进 MRI 技术，可用于原发性脑肿瘤分级、显示脑肿瘤侵袭范围和其他颅内病变的鉴别诊断以及评估预后等。DWI 和 DTI 新的采集方法、新的后处理方法等将进一步提高它们作为肿瘤评价工具的效能。

（周彩红 译 黄飚 校）

## 参考文献

[1] Toh CH, Wei KC, Ng SH, Wan YL, Lin CP, Castillo M. Differentiation of brain abscesses from necrotic glioblastomas and cystic metastatic brain tumors with diffusion tensor imaging. AJNR Am J Neuroradiol 2011; 32(9): 1646–1651

[2] Hygino da Cruz LC, Jr, Vieira IG, Domingues RC. Diffusion MR imaging: an important tool in the assessment of brain tumors. Neuroimaging Clin N Am 2011; 21(1): 27–49, vii

[3] Zulfiqar M, Yousem DM, Lai H. ADC values and prognosis of malignant astrocytomas: does lower ADC predict a worse prognosis independent of grade of tumor?–a meta-analysis. AJR Am J Roentgenol 2013; 200(3): 624–629

[4] Svolos P, Tsolaki E, Kapsalaki E, et al. Investigating brain tumor differentiation with diffusion and perfusion metrics at 3T MRI using pattern recognition techniques. Magn Reson Imaging 2013; 31(9): 1567–1577

[5] Kickingereder P, Wiestler B, Sahm F, et al. Primary central nervous system lymphoma and atypical glioblastoma: multiparametric differentiation by using diffusion-, perfusion-, and susceptibility-weighted MR imaging. Radiology 2014; 272(3): 843–850

[6] Borja MJ, Plaza MJ, Altman N, Saigal G. Conventional and advanced MRI features of pediatric intracranial tumors: supratentorial tumors. AJR Am J Roentgenol 2013; 200(5): W483–W503

[7] Furuta T, Nakada M, Ueda F, et al. Prognostic paradox: brain damage around the glioblastoma resection cavity. J Neurooncol 2014; 118(1): 187–192

[8] Shiroishi MS, Booker MT, Agarwal M, et al. Posttreatment evaluation of central nervous system gliomas. Magn Reson Imaging Clin N Am 2013; 21(2): 241–268

[9] Chen L, Liu M, Bao J, et al. The correlation between apparent diffusion coefficient and tumor cellularity in patients: a meta-analysis. PLoS ONE 2013; 8(11): e79008

[10] Server A, Graff BA, Josefsen R, et al. Analysis of diffusion tensor imaging metrics for gliomas grading at 3 T. Eur J Radiol 2014; 83(3): e156–e165

[11] Lee EJ, Ahn KJ, Lee EK, Lee YS, Kim DB. Potential role of advanced MRI techniques for the peritumoural region in differentiating glioblastoma multiforme and solitary metastatic lesions. Clin Radiol 2013; 68(12): e689–e697

[12] Min ZG, Niu C, Rana N, Ji HM, Zhang M. Differentiation of pure vasogenic edema and tumor-infiltrated edema in patients with peritumoral edema by analyzing the relationship of axial and radial diffusivities on 3.0 T MRI. Clin Neurol Neurosurg 2013; 115(8): 1366–1370

[13] Pavlisa G, Rados M, Pavlisa G, Pavic L, Potocki K, Mayer D. The differences of water diffusion between brain tissue infiltrated by tumor and peritumoral vasogenic edema. Clin Imaging 2009; 33(2): 96–101

[14] Jellison BJ, Field AS, Medow J, Lazar M, Salamat MS, Alexander AL. Diffusion tensor imaging of cerebral white matter: a pictorial review of physics, fiber tract anatomy, and tumor imaging patterns. AJNR Am J Neuroradiol 2004; 25(3): 356–369

[15] Bano S, Waraich MM, Khan MA, Buzdar SA, Manzur S. Diagnostic value of apparent diffusion coefficient for the accurate assessment and differentiation of intracranial meningiomas. Acta Radiol Short Rep 2013; 2(7): 2047981613512484

[16] Tang Y, Dundamadappa SK, Thangasamy S, et al. Correlation of apparent diffusion coefficient with Ki-67 proliferation index in grading meningioma. AJR Am J Roentgenol 2014; 202(6): 1303–1308

[17] Valles FE, Perez-Valles CL, Regalado S, Barajas RF, Rubenstein JL, Cha S. Combined diffusion and perfusion MR imaging as biomarkers of prognosis in immunocompetent patients with primary central nervous system lymphoma. AJNR Am J Neuroradiol 2013; 34(1): 35–40

[18] Rodriguez Gutierrez D, Awwad A, Meijer L, et al. Metrics and textural features of MRI diffusion to improve classification of pediatric posterior fossa tumors. AJNR Am J Neuroradiol 2014; 35(5): 1009–1015

[19] Sundgren PC, Fan X, Weybright P, et al. Differentiation of recurrent brain tumor versus radiation injury using diffusion tensor imaging in patients with new contrast-enhancing lesions. Magn Reson Imaging 2006; 24(9): 1131–1142

[20] Alexio GA, Zikou A, Tsiouris S, et al. Comparison of diffusion tensor, dynamic susceptibility contrast MRI and (99m)Tc-Tetrofosmin brain SPECT for the detection of recurrent high-grade glioma. Magn Reson Imaging 2014; 32(7): 854–859

[21] Jain R, Scarpace LM, Ellika S, et al. Imaging response criteria for recurrent gliomas treated with bevacizumab: role of diffusion weighted imaging as an imaging biomarker. J Neuro-oncol 2010; 96(3): 423–431

[22] Yamasaki F, Kurisu K, Aoki T, et al. Advantages of high b-value diffusion weighted imaging to diagnose pseudo-responses in patients with recurrent glioma after bevacizumab treatment. Eur J Radiol 2012; 81(10): 2805–2810

[23] Chu HH, Choi SH, Ryoo I, et al. Differentiation of true progression from pseudoprogression in glioblastoma treated with radiation therapy and concomitant temozolomide: comparison study of standard and high-b-value diffusion weighted imaging. Radiology 2013; 269(3): 831–840

[24] Vandendries C, Ducreux D, Lacroix C, Ducot B, Saliou G. Statistical analysis of multi-b factor diffusion weighted images can help distinguish between vasogenic and tumor-infiltrated edema. J Magn Reson Imaging 2014; 40(3): 622–629

[25] Schmainda KM. Diffusion weighted MRI as a biomarker for treatment response in glioma. CNS Oncol 2012; 1(2): 169–180

[26] Zhang H, Wang Y, Lu T, et al. Differences between generalized q-sampling imaging and diffusion tensor imaging in the preoperative visualization of the nerve fiber tracts within peritumoral edema in brain. Neurosurgery 2013; 73(6): 1044–1053, discussion 1053

[27] Bucci M, Mandelli ML, Berman JI, et al. Quantifying diffusion MRI tractography of the corticospinal tract in brain tumors with deterministic and probabilistic methods. Neuroimage Clin 2013; 3: 361–368

# 第 **8** 章

## 扩散加权成像和扩散张量成像在感染性病变中的应用

*Claudia da Costa Leite、Maria da Gra Morais Martin、
Mauricio Castillo*

**要点**

- DWI 是中枢神经系统感染性病变以及其他病变的一种重要诊断工具。

- 无论何种病因，脑膜炎在 DWI 上均可出现蛛网膜下隙高信号。脑膜炎的并发症，如梗死、静脉血栓形成、积脓、脑室炎及脓肿，在 DWI 上均有特征性表现。

- 化脓性脓肿在 T2W 图像上通常表现为一个呈低信号的环形病灶，增强扫描后外周明显强化，脓肿核心部分在 DWI 上呈高信号，ADC 值降低。真菌性脓肿和结核性脓肿在 DWI 上可表现为各种各样的信号，不像化脓性脓肿那样总表现为高信号。真菌性脓肿通常多发，而且其囊壁多有分隔或皱缩。

- DWI 可早期发现疱疹病毒感染征象，表现为颞叶、额叶、岛叶和扣带回扩散受限。

- 免疫力低下的患者，进行性多灶性白质脑病在 DWI 上可表现为病灶前缘高信号，有时扩散受限。弓形虫感染病变则不存在扩散受限表现。

- DWI 对诊断克-雅病(Creutzfeldt-Jakob

病)非常有用，因为 DWI 能显示克-雅病高信号病灶，比其他序列显示更清晰。

## 8.1 临床应用

### 8.1.1 引言

神经影像是中枢神经系统(CNS)感染诊断和治疗计划制订的一个必不可少的工具。DWI 的应用提高了某些感染性疾病的诊断。DWI 能为传统的 MRI 序列提供额外信息，以便更好地了解疾病病理生理过程，并尽早对很多感染性病变做出更精确的诊断。DWI 是许多感染性病变诊断的一个重要成像工具，如脑炎、脓肿、脑室炎、积脓，以及感染性病变的其他并发症，如由于血管炎或静脉血栓引起的梗死。在某些情况下，DTI 可以帮助随访病变的治疗后反应，以及更好地评估其结局。本章讨论了几种主要的病原微生物(即细菌、病毒、真菌、寄生虫和朊病毒等)相关疾病，以及 DWI 和 DTI 对其诊断、治疗策略和随访的作用。

## 8.1.2　感染以及 DWI 和 DTI 的概述

### 细菌感染

细菌感染需要及时诊断和治疗。感染过程可以局限于脑膜或脑脊液（CSF）腔（脑膜炎、脑室炎），也可以扩散到脑实质（脑炎、脑脓肿）。它也可以发生于脑膜之间（积脓）。

脑膜炎的定义为环绕大脑及脊髓覆膜的炎症。通常根据临床症状和 CSF 分析可诊断。在腰穿前需要影像学检查以排除颅内高压及发现脑膜炎并发症[1]。

无论何种致病菌，CT 是诊断脑膜炎最常用的影像诊断工具。对于没有并发症的脑膜炎，通常不必行 MRI 检查，但如果发现脑膜炎并发症，如血管炎和积脓，则 MRI 优于 CT。MRI 能在 FLAIR 或增强后 T1W 序列显示脑膜异常。（作者认为 FLAIR 增强应该用于特殊情况，如感染或是癌性脑膜炎）。DWI 可以显示蛛网膜下隙高信号影及脑膜炎的并发症，如感染性血管炎和静脉血栓导致的急性脑梗死。脑膜炎的蛛网膜下隙 DWI 高信号是由于混有炎性细胞及碎屑的蛋白质渗出物（图 8.1）[2]。

MRI 是诊断脑膜炎相关性脑外积液的一个很好的工具。脑外积液可以是无菌性（渗出/水瘤）或感染性（积脓）。这些并发症

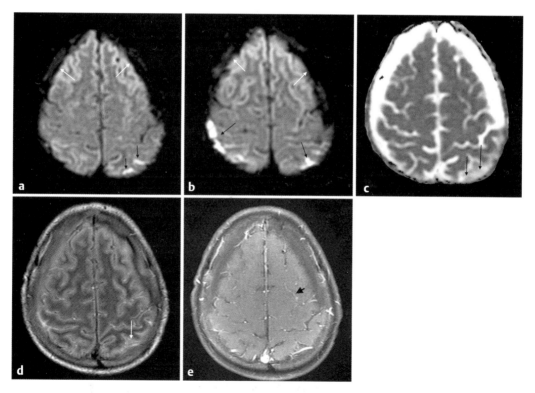

**图 8.1**　肺炎链球菌脑膜炎在 DWI 上呈高信号。(a,b)轴位 DWI 显示顶叶脑沟高信号（黑箭）和双侧硬膜下积液，呈低信号（白箭）；(c)在 ADC 图上，顶叶脑沟相对脑脊液信号呈低信号（黑箭），虽然相对脑实质，信号未见降低。硬膜下积液的信号接近脑脊液（CSF）；(d)轴位 FLAIR 增强图像也显示顶叶脑沟高信号（白箭），双侧硬膜下积液与脑脊液相似；(e)T1W 增强图像显示部分脑沟内柔脑膜轻微强化（黑箭）。

常见于 2 岁以下肺炎球菌相关性脑膜炎的患儿。渗出/水瘤通常为双侧、范围广，主要位于额颞区（图 8.2）。另一方面，积脓可以位于硬膜下或硬膜外，通常表现为 T1W 图像上信号较脑脊液高，T2W 图像呈高信号，外周强化，以及 DWI 高信号和扩散系数降低（图 8.3）[1]。

化脓性脓肿的诊断对于正确和及时的治疗至关重要。细菌性脓肿的主要病原微生物是金黄色葡萄球菌和链球菌群。

脑脓肿典型的进展分四个阶段：早期脑炎期、晚期脑炎期、脓肿壁形成早期和脓肿壁形成晚期。无论什么病原体感染形成的脑脓肿，MRI 表现均非常相似[3]。第一阶段的脑炎特点是血管瘀血、脑实质点状出血和水肿，引起边界不清的脑实质软化区。MRI 表现没有特异性，表现为 T2W 图像上呈高信号，轻微或基本不强化。脓肿壁形成期大约在第 2 周开始，可持续几个月，特征性表现是中央坏死区，周围环绕着胶原增生形成的囊壁。脓肿壁在 T1W 图像上可呈光滑或分叶状高信号，在 T2W 图像上呈低信号，增强扫描呈光滑、薄壁强化。因为脓肿表现为环形强化，应与许多其他环形强化的病变进行鉴别，尤其是坏死性肿瘤。在 DWI 上脓肿中心通常表现为高信号以及扩散系数（ADC）值明显下降。在环形强化病变中，如果 ADC 值低，

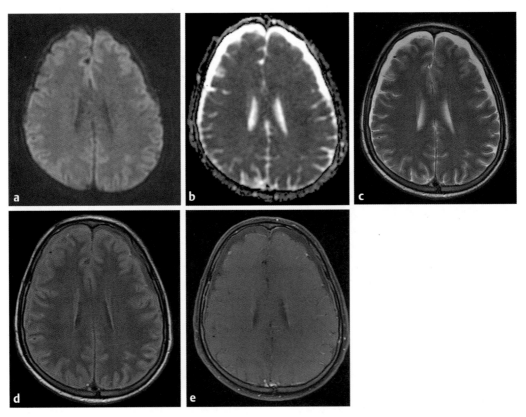

**图 8.2** 硬膜下积液。双侧硬膜下积液的信号与脑脊液（CSF）信号相似，轴位 DWI 呈低信号(a)，ADC 图呈高信号(b)，T2W 图像上呈高信号(c)，FLAIR 相对于脑脊液呈高信号(d)，可能是由于蛋白质成分，T1W 增强图像无强化(e)。

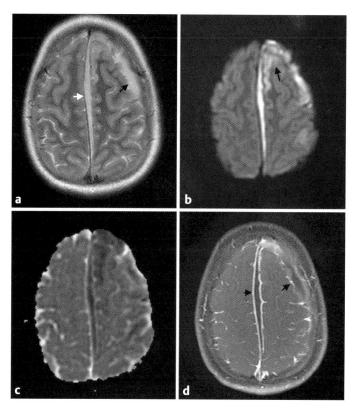

图 8.3　该患者有鼻窦炎并遭受面部创伤，进展为脑膜炎合并积脓、脑炎和（或）血管炎以及左侧大脑半球梗死。轴位 T2W 图像（a）显示左额（黑箭）和大脑镰旁硬膜下积液（白箭），DWI 上也呈高信号（b），ADC 图上呈低信号（c），是典型的硬膜下积脓表现。注意左额叶脑回（箭）也可见 DWI 高信号（b），相应 ADC 图呈低信号，这可以归因于大脑炎或梗死。轴位 T1W 增强图像显示积脓边缘强化（箭）（d）。

诊断壁形成期脓肿而非肿瘤坏死的准确性很高；如果病灶在 T2W 图像上呈一个完整的低信号环，则诊断脓肿的准确率更高（图 8.4）[3]。脓肿中心 ADC 降低归因于脓液内含有微生物、大分子物质、细胞碎片、蛋白质、氨基酸和炎症细胞，妨碍或阻止正常的自由水运动[4]。尽管环形强化病变中心 ADC 值降低诊断细菌性脓肿准确性很高，但是有些真菌性脓肿，甚至坏死肿瘤（尤其是转移瘤）其中心成分偶尔也表现为扩散受限，同时，一些细菌性脓肿可能并不出现扩散受限。脑脓肿治疗后 ADC 值比治疗前升高（扩散受限降低）；因此 DWI 可以作为一种评估治疗反应的工具（图 8.5 和图 8.6）。脑脓肿复发 ADC 值则会进一步降低[6]。

Gupta 等[7,8]研究 DTI 时发现，细菌脓肿腔的 FA 值增高（图 8.4f），与神经炎性分子呈正相关，提示 FA 值升高反映了脑脓肿内各种黏附分子的升高。Nath 等[6]研究发现，20 例脓肿患者经过 4 周成功治疗后，脓肿腔内 FA 值降低。

脑室炎是一种少见的颅内感染，与脓肿破入脑室系统、基底池脑膜炎扩散到脑室、脑室积脓或者医源性有关。这是一种潜在致命性的中枢神经系统感染。MRI 表现为脑室扩大，室管膜于 T2W 及 FLAIR 图像上呈高信号，脑室壁呈线样强化。脑室内细胞碎片/脓液沉积在底部，有时可表现为液液平面。细胞碎片/脓液在 FLAIR 和 DWI 图像上呈高信号，ADC 值降低（图 8.7）[9]。

其他与脑膜炎相关的并发症是血管性病变，例如，急性脑梗死和静脉血栓（图 8.8）。DWI 是诊断急性动脉性脑梗死的一种有用的工具，但对静脉性脑梗死的诊断

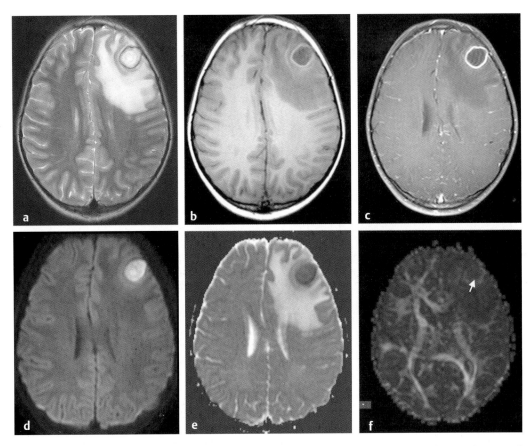

**图 8.4** 脑脓肿和相邻脑实质广泛水肿。轴位 T2W 图像上 (a) 脓肿中心呈高信号，在 T1W 平扫 (b) 和增强扫描图像上 (c) 呈低信号，在轴位 DWI(d) 扩散受限呈高信号及 ADC 图 (e) 呈低信号，而周围水肿扩散增加（ADC 图呈高信号）。T2W 图像上 (a) 可见低信号环，T1W 图像上 (b) 可见高信号环，边缘均匀强化 (c)。相对于其他囊性病变，扩散张量成像 (f) 通常显示各向异性分数值升高，彩色编码图可能显示内部结构不均匀 (箭)，提示典型的脓液成分。（见彩插）

则有一定局限性，因为静脉性梗死可有多种多样的表现。

谈及颅内细菌感染，必须要强调一下神经结核，因其在免疫力低下人群，如 AIDS 或器官移植患者以及来自结核疫区的人群中流行性有所升高。神经结核的主要表现为脑膜炎 (95% 的病例)，主要累及基底池的脑膜。脑实质的病变可以认为是脑膜结核的并发症，包括梗死或脓肿/肉芽肿形成[10]。DWI 对诊断急性脑梗死、鉴别急性与亚急性或慢性脑梗死以及发现血管炎非常有用[11]。结核瘤中心在 T2W 图像上可表现为高信号或低信号，通常这些病变在 DWI 上呈低信号，在 ADC 图上呈高信号（扩散不受限）(图 8.9)。然而，结核瘤也可表现为 DWI 高信号和 ADC 图低信号[12]。结核瘤和结核性脓肿均可呈环形强化，DWI 呈中心高信号或低信号，ADC 值降低或不降低，使得在常规 MRI 序列和 DWI 上难以鉴别实质成分与干酪样坏死 (图 8.10)[13]。表 8.1 总结了细菌感染的主要 DWI 表现。

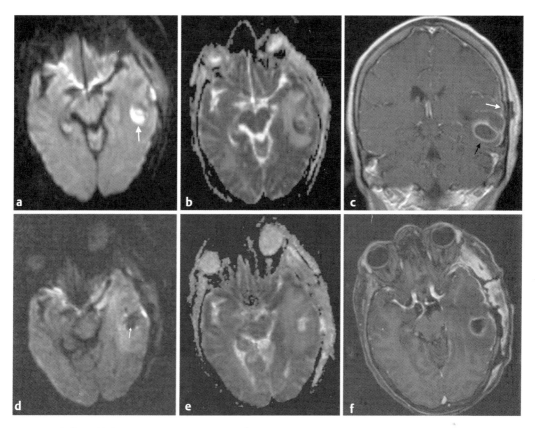

**图 8.5**　脓肿。(a)轴位 DWI 显示一个左颞叶高信号病变(箭);(b)病灶的 ADC 值下降;(c)冠状位 T1W 增强图像显示病灶边缘强化(黑箭),伴随脑膜受累(白箭)。诊断为细菌性脓肿;(d)手术引流后病灶缩小,中心部分 DWI 呈低信号(箭);(e)ADC 值增高;(f)轴位 T1W 增强图像显示手术腔和相邻脑膜持续强化。DWI 无高信号,表明脓液引流干净。

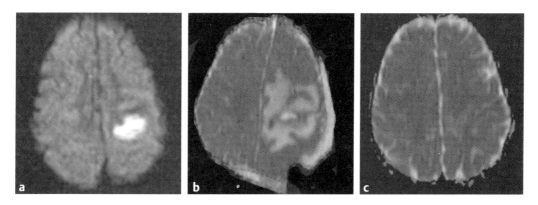

**图 8.6**　脓肿术后改善。(a)轴位 DWI 显示左侧大脑半球高信号病灶;(b)引流手术后 3 天,轴位 ADC 图显示病灶体积缩小,周边水肿增多,以及术后脑外积液;(c)1 个月后随访,轴位 ADC 图显示病变几乎完全吸收。

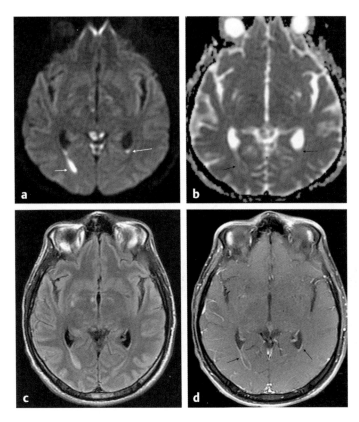

图 8.7 肺炎球菌脑膜炎和脑室炎患者,双侧侧脑室内扩散受限,在 DWI(a)上表现为高信号液平(箭),在(b)ADC 图上呈低信号;(c)FLAIR 图像相应部位呈高信号;(d)T1W 增强图像显示室管膜下强化(箭)。

## 病毒感染

弥漫广泛性脑组织感染即所谓的脑炎最常见的原因是病毒。中枢神经系统病毒感染可表现为脑膜炎、脑炎和慢性脑病。

最常见的中枢神经系统病毒感染是疱疹 1 型病毒性脑炎,或称口腔疱疹病毒,具有很高的发病率和死亡率。组织病理学上疱疹病毒性脑炎是一种暴发坏死性脑炎,并且多数为出血性脑膜脑炎,主要累及颞叶、额叶底部、岛叶和扣带回[14]。疱疹病毒性脑炎的诊断主要依靠 CSF 聚合酶链反应(PCR)技术,但这项测试在发病 72h 之内可能为阴性。在这种情况下,DWI 可能在发现特征性病变中发挥重要作用,因为早期治疗是至关重要的。DWI 显示病变脑区呈高信号,且 ADC 值降低,提示细胞毒性水肿

或兴奋毒性水肿(图 8.11)。T2W 和 FLAIR 图像显示单侧或双侧颞叶、额叶底部、岛叶和(或)扣带回高信号病变,伴有脑回水肿、脑膜或皮质强化,有时可见点状出血灶。DWI 能显示相同的病变,但 DWI 序列比其他 MRI 序列能更早、更容易检出病变。此外,DWI 比 T1WI 或 T2WI 显示受累脑组织范围更广,能更好地勾画出脑组织受累程度。

在疱疹病毒性脑炎慢性阶段,受累脑区的 ADC 值升高。Grydelandet 等[15]研究了 5 例患者的 DTI,这 5 例患者均由疱疹病毒性脑炎引起慢性单侧颞叶内侧病变,临床表现为语言及视觉空间记忆缺失。除了病变侧受累脑组织外,对侧未受累脑区亦表现出连接内侧颞叶与其他脑区的纤维束 FA 值下降以及 MD 值和 RD 值升高。主要累及内侧颞叶(通常为左侧)可以解释语言

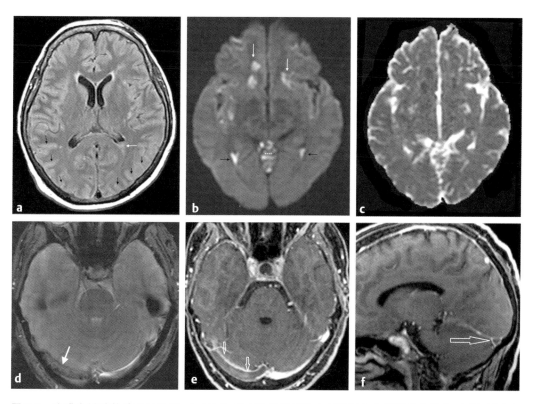

图 8.8　脑膜炎导致静脉血栓形成。(a)轴位 FLAIR 显示脑沟内(黑箭)和左侧侧脑室后角(白箭)轻度高信号；(b)DWI 显示侧脑室内异常信号(脑室炎)(黑箭)，小脑脑沟(星号)及大脑侧裂脑膜炎显示更明显；也显示了皮层下区由于脑梗死所致扩散受限区域(白箭)，ADC 图(c)呈低信号；(d)T2 梯度回波序列显示右侧横窦低信号影(白箭)，由于静脉血栓形成，在增强轴位(e)和矢状位图像(f)上表现为充盈缺损(空心箭)。

记忆障碍，右侧内侧颞叶受累可以解释视觉空间记忆受损。这样就可以解释单侧疱疹病毒性脑炎如何产生视觉空间记忆和语言记忆障碍。

巨细胞病毒(CMV)是疱疹病毒的一种，常累及免疫缺陷患者的中枢神经系统。巨细胞病毒中枢神经系统感染最常见的表现是脑室脑炎。在这些病例中，FLAIR 和 DWI 序列可以显示室管膜下/脑室旁和透明隔异常高信号影，而 T1W 增强后可以显示室管膜强化。上述区域在 DWI 序列上 ADC 值降低(扩散受限)(图 8.12)[16]。

进行性多灶性白质脑病(PML)多发生在免疫力低下患者，与 JC 病毒在少突胶质细胞内复制有关，通常累及脑白质。诊断是基于 PCR 技术检验脑脊液中的 JC 病毒 DNA。PML 病变常累及皮层下 U 型纤维，表现为扇贝样，无占位效应，通常没有强化。在 DWI 上，病灶的前缘呈高信号(图 8.13)，这主要归因于活动性脱髓鞘和炎症。病变外围可能表现为 ADC 值和 MD 值降低[17,18]。在随访研究中发现，DWI 上的高信号环信号逐渐降低，而在 T2W 图像上仍保持为高信号[17]。Buckle 和 Castillo[19]发现，经过高活性反转录病毒治疗后，最初评价时最大 ADC 值越高的患者临床进展越快。

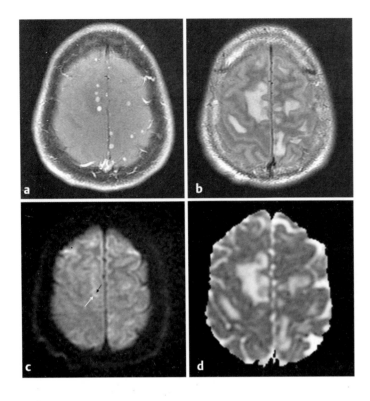

图 8.9 粟粒性结核。(a)T1W 图像显示患者多发强化小结节;(b)FLAIR 显示水肿;(c)DWI 显示病灶周边轻度高信号(白箭),病灶中心呈低信号 (黑箭);(d)相应 ADC 图显示扩散不受限。

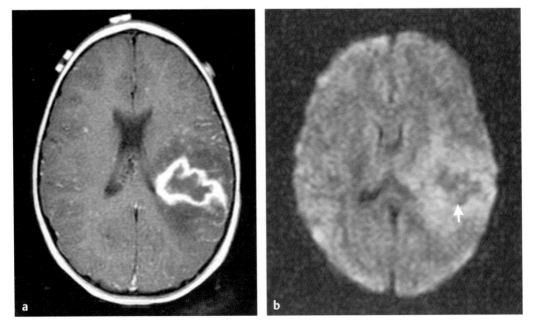

图 8.10 结核病患者。(a)轴位 T1W 增强图像显示病灶周边强化及周围水肿;(b)轴位 DWI 显示中央部分呈低信号(箭)。

表 8.1　颅内细菌感染 DWI 主要表现

| 病变 | DWI 表现 |
| --- | --- |
| 脑膜炎 | DWI 表现正常,或脑脊液呈高信号,相对于脑实质无扩散受限,但相对于 CSF 扩散受限 |
| 积液/水瘤 | 相对于 CSF,DWI 呈等信号或稍高信号,ADC 图无扩散受限 |
| 积脓 | 高于 CSF 信号,低 ADC 值 |
| 脑脓肿 | DWI 呈中心高信号,低 ADC 值 |
| 治疗成功的脓肿 | 相对于未经治疗脓肿,ADC 值升高 |
| 脑室炎 | 脑室内容物 DWI 呈高信号,ADC 扩散受限 |

ADC,表观扩散系数;CSF,脑脊液;DWI,扩散加权成像

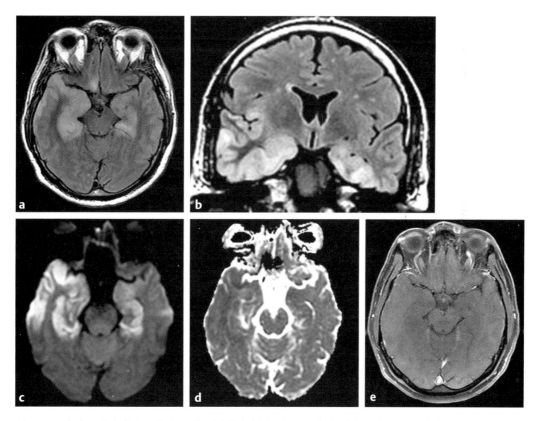

**图 8.11**　疱疹性脑炎患者。检查显示双侧颞叶皮层–皮层下受累,特征性表现为在轴位(a)和冠状位(b) FLAIR 图像上呈高信号,延伸至额叶和岛叶;(c)DWI 呈高信号;(d)ADC 图呈低信号;(e)T1W 增强图像未见强化。

　　人类免疫缺陷病毒(HIV)对中枢神经系统的直接影响与获得性免疫缺陷综合征(AIDS)终末期及 AIDS 痴呆有关。Chen 等[20]利用 DTI 研究 HIV 阳性患者,发现白质广泛受累,AIDS 痴呆患者比 AIDS 无痴呆患者更严重(FA、MD、AD 和 RD 值的变

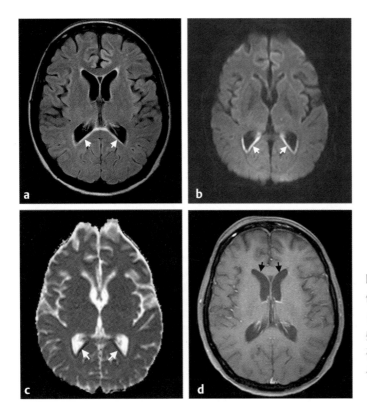

**图 8.12** 巨细胞病毒感染患者。侧脑室三角区层面轴位 FLAIR (a) 及 DWI (b) 显示沿着侧脑室壁的曲线状高信号（箭），且 ADC 值明显降低（c，箭），增强 T1W 图像显示室管膜轻度强化（d，箭）。

化），而 RD 值是受影响最严重的参数，提示脱髓鞘是该疾病的主要病理改变。

其他病毒感染，包括流感病毒和 EB 病毒，一般较少累及中枢神经系统，病变在 DWI 图像上的显示也比 T2W 图像上更早和（或）更广泛。DWI 高信号病变可呈现扩散受限，可能与脑炎和细胞毒性水肿有关[21]。这些情况下，用细胞毒性水肿来解释 ADC 受限仍存在争议；有些患者在随访中病灶完全缓解或临床康复，细胞毒性水肿应该不会出现这种情况[22]。

亚急性硬化性全脑炎（SSPE）是一种罕见的进展性退化性/炎性疾病，发生在感染麻疹几年之后。临床分期与 MRI 表现之间没有明显相关性，有时患者临床功能严重受损，但其 MRI 表现却是正常的。最常受累的区域包括脑室周围和皮层下白质及胼胝体，表现为 T2W 和 FLAIR 图像上呈

高信号，一般无强化。在非常早期的 SSPE 中也发现过 ADC 值降低和升高区域。在该疾病的进展期，不同脑区的 ADC 值升高，并随着病程的进展而进一步升高[23]。

**真菌感染**

除了糖尿病和免疫力低下患者，一般人群真菌感染比较少见。中枢神经系统真菌疾病可能是继发于鼻窦感染（图 8.14）或从其他部位如肺血行播散而来[24]。与细菌感染相似，真菌感染可表现为脑膜炎、脑炎、脓肿和肉芽肿。血管并发症也会接踵而来，包括急性梗死和真菌感染性动脉瘤。中枢神经系统受累情况取决于真菌的大小：酵母菌是小的单细胞真菌，通常会引起脑膜炎和微小脓肿，而大型有菌丝的真菌往往累及脑实质。

最常引起脑膜炎的真菌是新型隐球菌

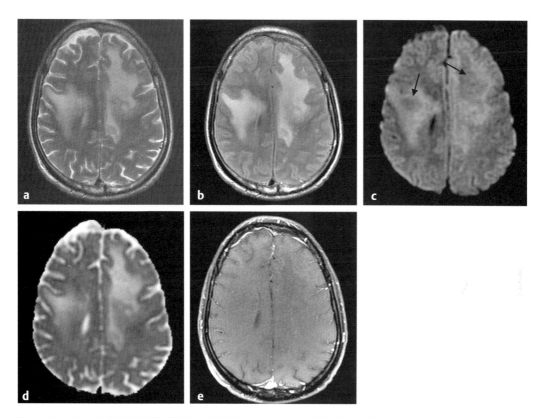

**图 8.13**　AIDS 患者并进行性多灶性白质脑病(PML)。PML 病变累及皮层下白质,双侧不对称。T2W(a)、FLAIR(b)、DWI(c)及 ADC 图(d)显示病变呈高信号。DWI 图像上,病变的外围与中心部分相比呈高信号(箭);(e)T1W 增强图像未见强化。

和白色念珠菌。除了脑膜强化,隐球菌脑膜炎在 DWI 上可见蛛网膜下隙呈高信号(图8.15)。如真菌性脑膜炎继发鼻窦感染,应寻找真菌性鼻窦炎的特征性征象,包括鼻腔和鼻窦黏膜结节增厚、无气液平面、CT表现为高密度、T1W 及 T2W 图像上呈低信号[25]。

　　真菌性脑炎的 MRI 表现通常无特异性,T2W 及 FLAIR 图像上呈高信号,DWI和增强扫描表现多样。DWI 可以表现为不均匀高信号伴有点状扩散受限,增强扫描病灶轻微强化或无强化[25,26]。

　　免疫功能正常的患者,化脓性脓肿和真菌性脓肿均可表现为环形强化病灶。在免疫功能不全的患者中,病灶无强化可能

与宿主免疫系统不能正常工作有关[25]。T2W 图像上的低信号环在真菌和细菌性脓肿中都可见到。化脓性脓肿与真菌性脓肿的区别应基于病灶的数量及边缘特征,真菌性脓肿常多发,边缘分叶或皱褶。在 DWI上真菌性脓肿壁可扩散受限,但其核心部分通常不会扩散受限(图8.16)。少数情况下真菌性脓肿的核心出现像化脓性脓肿那样的扩散受限(图8.17 和图8.18)[24,25]。

　　真菌性肉芽肿较罕见,通常与曲霉菌或隐球菌感染相关。它们在 T2W 图像上表现为中等或低信号,伴周边高信号水肿带[25]。

　　新型隐球菌是一种类似酵母菌的真菌,可感染免疫力低下以及免疫功能正常的患者。如前所述,隐球菌病可累及中枢神经系

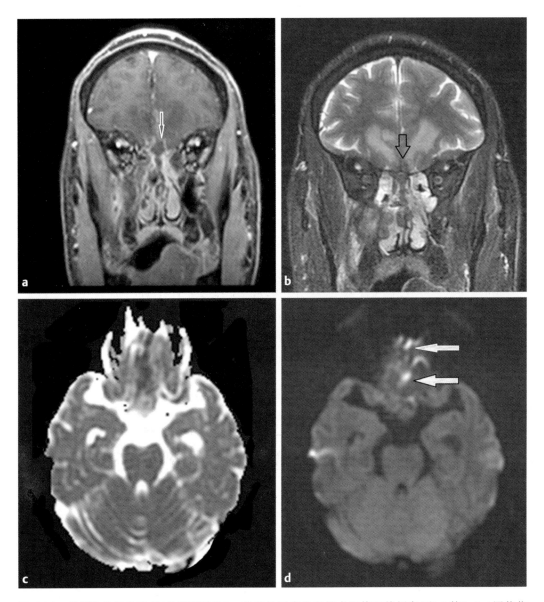

**图 8.14** 真菌性鼻窦炎患者(毛真菌感染)。检查显示病灶向颅内延伸至前颅窝(空心箭),(a)冠状位T1W 增强图像显示病灶周边强化;(b)T2W 图像显示病灶呈低信号(箭)并周围水肿;(c)ADC 显示扩散受限,呈特征性低信号;(d)DWI 也呈高信号(箭)。

统,最常见的表现为脑膜炎,但也可以表现为脑实质受累(凝胶样假性囊肿或隐球菌性囊肿)。脑实质受累可由 Virchow-Robin 间隙传播,形成凝胶样假性囊肿。凝胶样假性囊肿扩散不受限(图 8.19),其增强表现变化多样,依赖于患者的免疫状态。隐球菌瘤通常

发生在免疫力正常的患者,位于血管周或大脑皮层区域[27]。

烟曲霉属真菌是引起中枢神经系统实质受累最常见的真菌。中枢神经系统侵袭性曲霉菌病可以表现为脑炎,伴或不伴脓肿、肉芽肿和硬脑膜肿块。曲霉菌性脓肿的

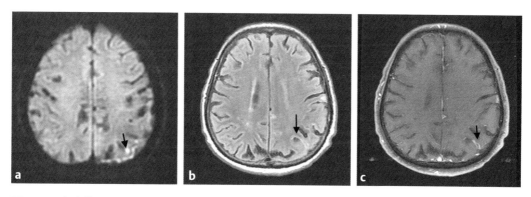

图 8.15　隐球菌性脑膜炎。(a)MRI 显示顶叶脑沟增宽,以及 DWI 额顶叶点状高信号灶(箭);(b)FLAIR 图像上还可见周围病灶及脑沟高信号(箭);(c)T1W 增强图像在相同区域可见强化(箭)。

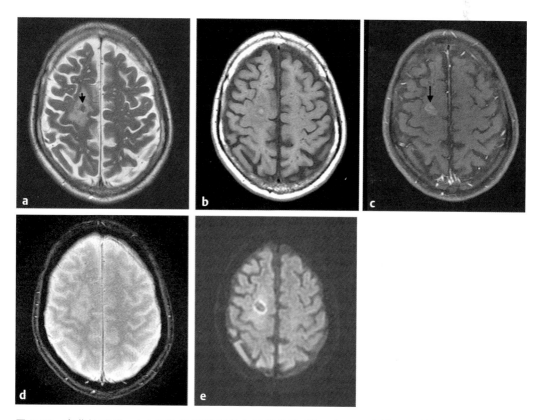

图 8.16　真菌性脓肿。(a)病变在 T2W 图像上呈低信号(箭);(b)T1W 图像上呈高信号;(c)轻度强化(箭);(d)在 T2 梯度回波序列无磁敏感效应。病灶周围有水肿;(e)DWI 显示外周呈高信号,中心呈低信号。

MRI 表现与其他真菌脓肿相似,但可发生点状出血灶,且 DWI 表现各异(图 8.20)。曲霉菌病也可以表现为颅内脑外硬脑膜肿块影,T2W 图像上病变呈低信号,增强后均匀强化。其他中枢神经系统曲霉菌病的特征表现有侵犯血管继发的血管炎、继发

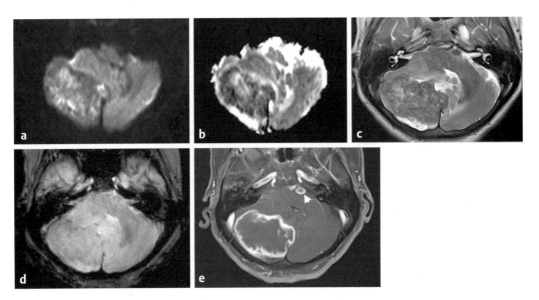

**图 8.17** 隐球菌脓肿。右侧小脑半球病变显示扩散受限，DWI 呈高信号(a)，ADC 图呈低信号(b)。T2W 图像上呈低信号(c)，但 T2 梯度回波序列并没有低信号(d)，证明其 T2WI 表现并不是因为出血或钙化。T1W 增强图像显示病灶边缘强化(e)。注意，脑桥左前方有一个具有相同表现的较小病灶。

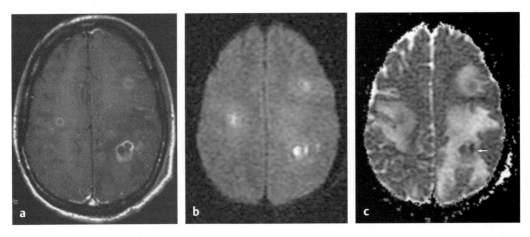

**图 8.18** 多发真菌性脓肿患者。(a)轴位 T1W 增强图像显示多个环形强化病变；(b)轴位 DWI 显示有些病变中央高信号，且 ADC 图显示 ADC 值降低(c，箭)。

性脑梗死以及少见的真菌性动脉瘤或实质出血。DWI 可以发现早期脑梗死，而随后由于脑脓肿而变得复杂[24]。

### 寄生虫感染

中枢神经系统最常见的寄生虫感染是

脑囊虫病(NCC)和弓形体病，分别是免疫力正常与免疫力缺陷患者最常见的寄生虫感染。

NCC 的临床和影像学表现多种多样。主要的受累部位是中枢神经系统的脑实质，其次是蛛网膜下隙。脑内病变表现分 4

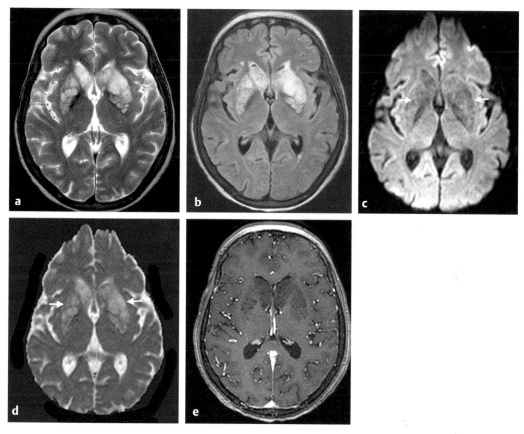

**图 8.19**　隐球菌胶样假性囊肿。隐球菌黏液性物质填充并扩张基底节血管周围间隙被称为胶样假性囊肿，在 T2W 图像上与脑脊液信号相似 (a)，FLAIR 图像为高信号 (b)。DWI(c) 和 ADC(d) 图无扩散受限 (箭)，增强扫描无强化 (e)。

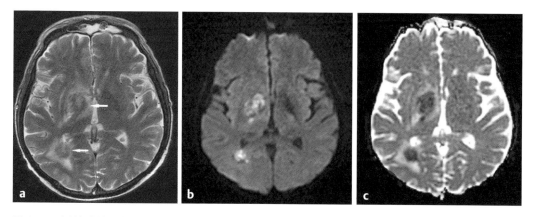

**图 8.20**　因骨髓纤维化行骨髓移植后免疫抑制患者，合并脑和肺曲霉菌病。(a) 轴位 T2W 图像显示了 2 个病变，边缘见低信号环 (箭)，中央呈高信号并有周围水肿；(b) 轴位 DWI 显示病变中央及边缘呈高信号，并且 ADC 图显示扩散受限 (c)。

个不同的阶段：囊泡期、胶体期、颗粒样结节期、结节钙化期。常见多个部位不同时期病变同时存在。在囊泡期，囊尾幼虫存活，没有炎症，信号同脑脊液，头节表现为偏心性壁结节[28]。在 DWI 上，头节呈点状高信号/逗点状结构（图 8.21），由于其体积小，在许多情况下其 ADC 值无法准确测量。在胶样囊变阶段头节也可被辨认。发现头节

对诊断有重要作用，因为其存在几乎可以确诊 NCC[29]。在胶体期，随着变性及炎症过程发生，病灶周围水肿和边缘强化。随着头节开始退变，FLAIR 上病变信号强度高于脑脊液。在颗粒样结节期，寄生虫死亡，虫囊皱缩，病灶周边水肿及强化逐渐消退。在 DWI 上，胶样囊泡期或颗粒样结节期 NCC 可呈高信号，扩散受限（图 8.22），这可能是

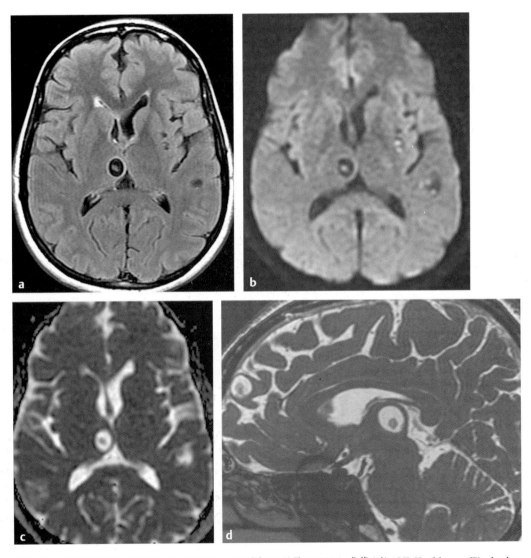

图 8.21 多发脑囊虫，FLAIR（a）、DWI（b）、ADC 图（c）以及 FIESTA 成像（d）（GE Healthcare，Waukesha，WI）显示病变，其中 FIESTA 成像最为准确。DWI 序列（b）和 FLAIR（a）显示头节呈点状高信号，而在 ADC 图（c）和 FIESTA 图像（d）上呈低信号。右侧丘脑囊泡中的头节特别容易辨认。

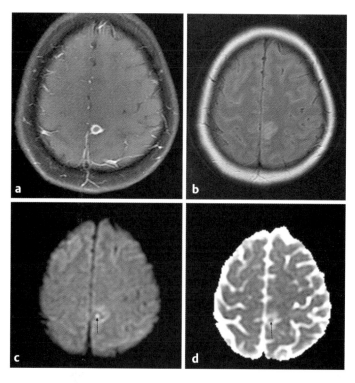

图 8.22 囊虫病。左顶叶内侧病变在 T1W 图像 (a) 上呈环形强化结节，在 FLAIR (b) 图像上呈高信号并周围水肿。DWI 显示其中心呈高信号 (c，箭)，ADC 图 (d) 呈等或低信号。

囊肿退行性变所致。在结节钙化期，病灶内矿物质沉积[30]。Gupta 等[31]研究 25 例 NCC 患者的 DTI 数据，发现病变从囊泡期演变成结节期过程中 MD 值下降。钙化期的 FA 值较其他期高，可能原因为从囊泡期到结节期病变含水量减少，并出现逐渐成形的钙化灶。

弓形虫病是一种机会性疾病，AIDS 流行后其患病率逐渐升高。其病原体是一种细胞内的原生动物——弓形虫。血清或脑脊液 PCR 诊断弓形体病具有高敏感性和特异性。最常累及部位是基底节、丘脑和灰白质交界区，病变常为多发。弓形虫病变最常表现为具有偏心靶征的环形强化病灶，即一个带有壁结节的强化环，此征象强烈提示弓形体虫感染，但只见于 < 30% 的病例。在 DWI 上，病变的核心相对于正常脑白质呈等或轻微低信号，ADC 值升高 (扩散不受限) (图 8.23)。弓形虫脓肿壁细胞内和

细胞外增殖体内没有胶原小囊，其核心主要为坏死组织，没有任何黏性、蛋白质或炎症碎片，这可能解释其在 DWI 上的表现[32]。不幸的是两者具有一定的局限性[33]。

### 朊病毒感染

朊病毒感染是由自我复制的蛋白质引起的致命性神经退行性疾病。人类最常见的朊病毒感染是散发的克-雅病 (sCJD)，可引起年轻患者痴呆[34]。

朊病毒感染通常累及皮质和深部灰质，DWI 有重要的诊断作用。扩散受限是其典型表现，尽管其病理机制仍存在争议 (图 8.24)。深部灰质 ADC 值降低似乎与海绵状变性有关，而皮质的扩散受限与海绵状变性、神经胶质增生和神经元脱失有关。在疾病的晚期，受累区域 ADC 值可能正常[34]。

对于 sCJD，DWI 显示病变具有高度敏

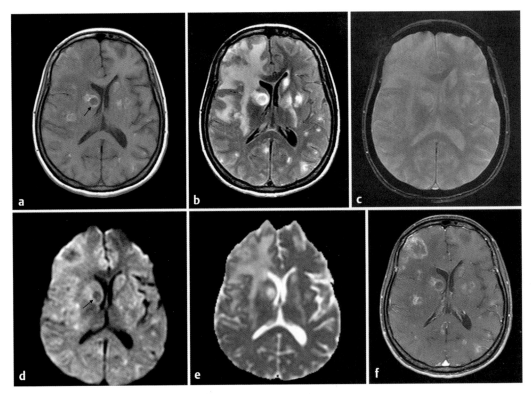

**图 8.23** 基底节和灰白质连接处多发脑弓形体感染病变。(a)T1W 平扫图像显示有些病变边缘呈高信号(箭)，外观略有不规则和毛糙，病变中央部分呈低信号；(b)FLAIR 轴位和(c)T2 梯度回波 MRI 图像显示病灶为高信号及病灶周围明显水肿，但没有磁敏感效应；(d)DWI 显示病灶高信号环(箭)和低信号核心；(e)ADC 图无扩散受限；(f)T1W 增强扫描主要显示病灶周边强化，但也有些病灶出现内部强化。

感性(83%～100%)。王等人[35]于 2013 年研究 9 例 sCJD 患者的 DTI，与其他进行性痴呆的患者和正常对照组对比，发现 MD、AD 和 RD 值降低，而尾状核和丘脑后结节的 FA 值正常。这些作者认为海绵状变性影响了水向各个方向扩散而对 FA 值影响不大。

## 8.2 小结

如前所述，DWI 是中枢神经系统感染性疾病一种非常有用的诊断工具。感染性脑膜炎，无论什么病因，病灶于 DWI 上均可呈现高信号，当这一发现与脑膜强化同时出现时，提示诊断基本明确。

DWI 可以为不同类型的脓肿提供额外有用的信息，而这些脓肿在常规 MRI 上表现类似。化脓性脓肿囊壁光滑，T2W 图像上呈低信号环，中心呈高信号，ADC 值降低(扩散受限)。结核性和真菌性脓肿在 DWI 上表现多样。真菌性脓肿常多发，边缘分叶或皱缩，扩散情况多种多样，但是可以见到扩散受限。

最常见的中枢神经系统病毒感染是疱疹病毒性脑炎，表现为颞叶、额叶、岛叶和扣带回扩散受限。DWI 能早期发现疱疹病毒性脑炎，有助于进行及时的治疗。

在免疫功能低下的患者，PML 在 DWI 显示病灶前缘高信号影及扩散受限，通常

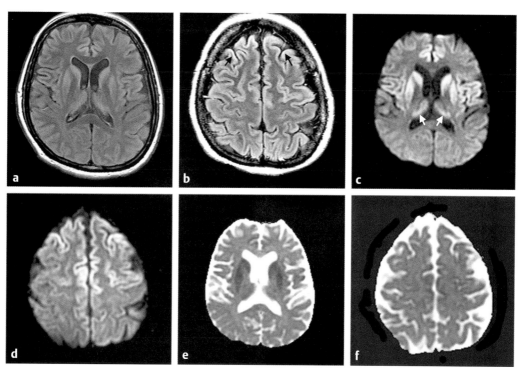

图 8.24  克–雅病。(a,b)MR FLAIR 图像显示的基底节、丘脑、额叶带状皮质(箭)信号强度异常,(c,d) DWI 更为显著,(e,f)ADC 图显示为低信号。注意典型的丘脑后部及内侧受累(c,箭)。

无强化。弓形体病变通常是多发强化病灶但无扩散受限。

对于散发的克–雅病,DWI 是一个重要的诊断工具。DWI 发现病变具有高度敏感性(83%~100%)。

(冯结映 译  刘红军 校)

## 参考文献

[1] Hughes DC, Raghavan A, Mordekar SR, Griffiths PD, Connolly DJ. Role of imaging in the diagnosis of acute bacterial meningitis and its complications. Postgrad Med J 2010; 86 (1018): 478–485

[2] Kastrup O, Wanke I, Maschke M. Neuroimaging of infections. NeuroRx 2005; 2(2): 324–332

[3] Fertikh D, Krejza J, Cunqueiro A, Danish S, Alokaili R, Melhem ER. Discrimination of capsular stage brain abscesses from necrotic or cystic neoplasms using diffusion weighted magnetic resonance imaging. J Neurosurg 2007; 106(1): 76–81

[4] Ebisu T, Tanaka C, Umeda M, et al. Discrimination of brain abscess from necrotic or cystic tumors by diffusion weighted echo planar imaging. Magn Reson Imaging 1996; 14(9): 1113–1116

[5] Reddy JS, Mishra AM, Behari S, et al. The role of diffusion weighted imaging in the differential diagnosis of intracranial cystic mass lesions: a report of 147 lesions. Surg Neurol 2006; 66(3): 246–250, discussion 250–251

[6] Nath K, Ramola M, Husain M, Kumar M, Prasad K, Gupta R. Assessment of therapeutic response in patients with brain abscess using diffusion tensor imaging. World Neurosurg 2010; 73(1): 63–68, discussion e6

[7] Gupta RK, Hasan KM, Mishra AM, et al. High fractional anisotropy in brain abscesses versus other cystic intracranial lesions. AJNR Am J Neuroradiol 2005; 26(5): 1107–1114

[8] Gupta RK, Nath K, Prasad A, et al. In vivo demonstration of neuroinflammatory molecule expression in brain abscess with diffusion tensor imaging. AJNR Am J Neuroradiol 2008; 29(2): 326–332

[9] Han K-T, Choi DS, Ryoo JW, et al. Diffusion weighted MR imaging of pyogenic intraventricular empyema. Neuroradiology 2007; 49(10): 813–818

[10] Nickerson JP, Richner B, Santy K, et al. Neuroimaging of pediatric intracranial infection—part 1: techniques and bacterial infections. J Neuroimaging 2012; 22(2): e42–e51

[11] Shukla R, Abbas A, Kumar P, Gupta RK, Jha S, Prasad KN. Evaluation of cerebral infarction in tuberculous meningitis by diffusion weighted imaging. J Infect 2008; 57(4): 298–306

[12] Gupta RK, Prakash M, Mishra AM, Husain M, Prasad KN, Husain N. Role of diffusion weighted imaging in differentiation of intracranial tuberculoma and tuberculous abscess from cysticercus granulomas-a report of more than 100 lesions. Eur J Radiol 2005; 55(3): 384–392

[13] Gupta RK, Kumar S. Central nervous system tuberculosis. Neuroimaging Clin N Am 2011; 21(4): 795–814, vii–viii

[14] Sener RN. Herpes simplex encephalitis: diffusion MR imaging findings. Comput Med Imaging Graph 2001; 25(5): 391–397

[15] Grydeland H, Walhovd KB, Westlye LT, et al. Amnesia following herpes simplex encephalitis: diffusion tensor imaging uncovers reduced integrity of normal-appearing white matter. Radiology 2010; 257(3): 774–781

[16] Seok JH, Ahn K, Park HJ. Diffusion MRI findings of cytomegalovirus-associated ventriculitis: a case report. Br J Radiol 2011; 84(1005): e179–e181

[17] Cosottini M, Tavarelli C, Del Bono L, et al. Diffusion weighted imaging in patients with progressive multifocal leukoencephalopathy. Eur Radiol 2008; 18(5): 1024–1030

[18] Barata Tavares J, Geraldo AF, Neto L, Reimão S, Campos JG. Diffusion weighted MR imaging characterization of progressive multifocal leukoencephalopathy (PML) lesions [in Portuguese]. Acta Med Port 2012; 25 Suppl 1: 34–37

[19] Buckle C, Castillo M. Use of diffusion weighted imaging to evaluate the initial response of progressive multifocal leukoencephalopathy to highly active antiretroviral therapy: early experience. AJNR Am J Neuroradiol 2010; 31(6): 1031–1035

[20] Chen Y, An H, Zhu H, et al. White matter abnormalities revealed by diffusion tensor imaging in non-demented and demented HIV + patients. Neuroimage 2009; 47(4): 1154–1162

[21] Tokunaga Y, Kira R, Takemoto M, et al. Diagnostic usefulness of diffusion weighted magnetic resonance imaging in influenza-associated acute encephalopathy or encephalitis. Brain Dev 2000; 22(7): 451–453

[22] Kim JH, Joo B-E, Koh S-B. Serial diffusion weighted MR imaging findings in a patient with Epstein-Barr virus encephalitis. J Neurol 2007; 254(11): 1616–1618

[23] Abuhandan M, Cece H, Calik M, Karakas E, Dogan F, Karakas O. An evaluation of subacute sclerosing panencephalitis patients with diffusion weighted magnetic resonance imaging. Clin Neuroradiol 2013; 23(1): 25–30

[24] Saini J, Gupta AK, Jolapara MB, et al. Imaging findings in intracranial aspergillus infection in immunocompetent patients [published correction appears in World Neurosurg 2012;78(6):e1. Note: Chandreshekher, Kesavadas corrected to Kesavadas, Chandrasekharan]. World Neurosurg 2010; 74(6): 661–670

[25] Mathur M, Johnson CE, Sze G. Fungal infections of the central nervous system. Neuroimaging Clin N Am 2012; 22(4): 609–632

[26] Gaviani P, Schwartz RB, Hedley-Whyte ET, et al. Diffusion weighted imaging of fungal cerebral infection. AJNR Am J Neuroradiol 2005; 26(5): 1115–1121

[27] Khandelwal N, Gupta V, Singh P. Central nervous system fungal infections in tropics. Neuroimaging Clin N Am 2011; 21(4): 859–866, viii

[28] Raffin LS, Bacheschi LA, Machado LR, Nóbrega JP, Coelho C, Leite CC. Diffusion weighted MR imaging of cystic lesions of neurocysticercosis: a preliminary study. Arq Neuropsiquiatr 2001; 59(4): 839–842

[29] Del Brutto OH, Rajshekhar V, White AC, Jr et al. Proposed diagnostic criteria for neurocysticercosis. Neurology 2001; 57(2): 177–183

[30] Santos GT, Leite CC, Machado LR, McKinney AM, Lucato LT. Reduced diffusion in neurocysticercosis: circumstances of appearance and possible natural history implications. AJNR Am J Neuroradiol 2013; 34(2): 310–316

[31] Gupta RK, Trivedi R, Awasthi R, Paliwal VK, Prasad KN, Rathore RK. Understanding changes in DTI metrics in patients with different stages of neurocysticercosis. Magn Reson Imaging 2012; 30(1): 104–111

[32] Chong-Han CH, Cortez SC, Tung GA. Diffusion weighted MRI of cerebral toxoplasma abscess. AJR Am J Roentgenol 2003; 181(6): 1711–1714

[33] Schroeder PC, Post MJ, Oschatz E, Stadler A, Bruce-Gregorios J, Thurnher MM. Analysis of the utility of diffusion weighted MRI and apparent diffusion coefficient values in distinguishing central nervous system toxoplasmosis from lymphoma. Neuroradiology 2006; 48(10): 715–720

[34] Letourneau-Guillon L, Wada R, Kucharczyk W. Imaging of prion diseases. J Magn Reson Imaging 2012; 35(5): 998–1012

[35] Wang LH, Bucelli RC, Patrick E, et al. Role of magnetic resonance imaging, cerebrospinal fluid, and electroencephalogram in diagnosis of sporadic Creutzfeldt-Jakob disease. J Neurol 2013; 260(2): 498–506

# 第 9 章

## 扩散加权成像和扩散张量成像在脱髓鞘和中毒性疾病中的应用

*Celi Santos Andrade*、*Carolina de Medeiros Rimkus*、
*Claudia da Costa Leite*、*Alexander M. McKinney*、*Leandro T. Lucato*

### 要点

- 脱髓鞘病变病理多样,取决于炎性反应的阶段、细胞膜破坏程度和细胞损伤的类型。脱髓鞘病变往往伴随水分子扩散加快(高 ADC),但也可显示区域性扩散受限(低 ADC),这取决于病变的大小和时期。

- 对于慢性疾病,如多发性硬化和视神经脊髓炎,DTI 更能显示隐匿性微观损伤,可以通过正常脑组织 MD 的升高和 FA 的降低反映出来。

- 中枢神经系统(CNS)中毒性疾病可由各种化学物质引起,无论是药物还是环境暴露。虽然有些神经毒素首先累及特定中枢神经系统结构,但其 MRI 表现往往无特异性,表现为 T2W 及液体衰减反转恢复(FLAIR)图像上脑白质(WM)呈高信号,少数情况下可造成基底节和小脑核不同程度的变化。通常情况下,急性中毒性脑白质病 MRI 表现为对称性,急性期扩散系数降低。

## 9.1 脱髓鞘病变的扩散加权成像和扩散张量成像

### 9.1.1 引言

脱髓鞘病变病理多种多样,取决于炎性反应的阶段、细胞破坏的程度或其病原学背景[1]。髓鞘脱失造成的组织改变决定组织含水量的变化,反映不同程度的细胞水肿和细胞外水肿[2]。

急性脱髓鞘病变可表现为不同程度的细胞毒性水肿或髓鞘内水肿。脑组织水含量的增加在非特异性 T2W 图像上呈高信号,但异常细胞的水摄取或髓鞘细胞膜间水分子运动受限都会使分子扩散程度降低,DWI 呈高信号,ADC 呈低信号[2]。

另一方面,炎症和代谢的改变可能会造成小血管渗透性增加及血脑屏障破坏,引起血管源性和间质性水肿,从而导致 ADC 值升高。将导致水扩散受限和水扩散加快的因素叠加起来,可能会产生多种多

样的 DWI 和 ADC 表现,如水扩散受限、混杂信号改变以及 T2 透过效应[2]。

在慢性阶段,脱髓鞘病变可完全消退,T2WI、DWI、ADC 可恢复正常,但病变也可表现为持续性 T2 高信号,代表着残留胶质增生以及持续性的脱髓鞘或轴突脱失。在这些情况下细胞外间隙常常扩大,导致 ADC 值增加[3,4]。尽管 DWI 对长 T2 弛豫时间的病变敏感,但对于晚期脱髓鞘病变,如何对其进行病理学分类或分级,该技术的特异性尚不足。

DTI 能够进一步评估脑组织的微观结构[5]。慢性脱髓鞘病变常表现为肉眼可见的 FA 降低和 MD 增高(图 9.1),但这些DTI参数并不能区分髓鞘脱失、轴突破坏或胶质增生。最近,特征值分解的 DTI 分析发现 RD(λ⊥)与髓鞘脱失之间有很好的相关性,同时 AD(λ∥)似乎与严重组织损伤或轴突脱失间有着密切的关系[5,6]。

现 DTI 技术逐渐成为鉴别诊断脱髓鞘疾病的有力工具。慢性脱髓鞘疾病,如多发性硬化(MS),除了肉眼可见的病灶外还存在广泛的微观结构破坏[3,7]。尽管在 DTI 图上肉眼无法辨认灰质和白质的异常,但有研究发现其存在着定量参数的异常,例如,在脱髓鞘病变患者表现正常的脑白质(NAWM)和正常的灰质(NAGM)上,其 FA 值是降低的、MD 值是升高的[5,7-9]。

## 9.1.2　多发性硬化

MS 是成人最常见的慢性脱髓鞘疾病。MS 病灶在 T2W 和 FLAIR 图像上常呈高信号,主要分布在小静脉周围、近皮层区、幕下和脊髓白质(WM)。急性脱髓鞘 MS 病灶在 DWI 和 ADC 图上表现多样,取决于病程[10]。ADC 值随着钆(Gd)剂增强时间的延长而升高,然后随着强化消失 ADC 值逐步降低,病变发展为慢性阶段时 ADC 值再次升高[10]。

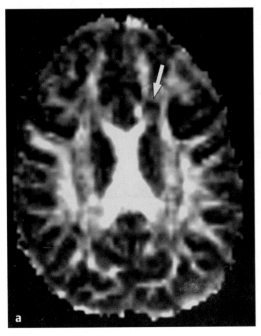
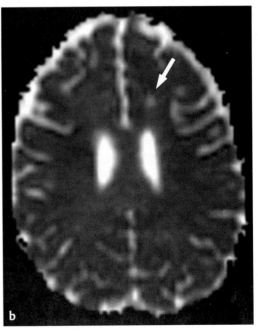

**图 9.1**　多发性硬化患者的慢性脱髓鞘病变。(a)FA 图显示脑室旁 FA 值降低病灶(箭);(b)MD 图像表现为高信号(箭),与慢性脱髓鞘病变扩散加快一致。

在临床复发评估时,大多数病变已经有一定程度的髓鞘脱失、炎性浸润和(或)微观结构损伤以及不同程度的细胞毒性和髓鞘内水肿[5,10],可显示为混杂信号的改变,如不同区域可表现为扩散受限、扩散加快(图 9.2)或 T2 透过效应(图 9.3)。

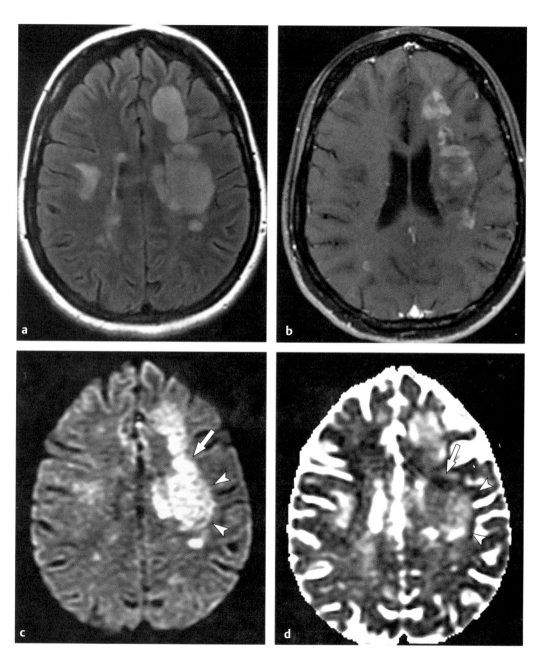

**图 9.2**　弥漫浸润性多发性硬化病变的混合扩散效应。(a)轴位 FLAIR 图像显示大片、高信号、融合脑实质病变,左侧明显;(b)轴位 T1W 增强扫描图像上表现为多发强化灶,提示炎症活动征象;(c)DWI 图像上病变呈高信号,部分病灶信号更高(箭),相对于其他区域(箭头);(d)相应的 ADC 图证实了它们截然不同的状态;前者显示扩散受限(低信号,箭),后者扩散加快(高信号,箭头)。

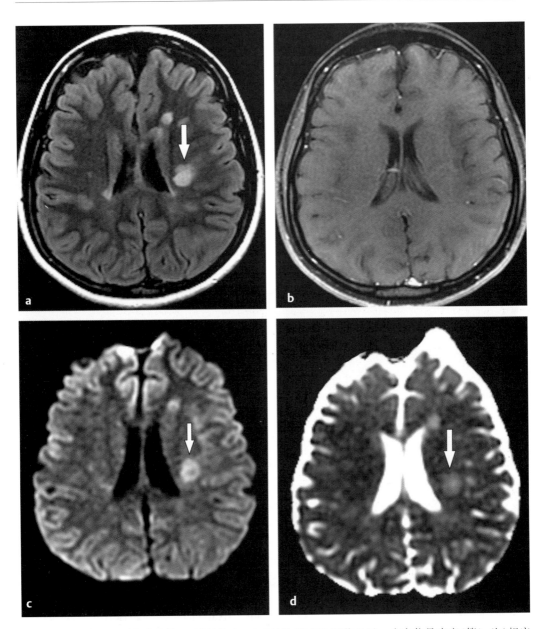

**图 9.3** 慢性多发性硬化病变的 T2 透过效应。(a)轴位 FLAIR 图像显示一个高信号病变(箭),(b)相应轴位增强 T1W 图像无急性炎症加重征象。病变在 DWI(c)和 ADC(d)图上呈高信号,提示扩散加快(c、d,箭)。因此,在 DWI 图像上见到的信号升高很可能代表 T2 透过效应,而不是真正的水扩散受限。

如前所述,MS 病灶的 FA 值降低、MD 值升高以及环形强化部分 FA 值更低[5]。MS 中,在 NAWM 区可以检测到 DTI 变化,在斑块周围、胼胝体(图 9.4)和颞顶叶尤其明显[5,6]。这些都有助于鉴别 MS 与其他脱髓鞘疾病。

## 9.1.3 急性播散性脑脊髓炎

急性播散性脑脊髓炎(ADEM)是一种单相脱髓鞘疾病,有多种临床表现[3],常需

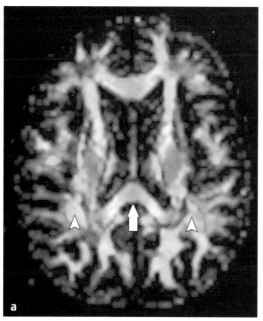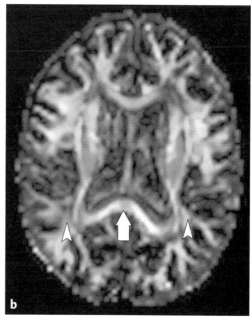

**图 9.4**　健康对照者与多发性硬化(MS)患者的彩色 FA 图。(a)健康对照者与(b)MS 患者对比,彩色 FA 图示健康对照者胼胝体压部的红色区域较 MS 患者更明显(a、b,箭)。相对于健康对照者,MS 患者颜色强度下降的区域常见于双侧侧脑室三角区旁白质(a、b,箭头)。(见彩插)

要与临床孤立性综合征(CIS)和其他多相脱髓鞘病变,如 MS 和视神经脊髓炎(NMO)相鉴别[11]。

与 MS 相比,ADEM 更常累及深部灰质结构,而且白质病灶范围更大,边界更模糊,偶尔可有钆对比剂强化[11,12]。DWI 表现多样,病灶中心部分 ADC 值常升高,较大病灶的边缘或强化部分常显示扩散受限(图 9.5)[12,13]。

虽然 ADEM 通常是单相性疾病,但有些患者在临床和影像学可表现为缓解–复发征象,导致其 T2W 图像上的表现与 MS 和 NMO 的征象产生重叠[11]。与 MS 不同的是,T2W 图像所显示的病灶往往扩散受限。在非急性期时,ADEM 患者的 NAWM 区 MD 值通常不升高[13]。

即使在 T2W 图像上未发现病灶,但在 DTI 中 ADEM 深部灰质结构的异常表现比 MS 更明显,丘脑和基底节区 MD 值会升高[11]。这些发现表明 DTI 参数的定性改变以及其异常变化模式均对鉴别诊断有重要作用。

## 9.1.4　视神经脊髓炎

NMO 是一种以严重的、反复发作的视神经炎和广泛的脊髓炎为特征的脱髓鞘疾病[14]。NMO 的特异性影像表现与水通道蛋白 4 [NMO–免疫球蛋白 G(IgG)]抗体的分布位置有关,病灶不仅可出现在视神经和脊髓,也可出现在脑室周围、下丘脑和皮层下白质[15]。

NMO 常累及大脑,其 T2 高信号病变的范围往往比 MS 大,同时与水通道蛋白 4 的分布位置相一致(图 9.6)。但特别是在早期阶段,NMO 较难与 MS 和 ADEM 相鉴别[8]。

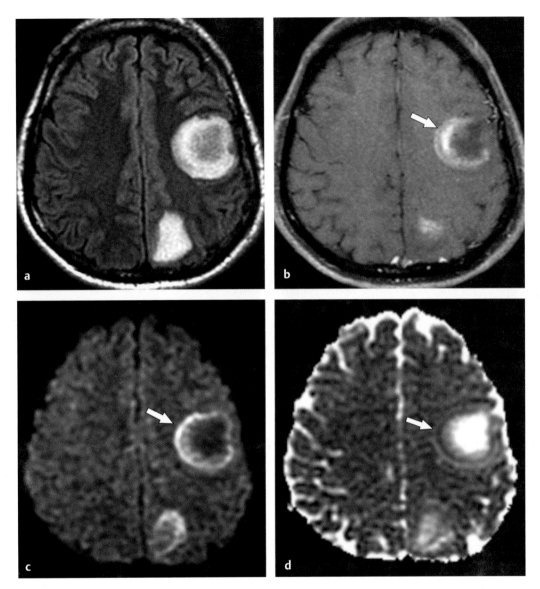

**图 9.5**　急性播散性脑脊髓炎肿块样病灶。(a)FLAIR 图像显示左侧大脑皮层下两个肿块样病灶；(b)相应的 T1W 增强图像示较大病灶呈不完整的环形强化(箭)。强化区域周边扩散受限(c、d,箭)，表现为 DWI 图像上信号增高(c)及 ADC 图像上信号降低(d)。

　　NMO 的 NAWM 区也存在异常,表现为锥体束和视辐射的 FA 值降低,这可能与视神经和脊髓病变继发的沃勒变性有关[8,15]。最近,基于纤维束的空间统计研究表明胼胝体的膝部和体部、外囊、钩束、纵向纤维束下部、额枕纤维束下部的 FA 值降低,主要与 λ⊥(径向扩散)的变化相关,可能反映了广泛脱髓鞘改变[15]。

　　此外,NMO 中 DTI 的异常变化较轻微,主要分布在胼胝体的前半部分,而 MS 中 DTI 的异常变化则更广泛,主要分布在胼胝体的后半部分[6,8]。

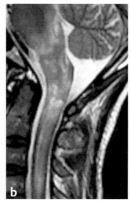
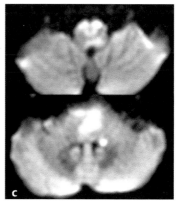

图 9.6　视神经脊髓炎(NMO)病变和水通道蛋白-4(AQP-4)在中枢神经系统的分布。(a)矢状位 T1WI 叠加图显示 AQP-4 通道蛋白位点在中枢神经系统的主要分布示意图。高浓度 AQP-4 通道蛋白主要分布在中央脊髓、下丘脑、室管膜下白质、视上核、视神经/交叉、小脑皮层(黄色点)、室管膜细胞(蓝色点)和皮层下白质(橙色点);(b)在矢状位 T2WI 图像上,急性 NMO 病变通常表现为纵向分布广泛或横贯性脊髓炎,常累及延髓与脊髓连接部;(c)急性病变可见扩散受限,DWI 呈高信号(延髓与脑桥水平轴位)。(见彩插)

### 9.1.5　假瘤样脱髓鞘病变

假瘤样脱髓鞘病变(TDL)指直径>2cm 的病灶,可以是 MS、NMO、ADEM 或特发性脱髓鞘病变的首要表现。在 MRI 上,TDL 表现为较大的白质病灶伴有不同程度的占位效应,但不累及皮质,增强扫描呈环形强化或开环状强化,并可见到血管样结构穿通其中心以及 T2 低信号环,同时 DWI 上病灶周边扩散受限(图 9.7)[16]。TDL 与各种脱髓鞘综合征、高级别星形细胞瘤以及其他肿瘤性病变的常规 MRI 表现有相似之处[16,17]。

DTI 有助于鉴别 TDL 与高级别星形细胞瘤[17]。高级别星形细胞瘤瘤周水肿区的 FA 值常升高,而 TDL 通常没有这种表现[17]。

### 9.1.6　Baló 同心圆硬化

Baló 同心圆硬化是一种罕见的急性脱髓鞘疾病变异型,以交替出现的环形髓鞘脱失带与髓鞘保留或髓鞘再生带为特征[1]。

病理学研究发现,活动性脱髓鞘带边缘周围存在剧烈的炎症反应。有趣的是,活动性脱髓鞘带边缘有时会出现缺氧性改变[1]。在急性期,MRI 显示同心圆形的脱髓鞘带,T2W 图像上呈高信号,T1W 图像上呈低信号,相间以与脑白质等信号的环,被认为是髓鞘保留或髓鞘再生带。在活动性脱髓鞘带可以见到同心圆样环形钆剂强化,并在疾病的急性晚期和慢性期逐渐消失。强化环常显示扩散受限,而非强化区域 ADC 值常升高(图 9.8)[1]。

### 9.1.7　渗透性髓鞘溶解症

渗透性髓鞘溶解症通常发生在快速纠正低血钠后[118]。多数情况特指脑桥中央髓鞘溶解症,伴随脑桥白质纤维束急性脱髓鞘,不累及周围纤维(腹外侧纵向纤维)和脑室旁白质。当病变累及脑桥以外区域,如基底节、中脑和皮层下白质时,即称为脑桥外髓鞘溶解症[119]。

渗透性髓鞘溶解症初始期常表现为由电解质紊乱所致的非特异性脑病阶段。随

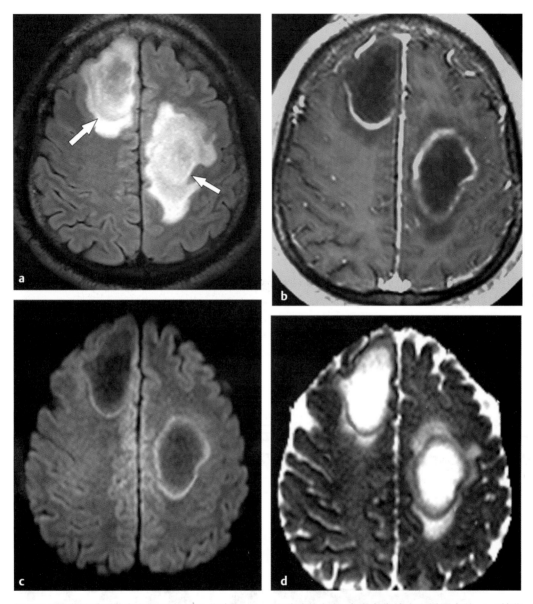

图 9.7 假瘤样脱髓鞘病变(TDL)。TDL 指直径>2cm 的脱髓鞘病变，常有占位效应和周围水肿。(a)轴位 FLAIR 图像显示了两个病灶(箭)；(b)轴位增强 T1WI 图像显示边缘强化，代表炎症活动增加的区域。病变边缘常显示扩散受限，(c)DWI 呈高信号及(d)ADC 呈低信号。

着快速纠正电解质紊乱，病程可得到短暂好转，但 2~3 天后，患者可进展为痉挛性四肢瘫、假性延髓性麻痹和不同程度的意识障碍[18]。

在渗透性髓鞘溶解症的超急性期，病灶扩散受限。随后，病灶 T2WI 高信号及 T1WI 低信号逐渐显著，ADC 值逐渐升高，并在脑桥中央对称分布，常表现为一个典型的三叉戟形(图 9.9)。病灶 T1WI 和 T2WI 信号变化通常在超急性期 2 周后出现，而扩散受限信号在超急性期就可出现[19]。

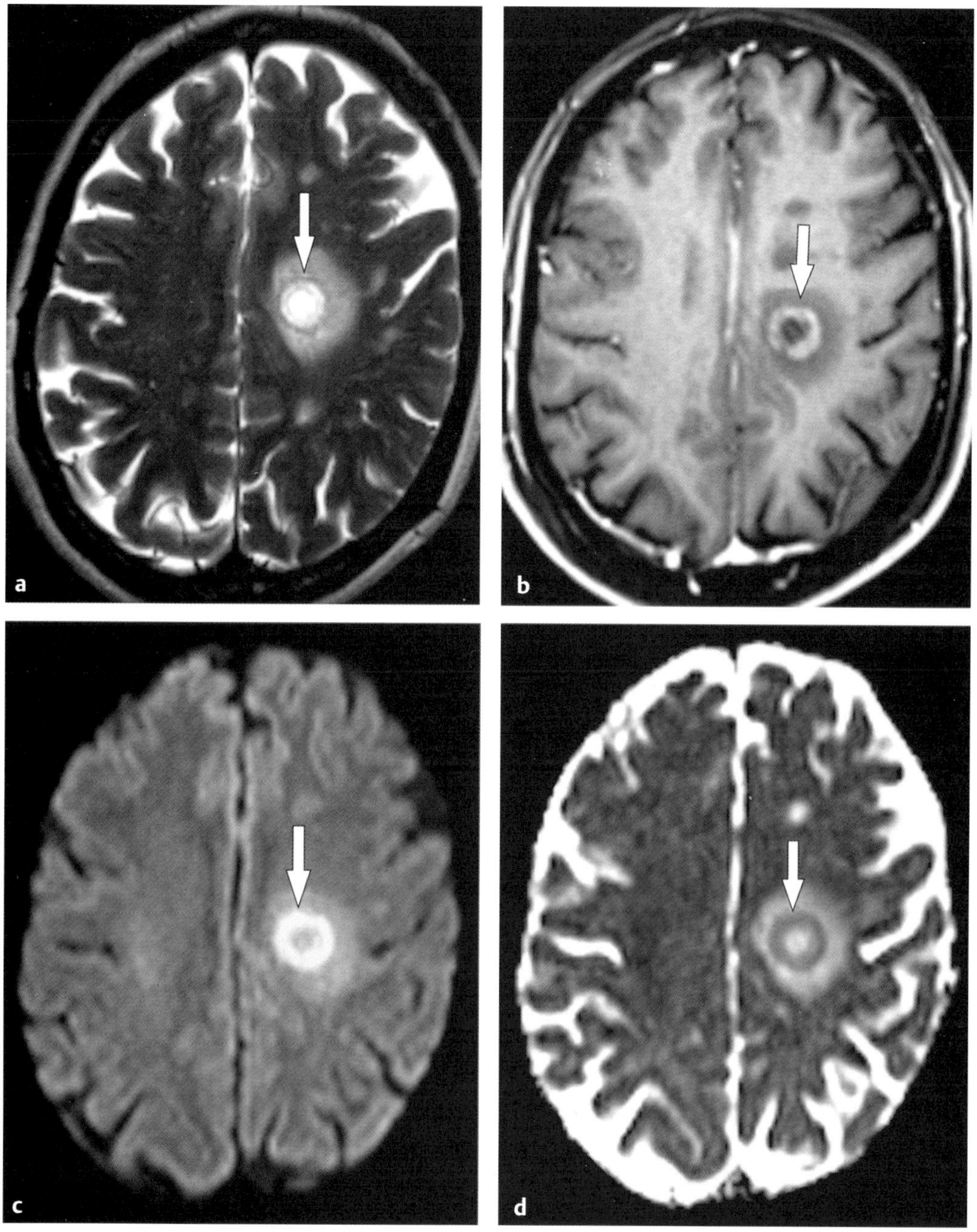

**图 9.8**　Baló 同心圆硬化。(a)轴位 T2W 图像显示了 Baló 脱髓鞘病变分层表现(箭);(b)活动性脱髓鞘环通常在注射钆剂后呈环形强化(箭),外周边缘扩散受限;(c)DWI 呈高信号(箭);(d)ADC 呈低信号(箭)。

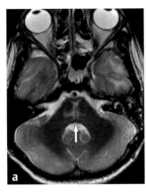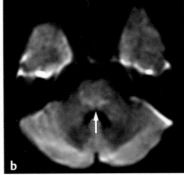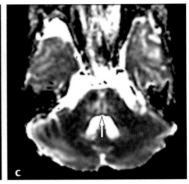

**图 9.9** 渗透性髓鞘溶解症。(a)轴位 T2W 图像显示脑桥病变,呈典型的三叉戟样表现(箭)。T2WI 和 T1WI 信号变化常见于数天或数周之后,可见扩散加快;(b)DWI 呈高信号(箭);(c)ADC 呈高信号(箭)。

## 9.2 中毒性疾病的 DWI 和 DTI 表现

### 9.2.1 引言

中毒性疾病主要是由暴露在大量各种外源性物质下引起的,包括颅脑放射、化疗、抗癫痫药物、娱乐性毒品和环境毒素等。虽然血脑屏障可以保护中枢神经系统免受化学及神经毒性的损害,但有很大一部分神经毒素可干扰或破坏血脑屏障,并渗透到神经组织内,损伤脑组织。脂溶性物质更容易渗透及分布至中枢神经系统,直接导致神经胶质兴奋毒性损伤或代谢紊乱[20,21]。

中毒性脑白质病变(TL)通常为急性起病,临床症状明显,因此也被称为急性中毒性脑白质病(ATL)。该病必须从更普通、更常见的慢性中毒性脑白质病的视角来认识,慢性 TL 多见于化疗或放疗的患者[21]。两者的临床表现均不具特异性,一般表现为近期出现神经衰弱、认知功能改变、头痛以及其他局部神经症状[20,22]。

这种损害主要累及白质神经束和其他高代谢区域,这些区域对神经毒性损害尤

为敏感,包括深部灰质、脑干和小脑核[22]。因此,TL 可单独累及脑白质,也可累及基底节、脑干和小脑[21]。

ATL 的典型 MRI 表现是在 T2W 及 FLAIR 图像上对称性脑白质高信号病灶,同时急性脱髓鞘和细胞毒性水肿区域扩散受限。随着有毒药物的停用、支持疗法或特殊治疗的实施,这种影像学表现大多数是可逆的。因此,其临床表现和神经学预后与早期 T2、FLAIR、DWI 异常程度、后期的影像学表现不具有相关性[22]。

### 9.2.2 抗肿瘤治疗

**放射治疗**

放射治疗副作用较多,从轻微的急性症状(头痛、乏力)到危及生命的亚急性和迟发的神经系统并发症(放射性坏死、进行性脑白质病变、辐射诱导肿瘤)[21]。这里着重讨论亚急性脑白质病。

虽然目前并不完全清楚是哪种个体特征与放射性损伤相关,但有一些危险因素已经确认,包括年龄、糖尿病、系统性高血压、联合化学治疗和脑白质疏松等[23]。

关于亚急性脑白质病,大部分患者没有症状。轻中度认知功能损害比严重痴呆

常见。虽然大部分患者临床症状稳定或进展缓慢，但也有患者进展为进行性痴呆并最终死亡[23]。影像学表现通常显示弥漫性脑白质损伤。在 MRI 上，脑室旁脑白质病灶在 FLAIR 和 T2W 图像上呈高信号（图9.10），ADC 值正常或轻度升高，同时可出现脑萎缩。目前暂无有效治疗方法能改善放射性脑白质病的临床症状和影像学改变[23,24]。

### 化学治疗

最近，有研究评估化疗(治疗中和治疗后）对认知功能的影响时，强调了所谓的"化学脑"，同时高级神经影像技术也再次验证了化学治疗与认知功能障碍的关系，例如，利用 DTI 技术进行研究评估化疗治疗的患者，发现其脑实质 FA 值广泛降低，并与认知功能下降程度相关[25]。

另一方面，化学治疗的一些严重并发症可引起更多急性以及可逆的神经学病症，并伴有明显的影像学表现，在 MRI 图像上很容易显示。其症状通常是无特征性，临床怀疑该病时需考虑是否有神经毒性药物暴露病史。影像学上很容易发现病变，并

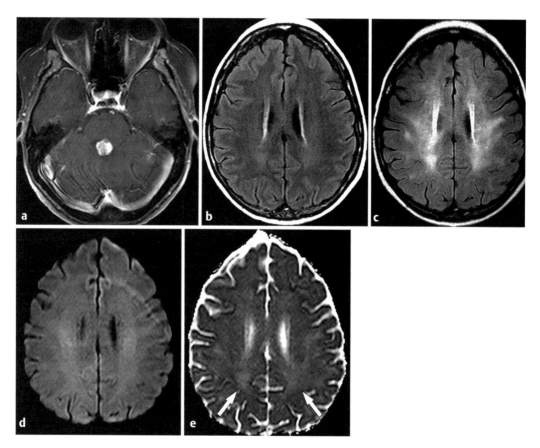

**图 9.10** 放射性脑白质病。患者女，53 岁，肺癌转移。(a)轴位增强 T1WI 图像显示了脑桥背侧转移灶；(b)与此同时，轴位 FLAIR 图像放射冠层面上未见明显异常；(c)该患者在全脑放射治疗 4 个月后，随访 FLAIR 图像显示广泛性、双侧对称的脑白质病；(d)在相应的 DWI 图像上无显著变化；(e)在 ADC 图像上可见白质高信号(箭)。

常常在疾病晚期消退，同时伴随临床症状的缓解，特别是在停止神经毒性药物的摄入后。

### 氟尿嘧啶

5-氟尿嘧啶(5-FU)被广泛用于治疗控制各种实体肿瘤，例如，胃肠道腺癌、前列腺癌和乳腺癌。在一个系列研究中，大约有 6% 接受高剂量 5-FU 治疗的患者会发展为脑病[26]。

在急性或亚急性 5-FU 脑白质病变的患者中，DWI 能显示脑白质区明显的扩散受限征象，特别是在半卵圆中心(图9.11)和

胼胝体压部。FLAIR 图像可表现正常，也可在脑室周围白质出现轻到中度的高信号[21]。扩散受限信号最快在停药后 1 周至数月内完全消退。目前有效的药物治疗并不是很成熟，但停用 5-FU 是必需的[26]。

### 甲氨蝶呤

甲氨蝶呤(MTX)主要用于治疗实体肿瘤、急性淋巴细胞白血病和非霍奇金淋巴瘤。此外，它也是治疗胶原病的一种免疫调节剂。由于 MTX 几乎无法穿透血脑屏障，通常需要鞘内注射或静脉注射大剂量的 MTX，以消除中枢神经系统恶性肿瘤细胞。

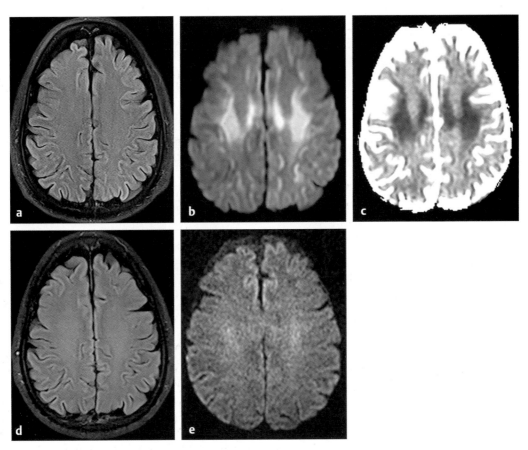

图 9.11　氟尿嘧啶(5-FU)治疗反应。患者女，57 岁，食管癌化疗后 5 天，出现精神状态改变。(a)最初的 MRI FLAIR 图像近乎正常；(b)但在脑室周围和深部白质可见扩散受限征象，DWI 呈高信号；(c)ADC 呈低信号。停止治疗后，距最初 MRI 检查 18 天后，随访 MRI 检查(d)FLAIR、(e)DWI 显示几乎完全正常。

联合放射治疗可以提高治疗效果，但也加重了神经毒性损害[27]。

尽管 TL 在影像学中大多数时候表现正常，但一旦出现异常，其表现通常是典型的、具有特征性的，可以避免不必要的活检及其他有潜在危害性的干预方案。DWI 可显示点状或多发点状扩散受限病灶，常累及脑室旁白质（图 9.12），同时一些不典型部位也可受累，如大脑和小脑皮质、皮层下白质和丘脑[21]，病灶增强扫描后通常无强化[28]。这些不常见的影像学表现相对于典型急性脑白质病而言，其临床症状更加严重。叶酸、大剂量甲酰四氢叶酸及氨茶碱治疗有效[29]。

### 氟达拉滨

氟达拉滨主要作为一种免疫抑制剂用于血液系统恶性肿瘤骨髓移植之前[30]。

有趣的是，MRI 的异常表现与临床特点、组织病理学改变稍不一致。T2W 与 FLAIR 图像上表现为脑室旁白质信号轻度增高，相应区域扩散受限，ADC 呈低信号（图 9.13），增强扫描未见强化[30]。

## 9.2.3　娱乐性毒品

### 海洛因

注射海洛因导致的最主要神经病理改变是缺血–缺氧脑白质病，这与海洛因引起的长时间及反复发作的呼吸抑制或感染有关[31]。海洛因成瘾者可表现为不同程度的脑萎缩、髓鞘脱失、急性或慢性灌注异常以及黑质纹状体神经元密度下降[22,31]。

海绵状脑白质病是一种罕见的并发症，由吸入加热后的海洛因引起，通过铝箔加热海洛因粉末形成的烟气，被戏称为"追龙"[22,32]。该病通常进展迅猛，死亡率达 23%，即使是轻微的病例也可出现显著的海绵状变性和神经功能恶化。MR T2W 和 FLAIR 图像显示大脑和小脑白质呈对称性高信号，典型病灶常累及内囊后肢，不累及前肢。虽然病变主要位于脑室旁白质，但皮层下白质也可受累[22]。在急性期，病变区域扩散受限（图 9.14），随后 ADC 值逐渐恢复正常或升高[22,32]。

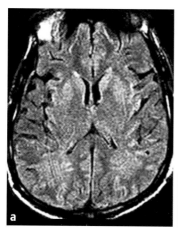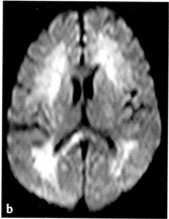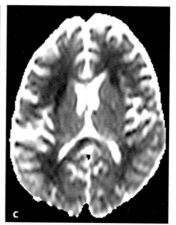

图 9.12　甲氨蝶呤（MTX）脑白质病。患者男，50 岁，经过鞘内 MTX 治疗 2 天后，反应迟钝。（a）FLAIR 图像显示双侧脑白质轻度、对称性稍高信号，扩散明显受限；（b）DWI 呈高信号；（c）ADC 呈低信号。

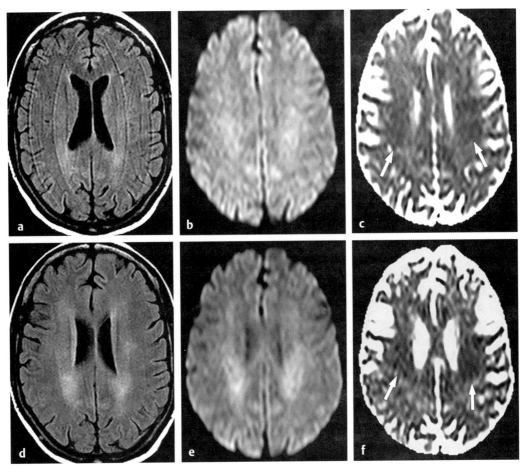

图 9.13　氟达拉滨治疗反应。患者女,56 岁,多发性骨髓瘤,接受氟达拉滨治疗 3 周。(a)轴位 FLAIR 和
(b)DWI 图像显示脑室周围白质高信号灶;(c)ADC 图像显示相应区域 ADC 值轻度降低,呈低信号
(箭);(d~f)2 周后随访 MRI 表现更显著,不仅在(d)FLAIR 和(e)DWI 图像上,也包括(f)ADC 图上的
(箭)扩散受限区域。

## 可卡因

可卡因是一种兴奋性药物,它能提升
突触内多巴胺水平和干扰 5-羟色胺转运
蛋白。此外,它也可以激发去甲肾上腺素活
性,引发高血压、血管收缩和心血管疾病,从
而产生缺血-缺氧性损伤、脑出血、高血压脑
病及可逆性后部脑病综合征(PRES)。可卡
因有直接兴奋毒性,MRI 表现与上述提到
的其他毒性损伤不能区分, 均可表现为
T2W 图像上脑白质、苍白球和胼胝体压部

呈高信号,受累区域扩散成像表现多样[31]。

## 9.2.4　其他药物

### 环孢霉素

环孢霉素-A(CSA)是一种有效的免疫
抑制剂,用于预防骨髓移植和实体器官移
植后的排斥反应及移植物抗宿主反应,也
可被用于治疗各种免疫性疾病。其继发性
神经症状包括震颤、头痛、癫痫、幻觉、记忆
缺失和视觉障碍,也包括小脑、锥体外系和

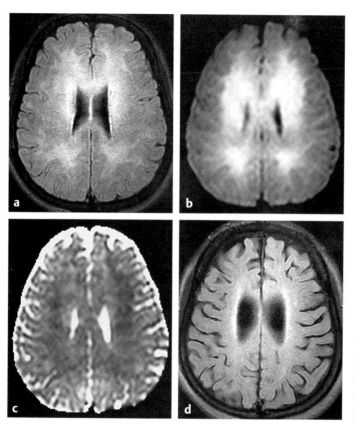

图 9.14　海洛因中毒，"追龙"综合征。患者女，24 岁，吸食海洛因后出现四肢瘫痪和反应迟钝，被送往急诊室。(a~c) 最初的 MRI 显示脑白质病变，表现为 (a) FLAIR 图像上显示脑室周围白质至皮层下白质对称性高信号，并扩散受限，(b)DWI 呈高信号，(c) ADC 呈低信号。该患者大部分症状大约在 1 年后缓解，但随访 MRI 显示 (d) 在 FLAIR 图像上持续的白质异常以及严重的脑萎缩。

锥体系综合征，紧接着也会出现 PRES 和毒性损伤(前者更常见)，通常伴有特征性的影像学表现[33]。

急性毒性损伤可在使用 CSA 不久后出现。MRI 表现无特异性，与其他中毒性病变类似，通常表现为 T2W 及 FLAIR 图像上双侧对称性高信号，主要累及侧脑室旁脑白质和放射冠，并伴有病变区域内点状扩散受限(图 9.15)。CSA 逐渐减量后，临床症状和影像学表现能够可逆则诊断明确。尽管如此，有些患者脑实质内残余 FLAIR 高信号可持续存在，尤其是最初 FLAIR 图像显示脑部病变严重的患者[22]。到目前为止，CSA 神经毒性的确切发病机制尚不清楚。

## 甲硝唑

甲硝唑是一种广泛用于治疗厌氧菌和原虫感染、医院获得性感染、幽门螺杆菌感染、难治性梭状芽孢杆菌相关性腹泻的抗生素。甲硝唑是胃肠手术的预防用药，能够防止反复细菌感染，尤其是克罗恩病。甲硝唑在低剂量使用时是一种安全且耐受性良好的药物，但当剂量>2g/d 或长时间用药时，会产生脑病、耳毒性和视力损害[34]。

MRI 通常表现为 T2W 和 FLAIR 图像上双侧小脑齿状核、橄榄上核、背侧桥脑髓质、中脑结构(顶盖、红核、被盖及导水管周围灰质)，和胼胝体压部对称性双侧高信号影，同时伴有内囊、前连合、深部和皮层下脑白质不同程度的损伤[34]。受累的幕上脑白质通常扩散受限、ADC 值降低(图 9.16)，提示细胞毒性水肿。然而，小脑和脑干核团扩散加快，这可能与该区域的血管源性水肿有关[34]。停药几周后，T2W 图像上高信号

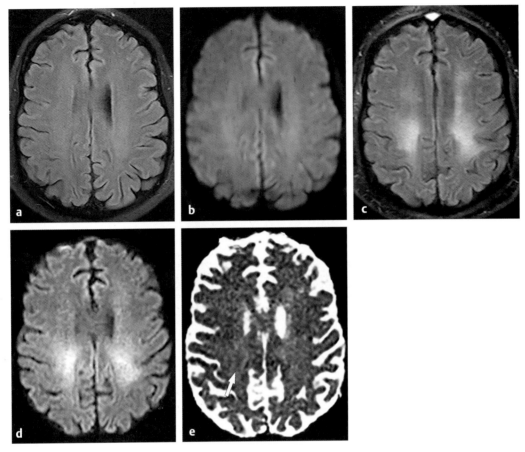

图 9.15　环孢霉素–A(CSA)治疗后脑白质病。骨髓移植后给予 CSA 治疗。骨髓移植前 MRI (a) FLAIR 和(b)DWI 图像显示无明显异常。CSA 治疗后 19 天,(c)FLAIR 和(d)DWI 显示大脑后部脑室旁白质高信号,相应 ADC 呈低信号(箭),提示扩散受限。

病灶与 DWI 改变几乎完全可逆,并伴随临床症状的改善[34]。

### 氨己烯酸

　　氨己烯酸(VGB)是一种用于治疗婴儿痉挛症、结节性硬化相关癫痫及儿童和成人复杂部分性癫痫的药物。尽管 VGB 是一种有效的抗癫痫药物,随着药物使用剂量的累积及高剂量的使用,其神经毒性也逐渐被大家认识[35]。

　　其影像学表现在 T2W 和 FLAIR 图像上可表现为双侧基底节对称性高信号,尤

其在苍白球、丘脑、齿状核和背侧脑干,并伴随扩散受限(图 9.17)[35]。停药 12~16 周后,MRI 异常表现是可逆的。尽管一些患者未停用 VGB,其 MRI 异常表现也可缓解或消失[35]。VGB 相关的 MRI 表现改变几乎只见于婴幼儿,尤其是婴儿痉挛症患者[35]。

## 9.2.5　环境毒素

### 一氧化碳

　　一氧化碳(CO)是一种无嗅、无色、无刺激性的气体,由有机物质和含碳燃料不

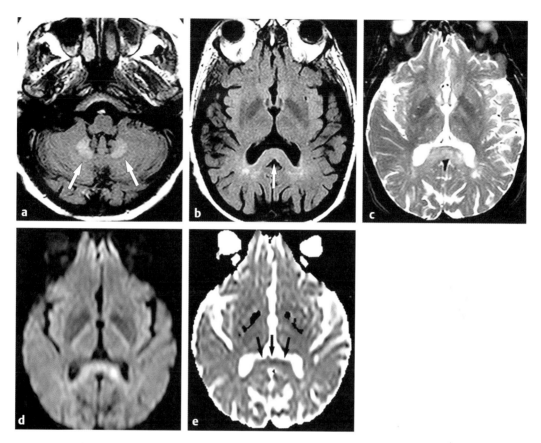

图 9.16　甲硝唑脑病。患者女，69 岁，用甲硝唑治疗复发性阴道感染，逐渐增加剂量超过 2 个月。初次 MRI 检查 FLAIR 显示 (a) 双侧对称性高信号，累及小脑齿状核 (箭)；(b) 也可累及胼胝体压部 (箭)，但信号稍低；(c)20 天后随访 MRI 检查轴位 T2W 图像显示胼胝体压部信号改变明显；(d)DWI 呈高信号；(e) ADC 呈低信号 (箭)，提示扩散受限。

完全燃烧产生。CO 对血红蛋白有高度亲和力，是氧气的 210 倍，因此其浓度轻度升高即可达到致毒性碳氧血红蛋白水平。CO 中毒往往是意外发生的[36]。

MRI 显示双侧基底节、脑室旁及皮层下白质 (图 9.18)、胼胝体和内囊的 ADC 值显著降低。T2W 和 FLAIR 图像信号改变多样，取决于中毒的严重程度。脑白质异常通常在 2~10 周内恢复[37]。然而，由于灰质代谢活动较活跃，基底节容易造成永久性损伤。在慢性阶段，纹状体坏死并不罕见，尤其是中毒严重时[37]。

## 甲醇

甲醇是市场上销售的清漆、溶剂、防冻剂和汽油中的一种成分。甲醇中毒可能是意外、蓄意或由于酒精饮料掺假引起。摄入甲醇与临床出现症状之间有一个潜伏期，这可能是因为有伴随着乙醇的摄入。早期症状无特异性，包括恶心、呕吐和腹痛，随后出现不同程度的视觉障碍。后期临床症状与酸中毒、甲酸和乳酸堆积有关。摄入甲醇 6~36h 内可致命[38]。

甲醇中毒的典型影像学表现是双侧

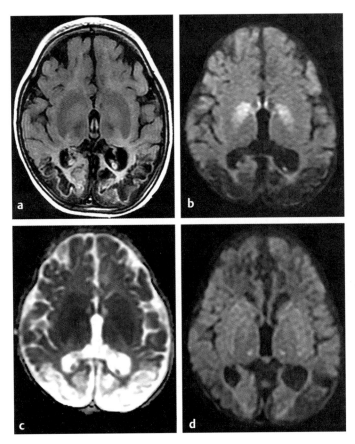

图9.17 氨己烯酸相关性MRI改变。8个月大婴儿，因新生儿缺血缺氧继发慢性癫痫。(a)开始服用氨己烯酸几周后，FLAIR图像上显示双侧苍白球对称性稍高信号，也显示了继发于新生儿缺血缺氧而残留的大脑后部病灶；(b)苍白球显示扩散受限，DWI呈高信号；(c)ADC呈低信号；(d)停止服用药物后5个月，DWI图像显示双侧苍白球无明显异常。

豆状核坏死，在T2W、FLAIR和DWI图像上呈高信号，ADC值降低，此外，也可出现壳核出血性改变[21]。其他受累区域包括放射冠、半卵圆中心和皮层下白质(图9.19)[38]。

## 9.2.6 可逆性胼胝体压部病变

这里需要提出一个重要的病变类型——"可逆性胼胝体压部病变"。该病见于多种临床状况，具有相同的和典型的MRI特征，表现为在T2W和FLAIR图像上胼胝体压部高信号，并且其扩散受限是可逆的[39](图9.20)。由于大部分病灶为短暂性并由MRI偶然发现，无须治疗。

很多疾病与可逆性胼胝体压部病变有关。报道过的相关病例有脑炎/脑病综合征(通常继发于病毒感染)、抗癫痫药物中毒/停药、代谢紊乱(低血糖和高血钠)[39,40]。出现短暂性胼胝体压部病变的同时累及胼胝体的其他区域的疾病包括Marchiafava-Bignami病、韦尼克脑病、川崎病、溶血性尿毒症、脑外伤和高原性脑水肿。可疑引起可逆性胼胝体病变的药物有溴甲烷、顺铂、卡铂、奥氮平和西酞普兰[26]。

在癫痫患者中，可逆性胼胝体压部病变可能是由癫痫本身或其治疗引起。几乎所有的抗癫痫药物均可引起这种类型的病变，包括卡马西平、苯妥英、丙戊酸、氨己烯酸、拉莫三嗪、奥卡西平、托吡酯和氯硝西泮等[40]。

中毒性病变的主要DWI表现总结在表9.1。

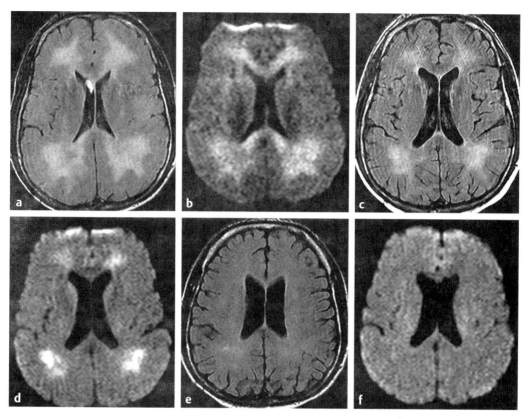

图 9.18 CO 中毒。患者男,33 岁,急性 CO 中毒 5 天后,(a)FLAIR 和(b)DWI 图像显示双侧弥漫性脑白质高信号;2 个月后,(c)FLAIR 和 (d)DWI 图像显示相应的异常信号较之前改善,9 个月后随访;(e)FLAIR 和(f)DWI 图像显示大部分病灶恢复正常。

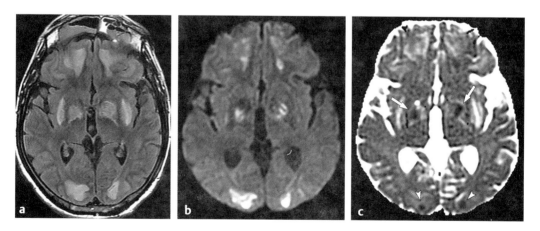

图 9.19 甲醇中毒。患者男,56 岁,因急性失明、严重神经损伤及全身症状到急诊室就诊。(a) 轴位FLAIR 图像显示广泛对称性脑白质损伤,以额叶和枕叶为著,呈高信号;双侧基底节也有类似病变,特别是豆状核;(b)DWI 区高信号;(c)ADC 呈低信号,在豆状核(箭)和枕部白质显示更清晰(箭头)。

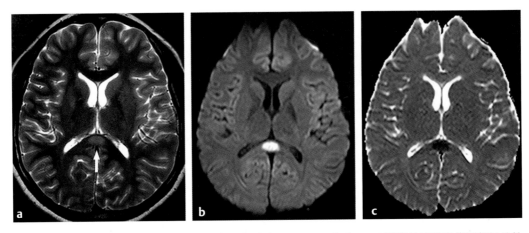

图 9.20　患者女，18 岁，癫痫，可逆性胼胝体压部病变。(a)T2W 和(b)DWI 图像显示胼胝体压部局灶性高信号；(c)ADC 图像上病变呈低信号。

# 9.3　小结

　　DWI 能够反映脱髓鞘疾病的神经病理学基础，表现多样。有时 DWI 能够为病变阶段、活动性以及细胞损伤的类型提供有用信息。此外，DTI 能够发现正常脑白质的异常变化，证实了磁化传递和质子波谱技术的发现。

　　中枢神经系统的中毒性疾病会累及

表 9.1　中毒性脑白质病变的病变部位和主要 DWI 表现

| 致毒因素 | 病灶部位[a] | DWI 表现 |
| --- | --- | --- |
| 放射性亚急性脑白质病 | 脑室周围白质 | 无异常或 ADC 轻度升高 |
| 氟尿嘧啶 | 脑白质，特别是半卵圆中心和胼胝体压部 | 扩散受限 |
| 甲氨蝶呤 | 脑室周围白质，较少累及大脑和小脑皮层，皮层下白质和丘脑 | 扩散受限 |
| 氟达拉滨 | 脑室周围白质 | 扩散受限 |
| 海洛因(海绵状脑白质病) | 大脑和小脑白质和内囊后肢 | 扩散受限 |
| 可卡因(直接兴奋毒性作用) | 脑白质、苍白球和胼胝体压部 | 扩散表现多样 |
| 环孢霉素 | 脑室周围白质和放射冠 | 点状扩散受限 |
| 甲硝唑 | 小脑齿状核、橄榄核上部、脑桥及延髓背侧、中脑、胼胝体压部，伴有内囊、前连合、深部及皮层下白质不同程度受累 | 幕上白质扩散受限，小脑和脑干核团扩散加快 |
| 氨己烯酸 | 基底节，尤其是苍白球、丘脑、齿状核和脑干背侧 | 扩散受限 |
| 一氧化碳 | 基底节、脑室周围及皮层下白质、胼胝体和内囊 | 扩散受限 |
| 甲醇 | 豆状核，壳核常有出血；可见白质病变 | 豆状核扩散受限 |

[a] 通常病灶为双侧。

特定结构，尤其是 ATL 的脑白质，但总的来说，MRI 表现无特异性。在这些疾病中，急性期病变常表现为双侧对称性扩散受限，大多数患者停药后病变会改善或消退。

（冯结映 译 刘红军 校）

# 参考文献

[1] Koelblinger C, Fruehwald-Pallamar J, Kubin K, et al. Atypical idiopathic inflammatory demyelinating lesions (IIDL): conventional and diffusion weighted MR imaging (DWI) findings in 42 cases. Eur J Radiol 2013; 82(11): 1996–2004

[2] Karaarslan E, Arslan A. Diffusion weighted MR imaging in non-infarct lesions of the brain. Eur J Radiol 2008; 65(3): 402–416

[3] Inglese M, Salvi F, Iannucci G, Mancardi GL, Mascalchi M, Filippi M. Magnetization transfer and diffusion tensor MR imaging of acute disseminated encephalomyelitis. AJNR Am J Neuroradiol 2002; 23(2): 267–272

[4] Castriota Scanderbeg A, Tomaiuolo F, Sabatini U, Nocentini U, Grasso MG, Caltagirone C. Demyelinating plaques in relapsing-remitting and secondary-progressive multiple sclerosis: assessment with diffusion MR imaging. AJNR Am J Neuroradiol 2000; 21(5): 862–868

[5] Lerner A, Mogensen MA, Kim PE, Shiroishi MS, Hwang DH, Law M. Clinical Applications of Diffusion Tensor Imaging. World Neurosurg 2014; 82: 96–109

[6] Rimkus CM, Junqueira TF, Callegaro D, Otaduy MC, Leite CdaC. Segmented corpus callosum diffusivity correlates with the Expanded Disability Status Scale score in the early stages of relapsing-remitting multiple sclerosis. Clinics 2013; 68(8): 1115–1120

[7] Vrenken H, Pouwels PJ, Geurts JJ, et al. Altered diffusion tensor in multiple sclerosis normal-appearing brain tissue: cortical diffusion changes seem related to clinical deterioration. J Magn Reson Imaging 2006; 23(5): 628–636

[8] Yu CS, Zhu CZ, Li KC, et al. Relapsing neuromyelitis optica and relapsing-remitting multiple sclerosis: differentiation at diffusion tensor MR imaging of corpus callosum. Radiology 2007; 244(1): 249–256

[9] Huston JM, Field AS. Clinical applications of diffusion tensor imaging. Magn Reson Imaging Clin N Am 2013; 21(2): 279–298

[10] Werring DJ, Brassat D, Droogan AG, et al. The pathogenesis of lesions and normal-appearing white matter changes in multiple sclerosis: a serial diffusion MRI study. Brain 2000; 123(Pt 8): 1667–1676

[11] Young NP, Weinshenker BG, Lucchinetti CF. Acute disseminated encephalomyelitis: current understanding and controversies. Semin Neurol 2008; 28(1): 84–94

[12] Bernarding J, Braun J, Koennecke HC. Diffusion- and perfusion-weighted MR imaging in a patient with acute demyelinating encephalomyelitis (ADEM). J Magn Reson Imaging 2002; 15(1): 96–100

[13] Straus Farber R, Devilliers L, Miller A, et al. Differentiating multiple sclerosis from other causes of demyelination using diffusion weighted imaging of the corpus callosum. J Magn Reson Imaging 2009; 30(4): 732–736

[14] Wingerchuk DM, Lennon VA, Lucchinetti CF, Pittock SJ, Weinshenker BG. The spectrum of neuromyelitis optica. Lancet Neurol 2007; 6(9): 805–815

[15] Rueda Lopes FC, Doring T, Martins C, et al. The role of demyelination in neuromyelitis optica damage: diffusion tensor MR imaging study. Radiology 2012; 263(1): 235–242

[16] Enzinger C, Strasser-Fuchs S, Ropele S, Kapeller P, Kleinert R, Fazekas F. Tumefactive demyelinating lesions: conventional and advanced magnetic resonance imaging. Mult Scler 2005; 11(2): 135–139

[17] Toh CH, Wei KC, Ng SH, Wan YL, Castillo M, Lin CP. Differentiation of tumefactive demyelinating lesions from high-grade gliomas with the use of diffusion tensor imaging. AJNR Am J Neuroradiol 2012; 33(5): 846–851

[18] Martin RJ. Central pontine and extrapontine myelinolysis: the osmotic demyelination syndromes. J Neurol Neurosurg Psychiatry 2004; 75 Suppl 3: iii22–iii28

[19] Ruzek KA, Campeau NG, Miller GM. Early diagnosis of central pontine myelinolysis with diffusion weighted imaging. AJNR Am J Neuroradiol 2004; 25(2): 210–213

[20] Filley CM, Kleinschmidt-DeMasters BK. Toxic leukoencephalopathy. N Engl J Med 2001; 345(6): 425–432

[21] Rimkus CM, Andrade CS, Leite CC, McKinney AM, Lucato LT. Toxic leukoencephalopathies, including drug, medication, environmental, and radiation-induced encephalopathic syndromes. Semin Ultrasound CT MR 2014; 35(2): 97–117

[22] McKinney AM, Kieffer SA, Paylor RT, SantaCruz KS, Kendi A, Lucato LT. Acute toxic leukoencephalopathy: potential for reversibility clinically and on MRI with diffusion weighted and FLAIR imaging. AJR Am J Roentgenol 2009; 193(1): 192–206

[23] Soussain C, Ricard D, Fike JR, Mazeron JJ, Psimaras D, Delattre JY. CNS complications of radiotherapy and chemotherapy. Lancet 2009; 374(9701): 1639–1651

[24] Chawla S, Wang S, Kim S, et al. Radiation Injury to the Normal Brain Measured by 3D-Echo-Planar Spectroscopic Imaging and Diffusion Tensor Imaging: Initial Experience. J Neuroimaging 2013; 3: 9

[25] Deprez S, Amant F, Smeets A, et al. Longitudinal assessment of chemotherapy-induced structural changes in cerebral white matter and its correlation with impaired cognitive functioning. J Clin Oncol 2012; 30(3): 274–281

[26] Tha KK, Terae S, Sugiura M, et al. Diffusion weighted magnetic resonance imaging in early stage of 5-fluorouracil-induced leukoencephalopathy. Acta Neurol Scand 2002; 106 (6): 379–386

[27] Kim JY, Kim ST, Nam DH, Lee JI, Park K, Kong DS. Leukoencephalopathy and disseminated necrotizing leukoencephalopathy following intrathecal methotrexate chemotherapy and radiation therapy for central nerve system lymphoma or leukemia. J Korean Neurosurg Soc 2011; 50(4): 304–310

[28] Ziereisen F, Dan B, Azzi N, Ferster A, Damry N, Christophe C. Reversible acute methotrexate leukoencephalopathy: atypical brain MR imaging features. Pediatr Radiol 2006; 36(3): 205–212

[29] Antunes NL, Souweidane MM, Lis E, Rosenblum MK, Steinherz PG. Methotrexate leukoencephalopathy presenting as Klüver-Bucy syndrome and uncinate seizures. Pediatr Neurol 2002; 26(4): 305–308

[30] Lee MS, McKinney AM, Brace JR, Santacruz K. Clinical and imaging features of fludarabine neurotoxicity. J Neurophthalmol 2010; 30(1): 37–41

[31] Cunha-Oliveira T, Rego AC, Oliveira CR. Cellular and molecular mechanisms involved in the neurotoxicity of opioid and

psychostimulant drugs. Brain Res Brain Res Rev 2008; 58(1): 192–208

[32] Bartlett E, Mikulis DJ. Chasing "chasing the dragon" with MRI: leukoencephalopathy in drug abuse. Br J Radiol 2005; 78(935): 997–1004

[33] Gijtenbeek JM, van den Bent MJ, Vecht CJ. Cyclosporine neurotoxicity: a review. J Neurol 1999; 246(5): 339–346

[34] Heaney CJ, Campeau NG, Lindell EP. MR imaging and diffusion weighted imaging changes in metronidazole (Flagyl)-induced cerebellar toxicity. AJNR Am J Neuroradiol 2003; 24 (8): 1615–1617

[35] Dracopoulos A, Widjaja E, Raybaud C, Westall CA, Snead OC, III. Vigabatrin-associated reversible MRI signal changes in patients with infantile spasms. Epilepsia 2010; 51(7): 1297–1304

[36] Blumenthal I. Carbon monoxide poisoning. J R Soc Med 2001; 94(6): 270–272

[37] Prockop LD, Chichkova RI. Carbon monoxide intoxication: an updated review. J Neurol Sci 2007; 262(1–2): 122–130

[38] Takao H, Doi I, Watanabe T. Serial diffusion weighted magnetic resonance imaging in methanol intoxication. J Comput Assist Tomogr 2006; 30(5): 742–744

[39] Gallucci M, Limbucci N, Paonessa A, Caranci F. Reversible focal splenial lesions. Neuroradiology 2007; 49(7): 541–544

[40] Ruscheweyh R, Marziniak M, Evers S. Reversible focal splenial lesions in facial pain patients treated with antiepileptic drugs: case report and review of the literature. Cephalalgia 2009; 29(5): 587–590

# 第 10 章

# 扩散加权成像和扩散张量成像在儿童脑白质病变中的应用

*Julie H. Harreld、Zoltan Patay*

## 要点

- 虽然 T2W 信号异常的模式可能对某些儿童脑白质病有诊断价值,但在常规成像中,多数表现都不具特异性。
- 血管源性水肿、细胞毒性水肿、髓鞘水肿、髓鞘空泡化、脑白质疏松等均可增加脑含水量,导致 T2W 信号升高。
- DWI 和一些扩散参数,如 ADC 和 FA,可以鉴别这些病变及改善基于 MRI 对儿童脑白质病的鉴别诊断,还能为病变分期/活动性以及潜在的病理改变提供线索。

## 10.1 物理学

扩散成像中,在 T2WI(自旋回波)回波平面成像(EPI)序列 180°重聚脉冲之前及之后施加定向扩散梯度。自由运动水质子通过这些梯度获得随机自旋,并因此失相位,导致水运动(扩散)明显的体素信号丢失。相反,静止或缓慢移动质子在 DWI 产生高信号。ADC 值可以从施加扩散梯度和没有施加扩散梯度的图像中计算出来,使每个体素内水分子随时间的位移(mm²/s)得到量化[1,2]。

在组织中,水运动受到细胞膜、大分子及细胞外间隙缩小的限制。这样,DWI 信号就升高,ADC 值降低。例如,细胞密度高的组织,如小圆蓝色细胞肿瘤,像髓母细胞瘤和淋巴瘤,水扩散降低或受限,因此在 DWI 上显示为高信号。由于局部细胞的涌入所引起的细胞密度增加,如巨噬细胞或胶质细胞,也可引起扩散受限(ADC 值下降)和 DWI 高信号。由于细胞毒性水肿所导致的细胞肿胀,如脑缺血,也由于细胞外自由水减少而出现扩散受限。水从细胞外间隙转移至髓鞘内,正如发生在髓鞘内水肿或髓鞘空泡化,可以类似或相关的方式导致扩散受限[3]。这与血管源性水肿形成鲜明对比,血管源性水肿是由于血脑屏障(BBB)破坏或渗透压的变化导致细胞外间隙水增加,引起 ADC 值升高[4]。尽管所有类型的白质水肿在 T2W 图像上呈高信号,但血管源性水肿(瘤周水肿、感染/炎症)的 ADC 值升高,而细胞毒性水肿(累及少突胶质细胞和星形胶质细胞)或髓鞘内水肿的 ADC 值则降低，依此可鉴别。然而，不同类型的水肿可能共存(见本章后面的"枫糖尿病")，甚至可以在疾病过程中转化。通过对主要水肿类型的深入识别，DWI 有助于显示脑白质病的动态进程。

虽然灰质的扩散在各个方向是相等的(各向同性)，但在白质中，平行于纤维束("神经束")的方向扩散最大，垂直于神经束方向的扩散受限，这个特征即所谓的各向异性。这种特性在 DTI 及纤维追踪技术中可以被利用，用 FA 值量化，FA 值是测量水沿一个方向(如，沿白质纤维束方向)扩散倾向性的一个指标。FA 值等于 0 表示各向同性扩散，FA 值等于最大值 1 表示沿着主要特征向量(纵向)的完美线性、各向异性扩散，这表明轴突的方向。第二和第三特征向量的平均值，垂直于轴突，被称为径向扩散，可以进一步量化髓鞘的完整性。这些指标为定性及定量评估脑白质病提供了令人兴奋的、无创的、可重复的方法。

## 10.2　临床应用

在中枢神经系统(CNS)，层状髓鞘结构是由专门的少突胶质细胞膜层层包裹完整的轴突形成，这一过程是由神经元电活动、髓鞘蛋白基因的协调激活以及神经元和星形胶质细胞产生的生长和营养因子等驱动。任何一个环节出问题就可不同程度地影响到髓鞘，或原发或继发。髓鞘形成不良意味着早期、永久性髓鞘化停滞(Pelizaeus-Merzbacher 病，毛发缺硫性失养症)，与此不同的是，髓鞘化延迟是指相对于年龄来说髓鞘量的不足，通常见于婴儿。当髓鞘形成过程异常，髓鞘缺陷、缺乏或髓鞘部分堆积，被称为髓鞘形成障碍[5]。正常髓鞘的脱失称为脱髓鞘，可以是继发性(由

于神经元或轴突的脱失，如外伤患者)或原发性 (由于髓鞘或少突胶质细胞的异常)。原发性脱髓鞘病变可能是遗传性 (异染性脑白质营养不良，X 连锁肾上腺脑白质营养不良)或获得性(感染、炎症、免疫失调、中毒、缺血)。

由于这些经典的分类是描述性的而非病理性的，所以它们可能会有重叠及共存。髓鞘形成障碍易诱发脱髓鞘；髓鞘形成不良经常伴随髓鞘化延迟或可能与髓鞘化延迟相似。同样，尽管儿童脑白质病的 MRI 表现模式偶尔可能会有较高的诊断特异性[6]，常规成像异常对潜在的组织病理过程不具特异性。T1W 图像上呈低信号可能是由于髓鞘(和组织基质)疏松或水肿，T2W 图像上呈高信号可能是由于细胞毒性、髓鞘内或血管源性水肿，或由于髓鞘减少所致脑白质含水量增加。由于病例罕见以及疾病不同阶段病理材料的可用性有限，许多儿童脑白质病的确切病理机制仍然是未知数。DWI 鉴别脑白质病的能力使我们对这些疾病潜在病理机制的了解越来越多，而且随着更多的放射学–病理学–分子生物学相关性的获得变得更强。由于扩散异常模式的不同基于病理机制的不同，DWI 可有助于影像诊断学并能改进常规诊断模式的特异性。许多脑白质病在其早期的特征性改变是扩散异常，随后由于脱髓鞘和白质基质的破坏进展为非特异性水扩散系数升高及各向异性下降，DWI/ DTI 有助于评估这些病变的时期和进展速度，尤其是在疾病的早期阶段。

儿童脑白质病的总数量已经很大了，但几乎每年都有新的疾病被发现；绝大多数疾病在脑 MRI 上白质损伤及变化的确切机制还未阐明。因此，我们关注疾病的病理机制及其与 DWI 之间的联系(以合理的信心程度)，去阐述 DWI/DTI 是如何有助于理

解其病理以及其他儿童脑白质病的诊断。

## 10.2.1 扩散受限:活动性炎性脱髓鞘

小胶质细胞和负载髓鞘的巨噬细胞的集聚(细胞密度增加)以及由于炎性级联反应和(或)代谢应激导致少突胶质细胞的细胞毒性水肿,造成活动性脱髓鞘区域扩散受限[7,8]。一旦大量或全部髓鞘脱失,这些区域在"熄灭"阶段表现为扩散增加和 FA 值下降[9]。

### 遗传性:X-连锁肾上腺脑白质营养不良

在 X-连锁肾上腺脑白质营养不良(X-ALD)中,过氧化物酶体中单酶缺陷导致极长链脂肪酸(VLCFA)的堆积,其破坏细胞膜并且对少突胶质细胞产生毒性,对星形胶质细胞也有毒性,不过程度较低。90%的早期脱髓鞘发生急性炎症,进展迅速[10]。病变通常是离心性且由后向前进展[11]。在炎症的"前缘"扩散相对降低(图 10.1),其病理学上由血管周围炎性浸润、富含脂质的巨噬细胞和反应性星形胶质细胞组成。在中央脱髓鞘区域,基本不存在髓鞘化轴突和少突胶质细胞,扩散增加,FA 值降低[12]。

### 获得性:多发性硬化和急性播散性脑脊髓炎

多发性硬化是一种临床和病理上表现多样的慢性炎性脱髓鞘病变。活动性炎性病变表现为程度不同的血管周围炎症、T 淋巴细胞和富含脂质的巨噬细胞,而慢性病变细胞减少,出现不同程度的髓鞘再生[13]。大部分脑白质病变表现为扩散增加,但有报道称约 30%的急性病变扩散受限,通常是肿块型脱髓鞘,可能反映了潜在病

理机制的异质性[7,8]。轴突相对保存。扩散受限最常见于病变的周边,可能先于 T2W 信号异常和增强,并与发病严重程度相关。在急性期,扩散受限最常见于病变的边缘,可早于 T2W 信号异常和强化,并与攻击严重程度相关[9]。FA 值在强化病灶中低于非强化病灶[14]。

急性播散性脑脊髓炎的特征性病理改变是小静脉周围脱髓鞘和炎症,发生于病毒感染之后[13]。单相性白质病灶往往较大且双侧不对称,急性期病灶中心扩散增加而病灶周边 ADC 值多变、常降低(图 10.2)[15]。

## 10.2.2 扩散受限:弥漫性细胞毒性/髓鞘内水肿与白质空泡化

### 遗传性:线粒体呼吸链缺陷

在线粒体疾病中,线粒体无法满足细胞代谢需求(代谢不平衡),在急性期导致细胞毒性水肿[16]。尽管大多数线粒体疾病累及深部灰质,伴或不伴白质受累,但也有些线粒体疾病选择性地累及白质。呼吸链复合物的单独缺陷可导致一种特征性空泡性脑白质病,其表现形式尤为不同,在急性期整体白质(包括胼胝体)扩散明显受限,病灶前缘明显呈离心性移动,这可与中央熄灭区域空泡化白质扩散增加及 FA 值降低共存(图 10.3)[17]。

### 获得性:新生儿全脑缺氧性损伤

在某些情况下,足月婴儿围生期严重缺氧,由于脑能量耗竭会导致急性新生儿全脑缺血,幕上弥漫性细胞毒性水肿,扩散受限主要累及皮质下白质(图 10.4a),进展成广泛的空泡化则扩散增加(图 10.4b)。脑干和后脑窝一般不受累[16,18]。发现这一表现需要与新生儿疱疹感染和孤立性亚硫酸

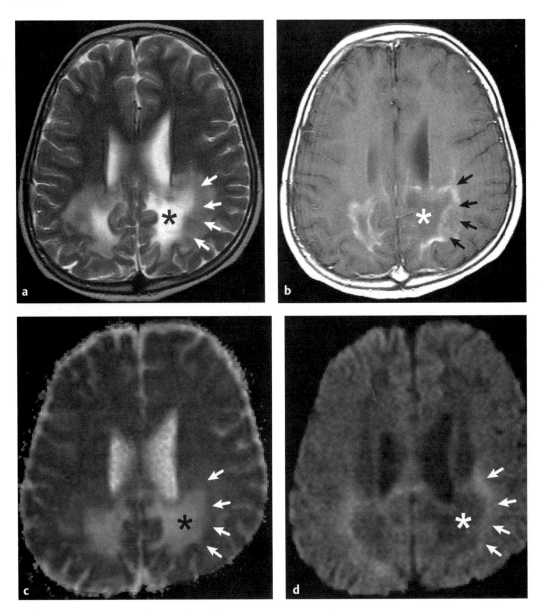

**图 10.1** X-连锁肾上腺脑白质营养不良。(a)轴位 T2W 图像；(b)增强 T1W 图像；(c)DWI 图像；(d) ADC 图。病灶周边炎性强化区(箭)扩散相对降低，中心髓鞘脱失区(*)水扩散增加。

氧化酶缺乏症相鉴别[19]。

## 10.2.3 扩散受限,区域性:神经毒性

在这些疾病中，细胞外到细胞内或髓鞘内液体快速转移会导致自由水扩散降低。

### 遗传性:枫糖尿病(经典型)

在经典枫糖尿病中，支链酮酸脱氢酶(线粒体酶复合物)的常染色体隐性缺陷导致支链氨基酸(特别是 L-亮氨酸)及其酮酸[特别是 α-酮异己酸(α-KIC)]的堆积。过量亮氨酸竞争性地抑制细胞摄入其他氨基

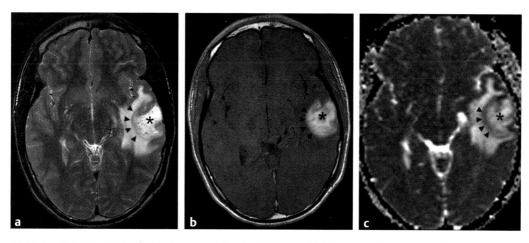

**图10.2**　肿块样脱髓鞘。**(a)**轴位T2W图像；**(b)**增强T1W图像；**(c)**ADC图显示了3个不同的区域：中心强化区域伴有水扩散增加(*)，周边可见环形强化灶，伴有扩散受限，对应于活动性炎症(箭头)，以及周围血管源性水肿。(Courtesy of Dr. W. K. Chong, Ormond Street Hospital for Children, NHS Trust, London, UK.)

酸,抑制蛋白质合成；髓鞘合成受损导致髓鞘形成障碍。同时,α-KIC抑制三磷腺苷(ATP)的合成,破坏钠-钾-ATP(钠/钾ATP酶)的功能。由于新生儿和年幼婴儿髓鞘形成非常活跃,是能量依赖的,细胞毒性和髓鞘内水肿(扩散受限)仅仅发生在有髓鞘的区域,叠加在弥漫性血管源性水肿的背景上,血管源性水肿是全脑神经毒性的征象(图10.5)[20,21]。

**获得性:甲氨蝶呤毒性**

　　甲氨蝶呤(MTX)抑制二氢叶酸还原酶,导致腺苷释放,腺苷能扩张脑血管并减缓突触前神经递质释放[22]。由于使用氨茶碱——一种竞争性腺苷拮抗剂能迅速改善症状,MTX神经毒性被认为是由神经系统内腺苷的作用通过未知机制介导的,可能是通过氧化应激[22,23]。同型半胱氨酸可升高或正常[24]。服用MTX后10~14天,并在出现临床体征和症状后数小时内,患者的半卵圆中心会出现扩散受限(图10.6a,b)。早期不伴有提示血管源性水肿的T2W或

FLAIR表现(图10.6c),符合"纯"细胞毒性和(或)髓鞘内水肿。因此,DWI对于MTX神经毒性的早期、准确诊断至关重要。随后,这种扩散受限消退,但有些病例可能进展为组织基质丧失,在主要受累区域扩散且T2W信号升高[24]。

## 10.2.4　扩散受限:进行性少突胶质细胞毒性和代谢衰竭

**遗传性:Krabbe病(球形细胞脑白质营养不良)和异染性脑白质营养不良**

　　在Krabbe病(球形细胞脑白质营养不良)中,早期髓鞘是正常的,但溶酶体β-半乳糖脑苷脂酶常染色体隐性缺乏导致β-半乳糖脑苷脂(髓鞘的一种主要成分)及其分解代谢衍生物鞘氨醇半乳糖苷的沉积,其在早期髓鞘形成的过程中对少突胶质细胞有毒性[25,26]。在疾病早期可能出现扩散降低,反映的是少突胶质细胞快速死亡和髓鞘崩解阶段细胞毒性和(或)髓鞘内水肿,继而随着脱髓鞘的进展扩散逐渐增加,各

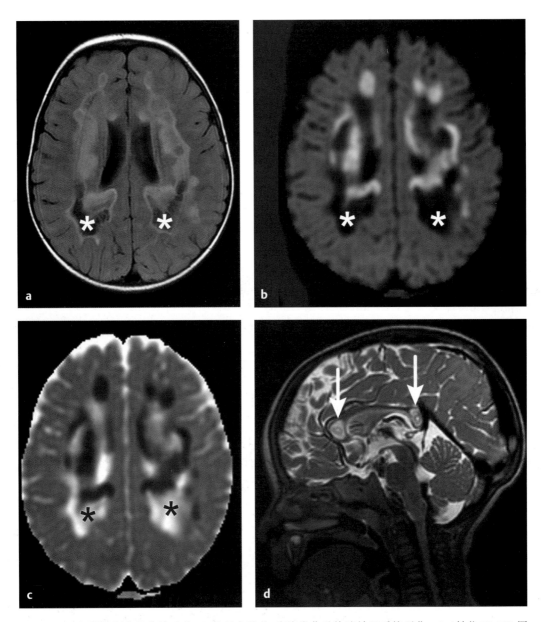

图 10.3 （呼吸链）复合物 I 缺乏症，12 个月大婴儿，癫痫发作及快速神经系统恶化。(a)轴位 FLAIR 图像显示广泛的脑白质异常，但皮质下白质不受累，并出现中央空泡化(*)；(b)DWI 图像和(c)ADC 图显示受累白质明显扩散受限，而空泡化区域扩散增加；(d)矢状位 T2W 图像显示胼胝体受累(箭)明显。(Courtesy of Drs. Fred Laningham and Natalie Hauser, Children's Hospital of Central California, Madera, CA, USA.)

向异性逐渐降低[5,11,19,26]。T2W 图像可能显示"虎纹征"样放射线[5]。由于小胶质细胞和巨噬细胞的涌入，其 ADC 值低于多数空

泡化病变[27]。

在异染性脑白质营养不良中，溶酶体芳基硫酸酯酶 A 常染色体隐性缺乏导致

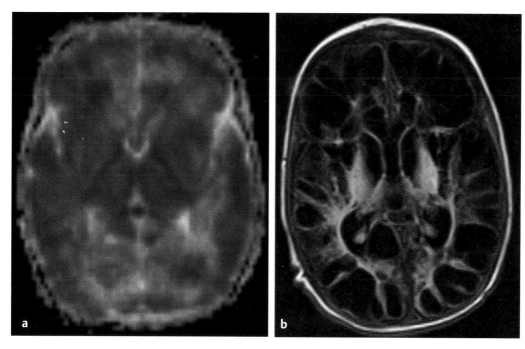

**图 10.4**　严重全脑缺氧性损伤,出生 4 天婴儿,妊娠 38 周伴有前置胎盘。(a)4 天时 ADC 图显示广泛异常;(b)出生 26 天 MRI FLAIR 图像显示病变进展为广泛性脑空泡化及脑萎缩。

在少突胶质细胞和施万细胞的溶酶体内硫苷脂的沉积及脑苷脂的缺乏，后者是髓鞘的主要成分。虽然少突胶质细胞最初能够代偿和维持髓鞘膜稳定，但最终经受代谢衰竭[26]。脱髓鞘是少突胶质细胞功能障碍/死亡和异常髓鞘不稳定的结果[26,28]。脑白质弥漫性异常信号并出现"虎纹征"改变，血管周围不受累(特别是青少年型)，早期可伴有扩散受限(图 10.7)，提示水分从细胞外向细胞内/髓鞘内较快转移;炎症不是特征性改变。在熄灭期，ADC 值升高(水扩散增加)，FA 值降低，这是一个非特异性征象，在白质脱髓鞘中常见[11]。

## 10.2.5　扩散不受限:髓鞘形成不良

在主要表现为髓鞘形成不良的疾病中,轴突密度正常,但髓鞘形成被永久地终止。髓鞘破坏不是主要特征。无细胞毒性水肿或小胶质细胞/巨噬细胞的涌入引起的扩散受限。各向异性仅轻度降低,由于 FA 值并不完全依赖髓鞘;正常轴索密度可能足以维持 FA[27]。

**遗传性: 佩梅病 (Pelizaeus-Merzbacher病 )**

在佩梅病中,PLP1 基因的 X 连锁隐性突变导致异常的蛋白脂质蛋白, 后者是一种主要的髓鞘结构蛋白, 导致 CNS 弥漫性髓鞘形成不良, 水扩散增加(图 10.8a~c)。无活动性脱髓鞘的病理证据, 且外周神经系统(PNS)髓鞘不受累。皮层、皮质下白质、脊髓和脑干相对不易受累。萎缩不是突出特征。在髓鞘罕见或缺失的区域,少突胶质细胞很少且不正常。轴索完整性被保留,这足以维持接近正常的各向异性,因为 FA

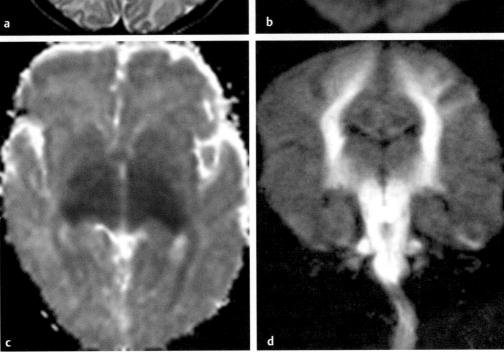

图 10.5　枫糖尿病。(a)T2W 图像显示弥漫性血管源性水肿;(b)DWI 和(c)ADC 图显示髓鞘化白质扩散受限;(d)冠状位 DWI 显示不但颅内,脊髓髓鞘化白质也受累。

值仅轻度降低(图 10.8d,e)[27]。

　　基于这种影像学表现的鉴别诊断包括其他髓鞘形成不良性疾病,如毛发硫营养不良、18q 综合征和 Salla 病[29]。

## 获得性:先天性甲状腺功能减退和早期严重营养不良

　　由少突胶质细胞生成髓鞘依赖于营养

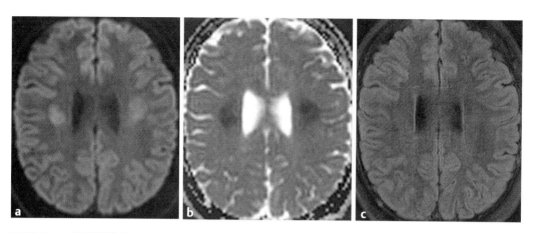

图 10.6　急性甲氨蝶呤中毒。(a)DWI 和(b)ADC 图显示扩散受限,不伴有(c)FLAIR 信号异常,符合细胞毒性/髓鞘内水肿表现。

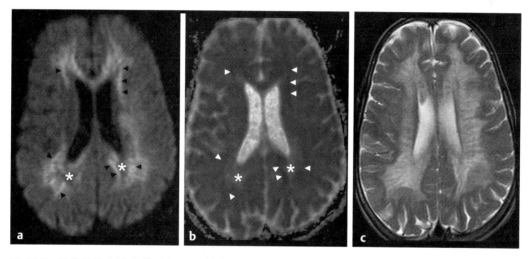

图 10.7　异染性脑白质营养不良。(a)轴位 DWI 和(b)ADC 图显示病变活动区域(箭头)的水扩散相对受限,而白质髓鞘脱失区域扩散增加(*);(c)这两种因素促成广泛脑白质在 T2W 图像上呈高信号。

因子对髓鞘蛋白基因的上调,其缺陷可引起髓鞘形成延迟或髓鞘形成不良。在先天性甲状腺功能减退中,缺乏或甲状腺激素(T3)不足可抑制少突胶质细胞的终末分化,降低髓鞘基因的表达,导致髓鞘形成不良[30]。这种髓鞘形成不良使用甲状腺素早期治疗是可逆的[31]。胰岛素样生长因子-1(IGF-1)促进髓鞘形成和少突胶质细胞成熟,其在严重营养不良时减少。如

果这种营养不良出现在关键生长期,则可能会发生永久性髓鞘形成不良[5]。

## 10.2.6　扩散增加:水平衡异常与髓鞘空泡化

**遗传性:伴皮层下囊肿的巨脑型脑白质病**

　　除了调节髓鞘形成和神经发生,并向神经元提供代谢基质外,星形胶质细胞在

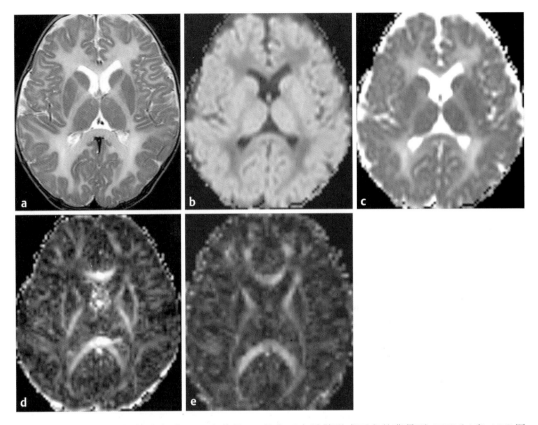

图 10.8 佩梅病。弥漫性脑白质 T2W 高信号(a)是由于在髓鞘形成不良的背景下,DWI(b)和 ADC 图 (c)显示水扩散增加;FA 图(d)和方向编码彩色图(e)显示各向异性分数(FA)仅轻微降低。(Courtesy of Dr. Ata Siddiqui,Kings College Hospital,London,UK.)(见彩插)

CNS 的水和离子平衡中起关键作用,包括通过星形胶质细胞足突作用于血脑屏障。在最常见的经典型伴皮层下囊肿的巨脑型脑白质病中,星形胶质细胞特异性 MLC-1 基因的常染色体隐性突变产物打破了脑内离子及水平衡,导致髓鞘空泡性退变。空泡形成于髓鞘的外层,位于星形胶质细胞的细胞内结构和足突内[32]。早期弥漫性脑白质肿胀,ADC 值升高(图 10.9b,c)且各向异性降低,最终导致成年后的萎缩。在婴儿中,双侧前颞叶(图 10.9a),有时在顶叶和额叶,出现脑白质疏松,继而形成皮层下囊肿[33]。

在卡纳万病中,少突胶质细胞天冬酰胺酶常染色体隐性缺陷引起细胞外间隙 N-乙酰天冬氨酸(NAA)的沉积,以及无法获得用于髓鞘脂质合成的乙酸盐。由于细胞外间隙 NAA 沉积引起的渗透-静水压改变,其被认为是在病理切片上观察到的细胞外和星形细胞水肿以及髓鞘空泡化的原因[34]。病变向心性进展,早期皮质下白质改变伴扩散受限(图 10.10),持续时间较长。这可能是由于早期细胞肿胀和髓鞘空泡化造成的细胞外间隙缩小。最终,由于疾病后期细胞外间隙扩大,脱髓鞘白质的扩散增加[5]。

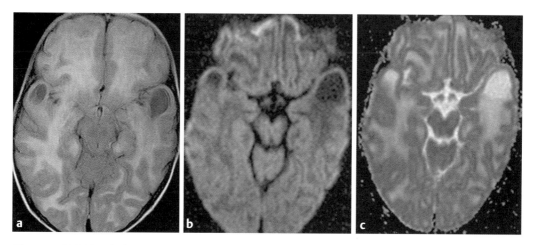

图 10.9　伴皮层下囊肿的巨脑型脑白质病。(a)由于白质疏松和囊变以及髓鞘空泡化引起的广泛性白质 T2W 高信号,结果导致水扩散增加,表现为(b)DWI 信号减低,(c)ADC 图信号升高。

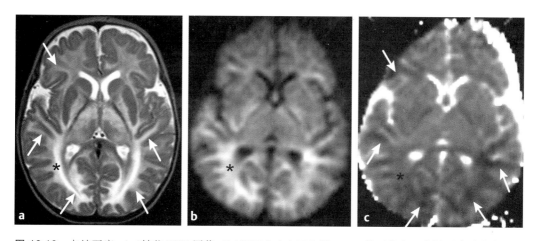

图 10.10　卡纳万病。(a)轴位 T2W 图像,(b)DWI 和(c)ADC 图。ADC 能区分由于皮层下白质水分子扩散受限(ADC 上的黑色部分,箭)所引起的 T2W 高信号与由于白质疏松而含水间隙扩大(*)所引起的 T2W 高信号。(Courtesy of Dr. Ata Siddiqui, Kings College Hospital, London, UK.)

## 获得性:渗透性脱髓鞘综合征(脑桥中央髓鞘溶解和脑桥外髓鞘溶解症)

　　血钠水平过高或过低或低钠血症快速纠正,这些情况可能出现在长期患病或营养不良的儿童中[35],会导致渗透性脑应激,少突胶质细胞对其特别脆弱。信号异常与少突胶质细胞的分布一致,与脑桥及脑桥外的大脑神经元相关,包括丘脑。早期阶段可出现扩散受限(图 10.11),可能继发于髓鞘破裂之前的特征性细胞肿胀和髓鞘空泡化。炎症不是其特征;晚期出现富含脂质的巨噬细胞[36]。无论是急性期还是恢复期,T2W 图像上的表现滞后于扩散异常;发现 ADC 值正常化与临床恢复一致[36]。

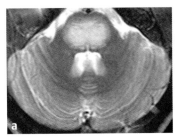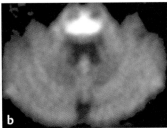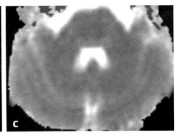

图 10.11　渗透性脱髓鞘综合征。(a)T2W 图像上显示脑桥信号异常，主要是由于细胞内和髓鞘内水分移动所致，如(b)DWI 和(c)ADC 图所示扩散受限，并伴有周围轻度血管源性水肿。

### 10.2.7　扩散增加：髓鞘疏松和囊性退化

#### 遗传性：白质消融性脑白质病（髓鞘疏松和囊性退化）

白质消融性脑白质病也被称为儿童共济失调伴弥漫性中枢神经系统髓鞘形成不良（CACH），由于真核细胞翻译起始因子2B（eIF2B）常染色体隐性突变而导致的异常细胞应激反应，进而引起星形胶质细胞和少突胶质细胞异常增殖。该病特征是反复发作的共济失调、痉挛和认知衰退，在轻微头部创伤或惊吓后迅速进展[32]。弥漫性进行性脑白质疏松伴囊性变导致水扩散（ADC）增加及 FA 值降低[27]。在髓鞘相对完整的区域，如皮层下 U 型纤维（图 10.12）、小脑白质和小脑中脚，由于少突胶质细胞及其前体数量增加（细胞过多），在疾病早期可出现扩散受限[3]。

#### 获得性：终末期脱髓鞘

在熄灭期脑白质疾病中，白质病变的扩散特征通常是非特异性的，与病理学发现一样，反映了广泛性严重组织破坏及最终的基质稀释。扩散增加和 FA 值降低反映了一般病理学发现，即髓鞘和少突胶质细胞减少，即白质内水与髓鞘比例的升高[23]。

## 10.3　小结

虽然某些儿科脑白质病的 T2WI 表现模式可以鉴别，但多数表现无特异性。扩散成像能区分受累区白质内结构和组织病理学不同的区域，加强对潜在过程的理解，并能为疾病分期/活动性及其潜在病理机制提供重要线索。本章涵盖范例的扩散成像表现与潜在病理学的关系摘要见表 10.1。随着新的白质疾病的不断发现，对这些关系的认识将有助于我们对这些动态疾病过程有越来越多的了解。

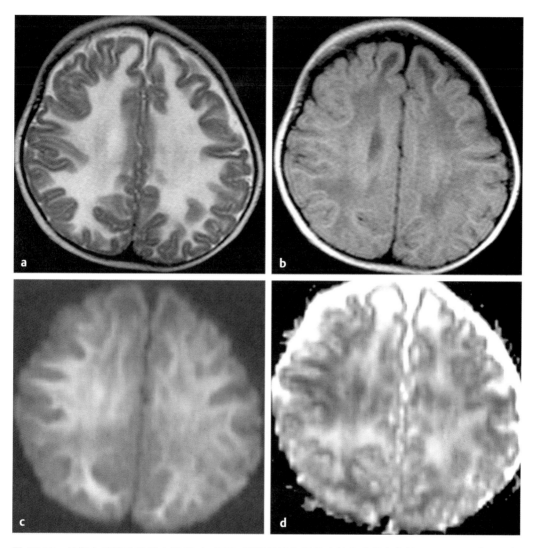

**图 10.12**　早期白质消融性脑白质病。(a)T2W 图像显示弥漫性疏松白质呈高信号;(b)T1W 图像上呈低信号;(c)DWI 和(d)ADC 图显示由于胶质增生及相对细胞密度增加,相对不受累的皮质下白质扩散受限。(Courtesy of Dr. Ata Siddiqui,Kings College Hospital,London,UK.)

表 10.1  儿童脑白质病的扩散特征和模式（基于潜在病理学）

| 病变 | ADC | FA | 模式 |
|---|---|---|---|
| **扩散受限：活动性炎性脱髓鞘** | | | |
| X-连锁肾上腺脑白质营养不良 | 边缘、急性期↓；脱髓鞘区，晚期↑ | 脱髓鞘白质↑ | 离心性，由后向前 |
| 肿块样多发性硬化 | 边缘、急性期可能↓；脱髓鞘区，晚期↑ | 强化区域的 FA 低于非强化区域 | 最常见于脑室周围或皮层下、胼胝体，进行性或复发缓解性 |
| 急性播散性脑脊髓炎 | 边缘、急性期可能↓；脱髓鞘区，晚期↑ | 可能降低 | 最常见于皮层下、脑室周围，不对称，单相 |
| **扩散受限：弥漫性细胞毒性/髓鞘内水肿与白质空泡化** | | | |
| 线粒体病：复合物Ⅰ缺乏 | 受累白质↓↓；空泡化区域↑ | | 离心性，中央终末期白质空泡化 |
| 新生儿全脑缺氧性损伤 | ↓ | | 多种多样 |
| **扩散受限：区域性，神经毒性** | | | |
| 枫糖尿病（经典型） | 产前髓鞘化白质↓；髓鞘区域↑ | | 弥漫性血管源性水肿；产前髓鞘化白质扩散受限 |
| 甲氨蝶呤毒性 | 早期，急性期↓；早于 FLAIR 异常；停药后恢复正常 | 未知 | 半卵圆中心 |
| **扩散受限：进行性少突胶质细胞毒性和代谢衰竭** | | | |
| 异染性脑白质营养不良 | 急性期可能↓；晚期脱髓鞘白质↑ | 晚期脱髓鞘白质↓ | 离心性，由后向前，最终弥漫性白质受累。"虎纹征"血管周和皮质下 U 型纤维不受累 |
| Krabbe 病（球形细胞脑白质营养不良） | 早期沿病灶前缘↓，继而 ADC 进行性↑ | ↓ | 离心性，由后向前，最终弥漫性白质受累。"虎纹征" |
| **扩散不受限：髓鞘形成不良，髓鞘形成延迟** | | | |
| 佩梅病 | 正常 | 轻微↓ 接近正常 | 弥漫脑白质 T2 高信号弥漫 |
| 先天性/围生期甲状腺功能减退 | 正常 | | |
| 严重营养不良 | 正常 | | 弥漫 |
| **扩散增加：水平衡异常与髓鞘空泡化** | | | |
| 伴皮层下囊肿的巨脑型脑白质病 | ↑ | ↓↓ | 弥漫；早期颞叶皮质下囊肿 |
| 卡纳万病 | 早期：↓/=外周白质、苍白球、丘脑、脑干、脑桥背侧、齿状核；晚期：↑ | | 向心性白质进展；苍白球、丘脑受累 |

（待续）

表 10.1(续)

| 病变 | ADC | FA | 模式 |
| --- | --- | --- | --- |
| 渗透性脱髓鞘综合征（脑桥中央髓鞘溶解和脑桥外髓鞘溶解症） | 早期↓,随疾病康复恢复正常 | | 脑桥,丘脑,皮层,壳核 |
| | 扩散增加:髓鞘疏松和囊性退化 | | |
| 白质消融性脑白质病 | 保留白质（皮层下 U 型纤维,内囊）↓;疏松白质↑ | ↓ | 弥漫,对称 |
| 终末期脱髓鞘 | ↑ | ↓ | 取决于潜在病因 |

注:FLAIR,液体衰减翻转恢复。

（冯结映　译　刘红军　校）

# 参考文献

[1] Mukherjee P, Berman JI, Chung SW, Hess CP, Henry RG. Diffusion tensor MR imaging and fiber tractography: theoretic underpinnings. AJNR Am J Neuroradiol 2008; 29(4): 632–641

[2] McRobbie DW. MRI from Picture to Proton. 2nd ed. New York, NY: Cambridge University Press; 2007

[3] van der Lei HD, Steenweg ME, Bugiani M, et al. Restricted diffusion in vanishing white matter. Arch Neurol 2012; 69 (6): 723–727

[4] Liang D, Bhatta S, Gerzanich V, Simard JM. Cytotoxic edema: mechanisms of pathological cell swelling. Neurosurg Focus 2007; 22(5): E2

[5] Knaap MSd, Valk J, Barkhof F, Knaap MSd. Magnetic Resonance of Myelination and Myelin Disorders. 3rd ed. New York, NY: Springer, 2005

[6] Schiffmann R, van der Knaap MS. Invited article: an MRI-based approach to the diagnosis of white matter disorders. Neurology 2009; 72(8): 750–759

[7] Hyland M, Bermel RA, Cohen JA. Restricted diffusion preceding gadolinium enhancement in large or tumefactive demyelinating lesions. Neurol Clin Pract 2013; 3(1): 15–21

[8] Popescu BF, Lucchinetti CF. Pathology of demyelinating diseases. Annu Rev Pathol 2012; 7: 185–217

[9] Abou Zeid N, Pirko I, Erickson B, et al. Diffusion weighted imaging characteristics of biopsy-proven demyelinating brain lesions. Neurology 2012; 78(21): 1655–1662

[10] Kemp S, Berger J, Aubourg P. X-linked adrenoleukodystrophy: clinical, metabolic, genetic and pathophysiological aspects. Biochim Biophys Acta 2012; 1822(9): 1465–1474

[11] Patay Z. Diffusion weighted MR imaging in leukodystrophies. Eur Radiol 2005; 15(11): 2284–2303

[12] van der Voorn JP, Pouwels PJ, Powers JM, et al. Correlating quantitative MR imaging with histopathology in X-linked adrenoleukodystrophy. AJNR Am J Neuroradiol 2011; 32(3): 481–489

[13] Wingerchuk DM, Lucchinetti CF. Comparative immunopathogenesis of acute disseminated encephalomyelitis, neuromyelitis optica, and multiple sclerosis. Curr Opin Neurol 2007; 20(3): 343–350

[14] Filippi M, Agosta F. Imaging biomarkers in multiple sclerosis. J Magn Reson Imaging 2010; 31(4): 770–788

[15] Bernarding J, Braun J, Koennecke HC. Diffusion- and perfusion-weighted MR imaging in a patient with acute demyelinating encephalomyelitis (ADEM). J Magn Reson Imaging 2002; 15(1): 96–100

[16] Sofou K, Steneryd K, Wiklund LM, Tulinius M, Darin N. MRI of the brain in childhood-onset mitochondrial disorders with central nervous system involvement. Mitochondrion 2013; 13(4): 364–371

[17] Biancheri R, Rossi D, Cassandrini D, Rossi A, Bruno C, Santorelli FM. Cavitating leukoencephalopathy in a child carrying the mitochondrial A8344G mutation. AJNR Am J Neuroradiol 2010; 31(9): E78–E79

[18] Weidenheim KM, Bodhireddy SR, Nuovo GJ, Nelson SJ, Dickson DW. Multicystic encephalopathy: review of eight cases with etiologic considerations. J Neuropathol Exp Neurol 1995; 54(2): 268–275

[19] Barkovich AJ. Pediatric Neuroimaging. 5th ed. Philadelphia, PA: Lippincott Williams & Wilkins; 2012

[20] Zinnanti WJ, Lazovic J, Griffin K, et al. Dual mechanism of brain injury and novel treatment strategy in maple syrup urine disease. Brain 2009; 132(Pt 4): 903–918

[21] Parmar H, Sitoh YY, Ho L. Maple syrup urine disease: diffusion weighted and diffusion tensor magnetic resonance imaging findings. J Comput Assist Tomogr 2004; 28(1): 93–97

[22] Bernini JC, Fort DW, Griener JC, Kane BJ, Chappell WB, Kamen BA. Aminophylline for methotrexate-induced neurotoxicity. Lancet 1995; 345(8949): 544–547

[23] Greenfield JG, Love S, Louis DN, Ellison D. Greenfield's Neuropathology. 8th ed. London: Hodder Arnold; 2008

[24] Brugnoletti F, Morris EB, Laningham FH, et al. Recurrent intrathecal methotrexate induced neurotoxicity in an adolescent with acute lymphoblastic leukemia: Serial clinical and radiologic findings. Pediatr Blood Cancer 2009; 52(2): 293–295

[25] Guo AC, Petrella JR, Kurtzberg J, Provenzale JM. Evaluation of white matter anisotropy in Krabbe disease with diffusion

tensor MR imaging: initial experience. Radiology 2001; 218 (3): 809–815

[26]  Scriver CR. The Metabolic and Molecular Bases of Inherited Disease. 8th ed. New York, NY: McGraw-Hill; 2001

[27]  van der Voorn JP, Pouwels PJ, Hart AA, et al. Childhood white matter disorders: quantitative MR imaging and spectroscopy. Radiology 2006; 241(2): 510–517

[28]  Patil SA, Maegawa GH. Developing therapeutic approaches for metachromatic leukodystrophy. Drug Des Devel Ther 2013; 7: 729–745

[29]  Harreld JH, Smith EC, Prose NS, Puri PK, Barboriak DP. Trichothiodystrophy with dysmyelination and central osteosclerosis. AJNR Am J Neuroradiol 2010; 31(1): 129–130

[30]  Mitew S, Hay CM, Peckham H, Xiao J, Koenning M, Emery B. Mechanisms regulating the development of oligodendrocytes and central nervous system myelin. Neuroscience 2014; 276: 29–47

[31]  Jagannathan NR, Tandon N, Raghunathan P, Kochupillai N. Reversal of abnormalities of myelination by thyroxine therapy in congenital hypothyroidism: localized in vivo proton

magnetic resonance spectroscopy (MRS) study. Brain Res Dev Brain Res 1998; 109(2): 179–186

[32]  Lanciotti A, Brignone MS, Bertini E, Petrucci TC, Aloisi F, Ambrosini E. Astrocytes: emerging stars in leukodystrophy pathogenesis Transl Neurosci 2013; 4(2)

[33]  van der Knaap MS, Boor I, Estévez R. Megalencephalic leukoencephalopathy with subcortical cysts: chronic white matter oedema due to a defect in brain ion and water homoeostasis. Lancet Neurol 2012; 11(11): 973–985

[34]  Baslow MH, Guilfoyle DN. Are astrocytes the missing link between lack of brain aspartoacylase activity and the spongiform leukodystrophy in Canavan disease? Neurochem Res 2009; 34(9): 1523–1534

[35]  Ranger AM, Chaudhary N, Avery M, Fraser D. Central pontine and extrapontine myelinolysis in children: a review of 76 patients. J Child Neurol 2012; 27(8): 1027–1037

[36]  Ruzek KA, Campeau NG, Miller GM. Early diagnosis of central pontine myelinolysis with diffusion weighted imaging. AJNR Am J Neuroradiol 2004; 25(2): 210–213

# 第 11 章

# 扩散加权成像在创伤性脑损伤评估中的应用

*Michael L. Lipton*

**要点**

- dMRI 能明确创伤性脑损伤的病理改变，而传统 MRI 无异常发现。
- 创伤性脑损伤患者的 DTI 成像，报道最广泛以及最一致的发现是 FA 值降低。
- 采用适当的定量方法，从急性期到慢性期的创伤性脑损伤患者都可以检测到 DTI 异常。
- 与所有影像学检查一样，临床背景，包括其他影像学结果，对应用 dMRI 评估创伤性脑损伤患者都至关重要。

## 11.1 引言

扩散敏感磁共振成像（dMRI）对创伤性脑损伤（TBI）的发现与描述提供了几个有用的指标[1]。本章讨论定向非选择性dMRI技术在检测外伤性脑损伤中的应用，如DWI，以及定向敏感方法，如DTI。本章重点介绍 DWI 和 DTI 对发现病变的独特作用，而其他影像学手段无法显示这些病变。

## 11.2 临床背景和诊断标准

TBI 是全球致残及致死的最主要原因。仅仅美国每年就有超过 250 万脑外伤患者，超过 55 000 人死亡，超过 300 000 人住院，超过 200 万人在急诊科处理出院[2]。TBI 的具体数字未知，这很可能是由于大量的 TBI 患者未被发现或者被忽视[3]。

脑外伤严重程度的分级通常是基于损伤时的临床检查结果。这个分级主要依据 Glasgow 昏迷评分（GCS；范围 3~15 分）：重度（GCS 3~8 分），中度（GCS 9~12 分），轻度（GCS 13~15 分）。基于 GCS 的分级是一个能很好地预测患者出院后生存情况的指标，但是不能有效地预测长期结果，特别是对于轻度损伤的患者[4]。用于分级的其他因素包括昏迷时间、创伤后遗忘持续时间，以及局灶性神经功能缺损和影像学异常[5,6]。

轻度创伤性脑损伤（mTBI，也称脑震荡）是脑外伤最常见的类型[2]。mTBI 患者随着损伤会出现神经认知功能障碍，可能包括意识模糊、定向障碍、不平衡和其他特征。有些但并非全部的 mTBI 患者会出现真实的意识丧失[7]。mTBI 的诊断标准包括不超过 30min 的意识丧失、不超过 24h 的失忆以及不伴有局灶性神经功能缺损[8]。mTBI 患者通常与常规 CT 和 MRI 异常表现不具相关性[11]。尽管初始临床症状相对轻微且常规影像学缺乏异常表现，但 mTBI 的临床表现确实由脑部病变引起，特别是创伤性轴索损伤(TAI)[9]。

大多数 mTBI 患者会恢复，但也有一些患者(15%~30%)将维持长期的不良后果，包括持续性震荡后症状、认知损害和行为功能障碍[7]。因此，"轻度"TBI 的后果并不意味着一定是轻度的。对体育和军事相关性 mTBI 以及其长期不良影响，包括迟发性神经退行性疾病，如慢性创伤性脑病(CTE)等立场鲜明的报道[10]提高了人们对 mTBI 的认识。患者 GCS 评分在 mTBI 范围(13~15)出现影像学异常，通常被归为轻度复杂性 TBI。这些患者可能预后不良[11]。

# 11.3　病理及病理生理学：局灶性和弥漫性损伤

TBI 的病理分类通常基于其大体病理和影像学特征，分为局灶性或弥漫性损伤[9]。局灶性损伤可以是脑外的（颅骨骨折和硬膜外、硬膜下或蛛网膜下腔出血)或脑内的(挫伤、裂伤、血肿)。然而，多数 TBI 的组织病理学病变是脑白质的弥漫性（或更合适的说法叫多灶性)微观损伤，由线性和旋转作用力所致。这种病变被称为 TAI。当病变分布广泛时，它通常被称为弥漫性轴索损伤(DAI)。TAI 的病理学证据显示其见于各种不同严重程度的 TBI 中，包括 mTBI。许多局灶性 TBI 病变类型，包括出血和挫伤，使用常规的 CT 和 MRI 技术很容易发现，特别是那些对出血敏感的序列，如 T1W 和 T2*W 序列。尽管可以在 TAI 患者中发现微出血，例如，使用磁敏感加权 MRI(SWI)检测，但常规 MRI 扫描无法检出广泛存在的 TAI[11]。这是因为造成轴突发生明显损伤的作用力甚至无法破坏最小的血管，而最小血管的直径至少是轴突的 10 倍且比轴突更有弹性。弥漫性损伤、TAI 是 TBI 患者长期症状、功能缺乏和残疾的主要决定因素。TBI 引起的功能障碍被认为是由于广泛的脑网络功能障碍，这可能是由微观轴索损伤导致的[12,13]。

要了解 TBI 患者 dMRI 变化的本质，就必须了解脑组织病变的发病机制，它是影像学改变的基础。中重度 TBI 通常是由明显的物理创伤导致脑表面挫伤。然而，除了最严重的 TBI，所有明显的深部脑组织破坏都不是由外伤造成的。相反，剪切力、压力和旋转力作用于白质轴突引起轴突内细胞骨架的改变，如微管损伤和神经丝失调，引起一系列病理性细胞和分子变化[14]。构成机制包括细胞膜泵功能障碍、炎症、凋亡、细胞存活通路功能受损，并最终导致髓鞘和轴突脱失。TAI 病变可随时间演变(图 11.1)，而潜在的病理过程通常无法用常规 CT 与 MRI 检测到[11,15]。组织损伤，尤其是由大血肿造成的挫伤和明显的占位效应，可能导致继发性缺血性损伤或明显的梗死，这可能使局灶性 TBI 的影像复杂化。时间一长，随之而来的是由沃勒变性等造成的中枢神经系统轴突脱失[14]。远离明显损伤部位的白质纤维，以及与这些白质纤维连接的皮质区域可能随之出现体积缩小。

# 11.4　DWI—敏感检测创伤组织

## 11.4.1　TBI 病变中 DWI 表现的病理生理

正如本书其他章节所述，自 20 世纪

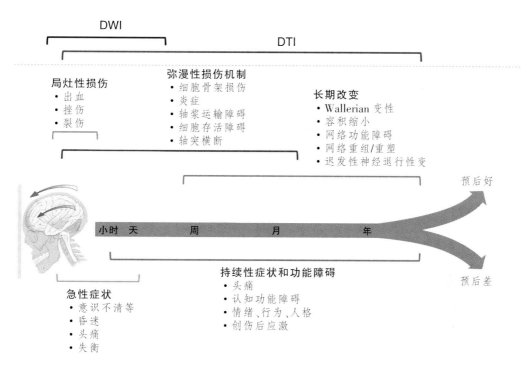

**图 11.1**　创伤性脑损伤后病理、影像和临床特征演变时间表。请注意扩散敏感的 MRI 特征重叠，以及扩散张量成像异常发现持续到慢性期。

90 年代其在脑卒中方面的临床应用普及以后，DWI 就被认为是一种发现缺血性组织损伤所致细胞毒性水肿的敏感方法[16]。虽然 DWI 在脑卒中方面的临床效用被公认并被广泛接受，但这些扩散变化的潜在细胞机制仍然存在争议。与脑卒中相似，各向同性扩散受限是外伤患者细胞毒性水肿的一种表现。与脑卒中一样，确切的细胞学基础仍不清楚。细胞毒性水肿及其在 DWI 上的相应表现最常见于外伤性皮质挫伤，这也可能是急性 TAI 和颅内血肿的一个特点。

对头部的冲击，无论是否出现骨折，可以导致冲击部位下方脑表面的挫伤，这被称为冲击性脑挫伤。随后大脑发生加速运动，撞击头部受冲击部位对侧的颅骨导致继发性脑挫伤，通常更广泛。继发挫伤被称为对冲性脑挫伤。重要的是，头部没有直接

撞击也可发生脑挫伤。头部的加速度，如在挥鞭式机制，脑部剧烈加速，随之冲击颅骨，有可能造成皮质挫伤。

挫伤最初导致细胞毒性水肿，通常累及相邻区域的脑组织，包括表浅皮层灰质和其下方的白质，类似于缺血损伤模式。然而，与梗死不同的是，挫伤通常不遵循血管分布（图 11.2）。伴发的血管损伤或继发于占位效应的缺血，可能使脑挫伤的 DWI 影像表现复杂化。

## DWI 检测 TBI 病变

外伤性皮质挫伤的早期影像学表现为各向同性扩散受限。在各向同性 DWI 上表现为高信号，在 ADC 图上表现为低的 ADC 值（见图 11.2）。在 CT 或 MRI 显示组织损伤的影像学证据之前即可检测到挫伤皮质扩散受限。然而，脑挫伤的 DWI 证据

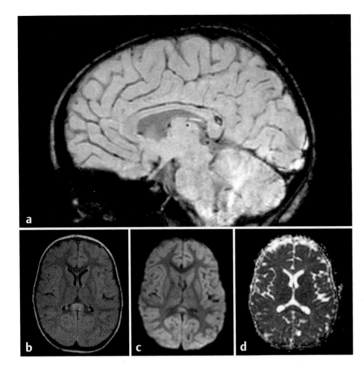

图 11.2 非意外性损伤导致的挫伤和创伤性轴索损伤(TAI)。患儿男,2岁,因多发损伤和昏睡被送入急诊科。CT 检查无异常。(a)SWI 显示胼胝体压部局限性出血;(b)T2-FLAIR 显示胼胝体压部高信号;(c)DWI 显示更广泛的高信号,相同部位 (d)ADC 值降低提示是由 TAI 所导致的细胞毒性水肿,后来被确定为是剧烈摇晃的结果。

通常需结合颅外及颅内损伤征象,包括头皮血肿、颅骨骨折、出血和水肿(图 11.3)。就这一点而言,扩散异常相对于其他征象的位置是正确诊断的关键。我们已知脑挫伤的 DWI 表现遵循典型的对冲性分布。通常情况下,相对于冲击部位下立刻出现的损伤,冲击部位对侧(对冲伤)的损伤程度更加明显。

**创伤患者异常 DWI 表现的鉴别诊断**

各向同性扩散受限是多种形式脑组织损伤的一个非特异性特征,包括缺血、感染和炎症(图 11.4)。虽然缺乏特异性,但扩散受限一般是 TBI 典型的影像表现,不影响 DWI 在 TBI 中的诊断效用。其他特征,当与低 ADC 值一起考虑时,有助于正确诊断创伤性损伤。DWI 异常的空间分布发生在典型部位并遵循脑挫伤或 TAI 的预期模式。位于前下额叶和颞叶以及扩散受限对冲性分布,伴有颅外软组织损伤,及颅骨骨折是脑挫伤的典型表现。与动脉血管分布区不一致进一步支持了皮质扩散受限是由创伤性脑挫伤所致。另一方面,扩散受限与动脉血管分布区明确的一致性,是脑卒中的典型表现。

局灶性扩散受限累及白质可能是急性 TAI 的表现(图 11.5 和图 11.6)。其他疾病,如脑脓肿和多发性硬化(MS),也可表现为局灶性扩散受限。病变倾向累及胼胝体,尤其是胼胝体压部、深部白质结构和灰白质交界区是 TBI 的典型特征。发现并发的其他影像学特点也有助于缩小鉴别诊断范围。有用的特征包括 MS 的典型白质高信号,脓肿的其他影像学征象,或脑外伤的其他表现,如出血和颅外损伤。

临床背景是每一个鉴别诊断的基本要素。TBI 的病史和其他临床证据,以及缺乏已知的替代诊断或其危险因素,包括 MS、脑血管疾病或全身性感染,是把 DWI 表现正确归因于 TBI 的必要支持。

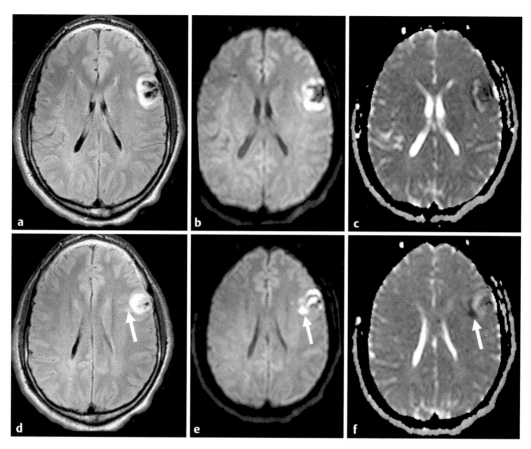

**图 11.3** DWI 显示出血性挫伤的完整范围。(a)T2-FLAIR,(b)DWI 和(c)ADC 图显示由于出血导致信号不均匀,左额叶出现 T2 透过效应(c)和扩散受限。注意扩散受限的其他区域(白箭);DWI 高信号(e)和(f)ADC 值降低提示挫伤所致组织损伤超出出血范围区域。该区域在 CT(无图)上表现相对正常,(d)T2-FLAIR 仅仅显示为轻微高信号。

### 脑内各向同性扩散受限的鉴别诊断

- 脑挫伤和创伤性轴索损伤
- 脑卒中
- 脑炎和脓肿
- 脱髓鞘
- 辐射损伤
- 手术
- 血肿
- 癫痫发作和癫痫发作后改变

## 11.5 DTI—显示 TAI 微结构损伤

### 11.5.1 TBI 病变 DTI 表现的生物物理学基础

　　DWI 检测到组织中水的自由扩散幅度(ADC;无方向依赖的空间净位移)下降。扩散幅度降低(DWI 高信号和 ADC 值降低,即扩散受限)是细胞毒性水肿的表现(图 11.7)。然而,DTI 的独有特点是显示扩

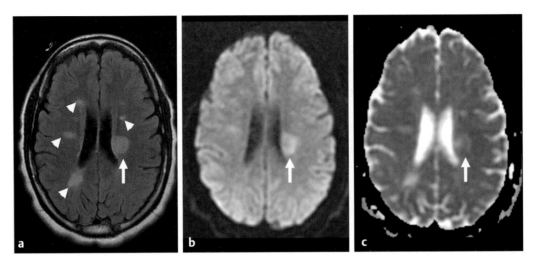

**图 11.4** 　多发性硬化(MS)与创伤性轴索损伤(TAI)扩散受限的区别。横断面 T2-FLAIR(a)，DWI(b)和 ADC 图(c)。MS 出现侧脑室旁大病灶扩散受限(a~c，箭)，这可通过病变位置及 MS 的其他表现与 TAI 相鉴别(a，箭头)。

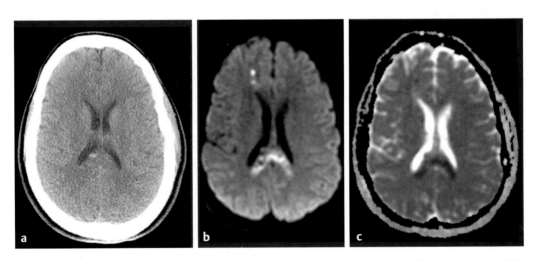

**图 11.5** 　高速摩托车事故后昏迷患者，CT 显示胼胝体压部出血，为典型的创伤性轴索损伤(TAI)伴弥漫性水肿。然而，TAI 所致扩散受限累及整个胼胝体压部，可由(b)DWI 高信号和(c)ADC 值降低所证实。另外所见右侧额叶扩散受限区域代表手术放置颅内压监测仪引起的细胞毒性水肿。(Images courtesy of: George Lantos，M.D.，Jacobi Medical Center，Bronx，NY.)

散方向。正如第 1 章所阐述的，DTI 提供组织中水扩散的两个方向性特性：水扩散的主导方向(主特征向量)和体素内扩散的一致性(即方向的均匀性，主要参数是 RD 和 FA)。正常白质各向异性扩散（方向一致

性）高通常是由其高度有序的微结构环境所赋予的，包括多层平行扩散屏障。这些屏障包括细胞骨架元素、套膜及髓鞘。正如之前所描述的，在 TAI 中一个或多个这些白质元素受到影响和改变。随之而来的扩散

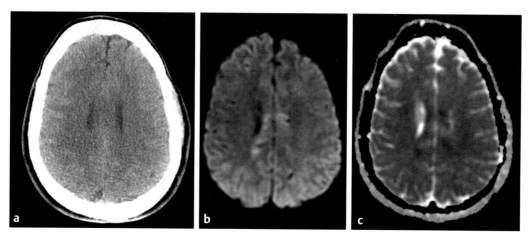

图 11.6　与图 11.4 为同一患者，(a) 头部 CT 更顶部层面仅显示弥漫性水肿；(b)DWI 高信号和(c)ADC 值降低显示广泛 TAI 累及胼胝体和双侧矢状旁区灰白质交界处。(Images courtesy of: George Lantos, M. D., Jacobi Medical Center, Bronx, NY.)

屏障的丧失，导致体素内扩散方向一致性降低，可表现为 FA 值降低。RD 值升高可能是促使 FA 值升高的主要因素，可能是一个较好的预测 TAI 不良功能后果的指标。扩散屏障的丧失也促使整体扩散幅度的增加(MD)，这作为一个 TAI 的特征已被反复报道过。然而, FA 是被研究和应用最广泛的 DTI 参数[17]。

　　新的 dMRI 方法，如扩散峰度成像(DKI)、高角分辨率扩散成像(HARDI)及其他方法，能提供更复杂及可能更为准确的定向扩散特征。虽然这些技术对于改善 TBI 的临床评估拥有广阔的前景，但相对于 DTI 中的 FA 值，它们很少被广泛研究过，而且这些方法是否增加临床收益还有待论证和量化。本章后面所描述的 DTI 图像分析方法可应用于任何 DTI 指标以及 DKI、HARDI 和其他方法。然而，这一章重点关注的是 FA 值降低是 TBI 患者 TAI 的一个标志。

## 11.5.2　TBI 的异常 DTI 表现

　　当与健康对照组相比, TBI 患者已被多次证实多发白质区域的 FA 值降低。而且这一发现在患者选择和成像技术存在显著差异的研究中保持一致。研究显示，在 TBI 各种严重程度和各个损伤阶段(急性、亚急性和慢性期)，患者的 FA 值均降低，这些研究在一定磁场强度范围内行 DTI 检查，使用各种技术参数并采用不同的方法来量化和分析 DTI 数据。尽管研究方法存在差异，研究结果的一致性凸显了 DTI 是检测 TBI 患者组织异常的一种有力手段[1,17]。

　　尽管比较少见，在 TBI 患者伤后的不同阶段也可发现 FA 值异常升高[18]。TBI 患者也被证实过 MD 值异常升高[19]。FA 值和 MD 值的改变与临床不良后果有相关性，包括脑震荡后综合征和认知障碍，但目前尚不清楚 TBI 的近期 DTI 表现能否预测未来恢复和最终预后。到目前为止，很少有研究报道 TBI 患者有特征性结果[17]。

## 11.5.3　检测 TBI 的 DTI 异常

　　FA 值降低作为 TAI 的一个指标，其检测可以通过多种方法来完成。无论是灰阶

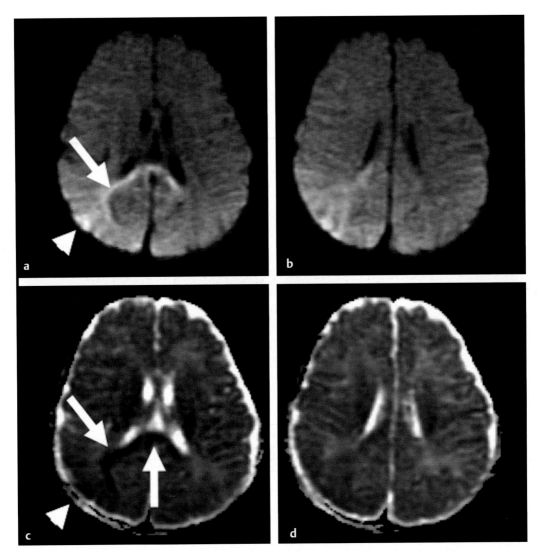

**图 11.7** 非意外性外伤细胞毒性水肿。患儿男，90 天，因嗜睡、烦躁被送入急诊室。CT(无图)显示颅骨骨折和右侧凸面薄层硬膜下积液。临床怀疑有水肿，但无明显的脑实质异常。(a,b)DWI 高信号和(c,d)相同位置 ADC 值降低表示右侧顶枕叶广泛挫伤(箭头)以及累及胼胝体和右侧顶叶深部白质的 TAI(箭)。注意皮质挫伤区贯穿大脑中动脉–大脑后动脉供血边界区。

还是彩色编码方向的 FA 图的定性视觉评估，在某些情况下，显示白质内异常低 FA 为暗区(图 11.8)。然而由于白质之间 FA 值的正常变异，这种方法困难重重，也可能不可靠。FA 空间差异是体素内纤维分散、旋转和交叉的结果。因此，虽然正常白质在标准结构像上(如 T1 或 T2 加权图像)显示

均匀，不同体素及不同区域之间 FA 值差异很大，产生"噪声"的表现。面对这种正常变异，如果有的话，只有当 FA 值显著降低，才能在视觉上有明显变化并区别于正常空间变异。因此，用 FA 图对 TAI 进行视觉评价非常不敏感(可能看不出非常显著的异常)，也可能不可靠(因疾病所致的差

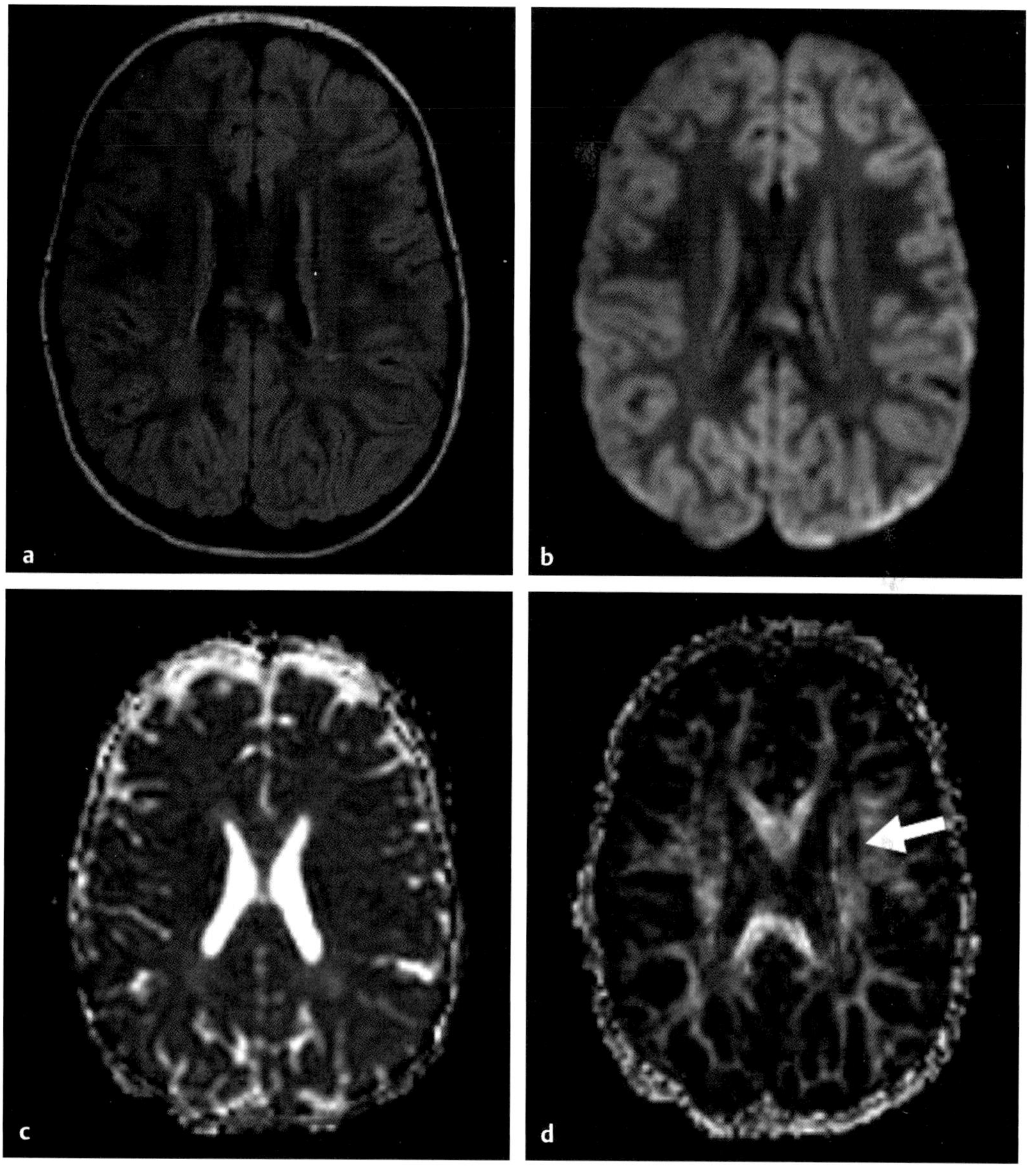

**图 11.8**　FA 图像的视觉评价。与图 11.2 所示为同一患者，非意外性损伤，更顶部水平 (a)T2-FLAIR 图像显示额外异常信号和(b,c)扩散受限，显示胼胝体体部创伤性轴索损伤(TAI)。然而，(d)FA 值降低可显示其他影像方式未检出的额外 TAI 病灶(白箭)。注意这些异常改变与 FA 的正常变化非常难区分。

异不易与正常变异相鉴别)。

　　另外一种解读 DTI 的定性方法需要纤维束成像的视觉评价(图 11.8 至图 11.11)。纤维束是利用图像处理软件生成的，然后评估其完整性、体积和分支。在损伤严重的情况下，肉眼可见损伤的相关变化。然而，

纤维束成像的结果高度依赖于用户选择的参数，包括 FA 和纤维束终止的翻转阈值(图 11.12)。因此，确定异常表现不是由于技术因素所致而是必要的。

　　FA 图包含定量诊断信息，图中的每个像素都包含一个测量值，可以进行分析以

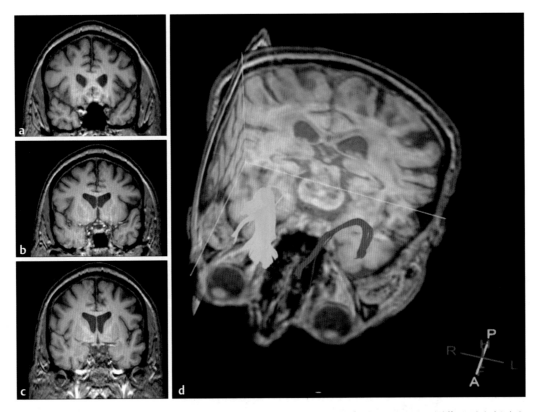

**图 11.9** 纤维束容积与 TAI。患者男,TAI 后出现持续言语记忆功能障碍,(a~c)T1W 图像显示左额叶和左颞叶体积减小,左右侧脑沟和大脑外侧裂明显不对称。该患者为右利手,应为左侧语言优势,因此,左钩束体积应该更大。然而,(d) 纤维束示踪技术显示左侧钩束体积小于右侧,TAI 和萎缩的分布是一致的。

确定异常与否。这样,对患者 FA 图的评估,可以如同其他实验室检查一样来处理。当测量一组健康的正常人群,即可确定特定大脑区域 FA 值的正常范围。然后可以比较患者的 FA 值和 FA 值正常范围,以确定该特定患者相同区域 FA 值正常与否。这种同样的定量分析过程可以重复在其他脑区进行。对于刚刚描述的一般方法,我们可以确定 FA 定量分析的两个基本前提,这可以通过几种可能的分析方法实现。要求包括以下:

1. 测量标准化:患者中 FA 值测量方法必须与用来设置 FA 正常范围的人群中的 FA 测量方法相同。这一步是为了避免由于技术因素造成的患者与对照组结果差异,以及可能导致的假阳性结果。

2. 空间标准化:患者与确定 FA 正常范围的人群所比较的脑区必须相同。这一步对避免假阴性和假阳性结果非常重要。

## 测量标准化

已发表的研究表明,不同 MRI 机器及不同单位进行 DTI 检查,在很大程度上,FA 值可能是不变的。这只有在 DTI 的采集参数(如磁场强度、TE、b 值、扩散敏感方向的数量和方位)保持一致的情况下才适用。然而,使用不同采集参数造成 FA 值的不同,则可能是由于技术因素而非病变所致。

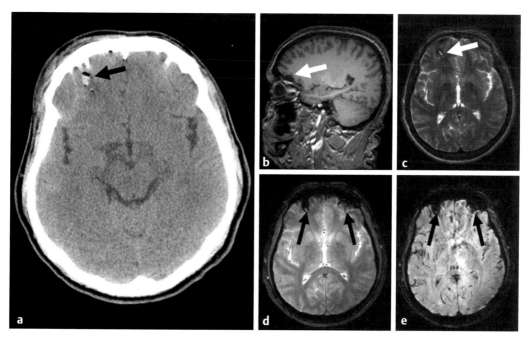

**图 11.10** 患者女,23 岁,在一次划船事故中受伤。受伤当天(a)CT 检查显示右侧眶上区颅外软组织损伤。由于右眶顶骨折(无图)造成骨片撕裂,右侧眶额叶出现急性出血和积气(黑色粗箭);(b,c)18 个月后行 MR 检查,T1W 和 T2W 图像显示右侧眶额脑软化(白箭);(d)梯度回波和(e)SWI(黑色细箭)显示由于出血性脑挫伤导致的双额叶含铁血黄素沉积。其他区域未发现明显脑损伤。

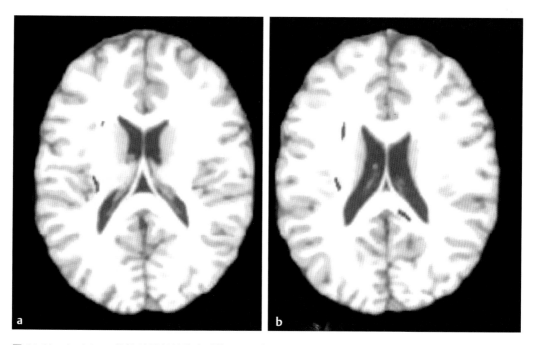

**图 11.11** (a,b)DTI 能够显示额外的广泛性 TAI。对图 11.8 所示同一患者的 DTI 进行基于体素的 FA 图分析,显示多个区域的 FA 值异常降低(红色),提示 TAI,而之前的 CT 和 MRI 未发现这些区域的异常。

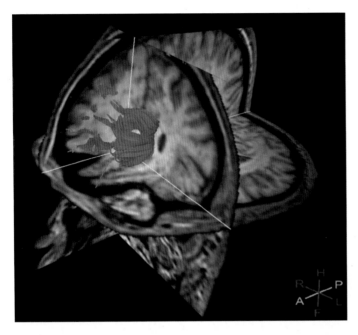

**图 11.12**　纤维束示踪技术显示继发于严重脑白质损伤的轴突变性：对比正常的分支状纤维（短箭），投射到右侧额叶脑裂伤区的纤维束出现中断(长箭)。

这一要求与很多广泛应用的实验测试类似，即必须基于使用相同设备和设置检测患者所得规范性数据来评估。这样置于同样获得的规范性数据的背景下，FA 值的量化性质就可以被利用。比较不同采集参数获得的图像绝对 FA 值可能是误差的来源，尽管这种可能性的大小还未被证明。

另一个需要考虑的重要测量因素涉及用来设置 FA 正常范围组的纳入人群。例如，如果我们把一名年轻、健康的 TBI 患者与一组老年脑血管病患者的 FA 测量结果进行对比，尽管这名 TBI 患者由于 TAI 存在真正的异常，结果可能是正常的，因为脑血管病患者可能由于年老及脑卒中而出现 FA 值降低区。相反，与一组年轻、健康人群比较，老年脑血管病患者出现 FA 值降低，则可能是由于 TBI 和(或)脑卒中。为了减少假阳性和假阴性结果，可采取两种方法。一种方法是采用比较对象尽可能与患者相似，如所有人性别和年龄相同。虽然这似乎是一个理想的方法，但其局限性在于每次

评估一名患者，需要一个不同的对照组。另一种替代方法是采用校正潜在混杂影响因素的方法，常见对年龄和性别的校正。

## 空间标准化

FA 图像构成一个三维的脑容积，要确定患者的大脑异常与否，必须选择特定的脑区进行评估。这可以通过经验勾画的感兴趣区(ROI)进行分析，或通过评估整个脑容积内的每个体素来识别所有异常区域。每种方法各有利弊，我们将在此进行探讨。

ROI 可以被设定为分散的感兴趣容积(如椭圆形、方框等)，通常由经验丰富的放射科医师或技术员，在最基本的临床图像处理工作站和 MRI 扫描操作控制台上利用 ROI 绘图工具在患者的脑部图像上手工勾画。然后计算每个 ROI 的平均值。获得病例组和正常对照组的测量值，然后进行比较。可以使用不同的统计方法进行量化比较。计算 Z 值是一个常用的方法。一

旦计算出 Z 值,就要设定一个异常阈值来确定检测区域异常与否,通常至少 Z≤-2。要使 ROI 法行之有效,患者脑内 ROI 的位置必须与每个正常对照者的 ROI 位置相同。由于每个人的头颅外形、大小都是独一无二的,而且每个层面的位置和方向可能不一致,这是一个具有挑战性的过程。此外,在非 FA 图如 b=0 或 T1 加权图像上勾画 ROI 相对容易,这确保了对 FA 图的视觉印象不会造成 ROI 放置偏差。最好的做法是通过正式可靠的研究来量化 ROI 放置的可靠性,由相同医师或技师在同一被试者脑内多次勾画 ROI,然后对其他被试者反复进行这一过程。通常采用组内相关系数,对每个被试者所有 ROI 的平均 FA 值变异进行量化。如果缺乏这样的质量保证措施,患者和正常对照组之间的差异则可能是由观察者偏倚所致。

ROI 也可以使用纤维束示踪技术来确定。在这种方法中,划定感兴趣的纤维束,通过与每个正常对照组相同纤维束的平均 FA 值比较,评估整个纤维束的平均 FA 值。由于是通过手工放置种子和目标 ROI 来勾画纤维束,定义纤维束 ROI 存在同样的局限性和需要考虑的问题,如前所述。尤其是质量保证程序必不可少,以确保在不同个体中勾画纤维束的可靠性及可重复性。

为了完全避免手动划定 ROI 进行分析的困难及其产生的误差风险,可以用全脑法来定量评估 FA 值。直方图显示全脑(或全部白质)体素的 FA 值,可以由图像处理软件计算出来。这种方法在整体评估全脑容积时,不需要手工勾画 ROI,不存在观察者偏倚风险。这种方法已经证明患者和正常人之间存在差异,但其固有缺陷是灵敏度有限[20]。TBI 是一种多灶性疾病,大

多数脑体素是正常的。用大量不受影响的体素平均这些少量的异常体素,检测真正的异常受到限制。

另一个评估 FA 值的全脑法是全脑范围体素顺序法[18,19,21]。对实际 FA 值评估之前,应用一系列的图像处理步骤,对患者及每个正常对照脑容积进行配准,这个过程改变了每个脑的大小和形状,以匹配一个"模板"脑。因此,在三维脑容积中的任何一个体素将代表在每个个体相同的大脑位置。其次,把患者脑内每个体素的 FA 值与正常对照组中相同体素的 FA 值进行比较,采用统计阈值来划分每个体素为正常或异常。典型的 FA 脑容积将包含数十万计的体素,所以这一过程需要对患者和正常对照组之间进行数十万次的比较。除了需要高性能计算机完成这种分析以外,一旦很多比较同时进行,由于偶然因素出现显著性差异的可能性将会升高。因此,体素顺序分析必须采取措施说明并使风险最小化。可采用两种基本方法,第一种方法是选择一个先验或计算出来的更严格的统计阈值,如使用错误发生率法[22]。例如,Z<-2 可能在单一比较中是可接受的检验水准,Z<-3 或更严格的阈值可能被用于体素顺序分析中。第二种方法是采用空间聚类法来减少假阳性结果的可能性。在这后一种方法中,单个像素不记录为异常,即使它们满足异常的严格标准,只有多个相邻的体素,每个满足异常的阈值,构成一个组织的最小容积被记录为异常。这种方法大大降低了假阳性结果的机会,被记录为真正的异常。任何所描述的定量方法,阈值的选择总要在敏感性(假阴性结果的风险)和特异性(假阳性结果的风险)之间进行平衡[18]。

## 11.5.4 TBI 患者异常 DTI 表现的鉴别诊断

上述程序和方法,使与正常对照组相同位置存在明显差异的脑区(ROI,纤维束或体素群)得以检测和划分。大量文献证实 FA 值降低是 TAI 的表现,这样在 TBI 患者中发现 FA 值降低,可以归因于 TAI(图

11.12 至图 11.18)[1,17]。然而,如同所有的影像学表现,鉴别诊断中必须考虑到引起 FA 值降低的其他潜在因素。

选用合适的正常对照组可以解决关于人口因素的问题,如年龄和性别,其可能会影响 FA 值。假设在正常对照组中已排除其他潜在混杂情况,如医疗记录和精神疾病,那么潜在混杂因素的主要来源是患者

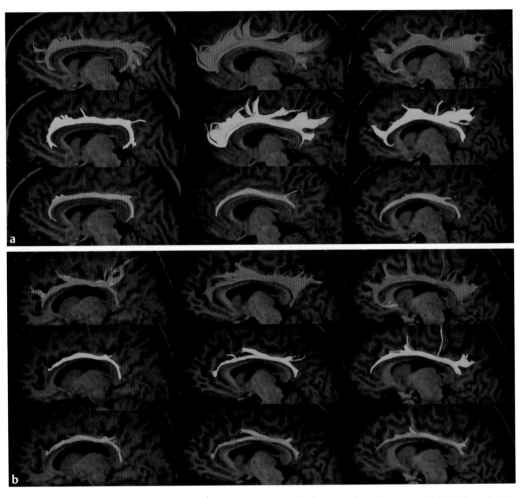

图 11.13　纤维束示踪技术参数对纤维束视觉外观和容积的影响。3 名正常人(a)(顶部纵列 1~3)和 3 例创伤性脑损伤患者(TBI)(b)(底部纵列 1~3)的扣带回纤维束被显示。通过使用 3 种不同的 FA 终止阈值(0.15~0.30),每个个体生成 3 种不同纤维束(蓝色、绿色、淡紫色)。注意,TBI 患者中每一个纤维束总容积较小,周围分支纤维消失。(Republished from Kurki T. Diffusion tensor tractography-based analysis of the cingulum: clinical utility and findings in traumatic brain injury with chronic sequels. Neuroradiology 2014;56:833–841. With kind permission from Springer Science and Business Media.)

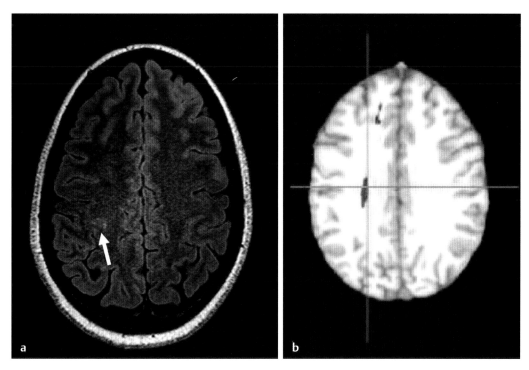

**图 11.14**　DTI 较常规 MRI 能显示更广泛的 TAI。(a)T2-FLAIR 显示一小簇高信号(白箭);(b)异常 FA 值降低区(红色)比 T2-FLAIR 显示的更加广泛。

本身。也就是说,患者是否存在一种脑部病变,能够合理地解释被检测到的异常 FA 类型?为了解决这个问题,必须考虑几个因素。第一,还有什么其他的疾病能导致 FA 降低到 TBI 患者的程度?第二,这些可能的鉴别诊断中哪些是与待评估患者相关的?

多发性硬化、脑卒中和脑肿瘤已被证明会导致 FA 值降低,并达到一定程度,至少在部分患者中可以与正常对照组区分。FA 值的改变也与其他疾病相关,如抑郁症、自闭症、精神分裂症和药物滥用。在这些研究中,已报道病例组和正常对照组之间存在显著差异[23],尽管两组的测量值的分布存在较大重叠[23]。然而,根据这些结果,不可能将 FA 值在一个特殊个体中的改变归于所讨论的疾病。另一方面大量研究发现,TBI 患者的 FA 值超过一定阈值,如 $Z \leqslant -2.5$,尤其是出现于多发脑白质区域,

但在正常对照组中极少存在这种情况[24]。因此 FA 值超过有效阈值有助于诊断 TBI,要明白并非所有的 TBI 患者都会出现这样级别的改变。最后,这种方法在一定程度上降低了灵敏度,但提高了诊断确定性。

## 11.6　小结

dMRI 包括 DWI 和 DTI 及其变体,是临床评估 TBI 影像学工具的一个重要补充。与所有影像学方法一样,dMRI 结果的解释必须结合其他影像学结果以及非影像学临床信息,以便可靠地把 dMRI 表现归因于 TBI 或其他潜在病因。急性 TBI 的 DWI 异常表现,包括挫伤和 TAI,可以通过视觉评估检测到,尽管这一方法对微结构损伤不敏感。dMRI 的主要优势是它能够检测到标准图像上表现正常的病变。要实现

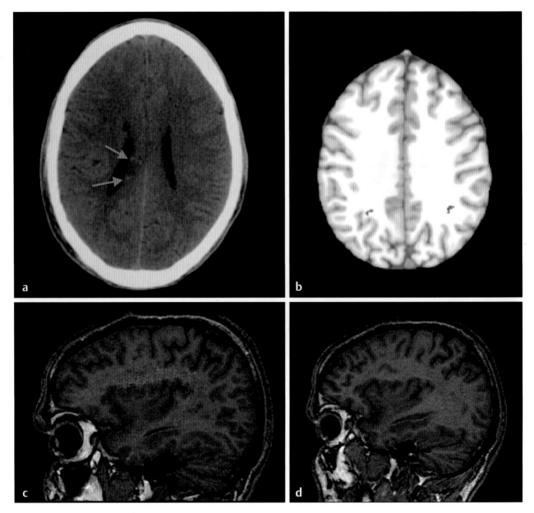

**图 11.15**　继发于 TAI 的沃勒变性。22 岁劳工，既往体健，从 15 英尺 (约 4.6m) 高处跌落头部着地，撞到头顶部。昏迷数分钟，出现长时间的意识不清和遗忘。(a) 受伤当天行 CT 显示胼胝体体部两个点状出血灶 (箭)，这是典型的 TAI 表现，24 小时后 CT 检查无变化 (无图)。患者出现持续的认知障碍，特别是行动速度减慢；(b) 胼胝体 (无图) 和双顶叶深部白质发现 FA 值异常降低区 (红色)，与 TAI 表现一致。这些结果表明，通过胼胝体投射到顶叶皮层的轴突发生沃勒变性，因此这可以解释双顶叶出现局部萎缩；(c,d) 7 年后行 MRI 检查以研究其持续性认知损害的原因，T1W 图像显示双顶叶萎缩。其他区域未发现出血。

诊断的改进，并最大限度地提高灵敏度和特异性，必须采用定量分析技术。然而，dMRI 的定量分析在技术上要求非常高。

因此，需要改善 dMRI 后处理整体解决方案的实用性，以促进临床放射医师更广泛地应用并使患者更加受益。

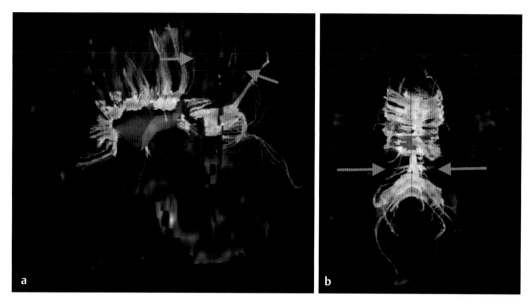

**图 11.16**　与图 11.11 所示同一患者的 DTI 纤维束示踪成像的侧面观和上面观。纤维束示踪成像通过在胼胝体放置一个感兴趣种子区来实现。通过原胼胝体体部出血部位(箭)和投射到双顶萎缩区的纤维出现明显缺乏和缺失。

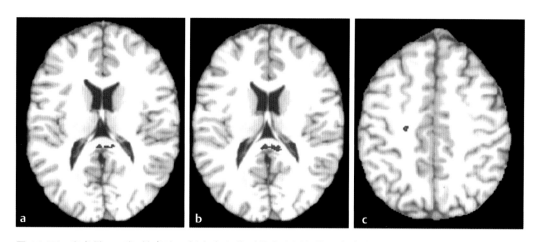

**图 11.17**　患者男,45 岁,被旁边一辆卡车上落下的大金属部件砸穿车窗,击中头部。被救护车送到急诊科,CT 检查正常。伤后 6 天患者有严重的脑震荡症状,行标准 MRI 检查无异常发现。基于体素的 FA 图分析显示胼胝体压部 FA 值广泛降低,此外,右侧半卵圆中心也可见 FA 值降低区(红色区域)。

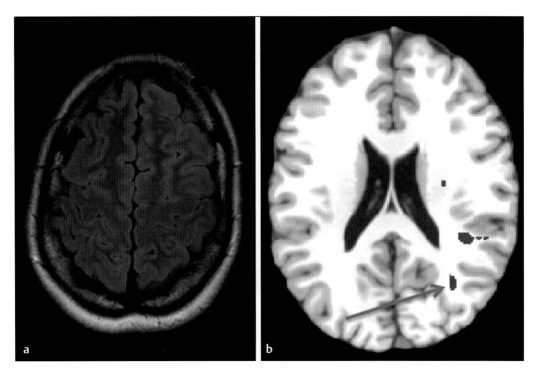

图 11.18 患者女,27 岁,既往体健,开车时被后车侧面撞击,受到轻度创伤性脑损伤伴意识丧失。CT 检查正常。(a)由于症状持续及认知功能受损,11 个月后行 MRI 检查,T2-FLAIR 仅显示少许外周白质高信号(红圈);(b)基于体素的 FA 图分析显示多发 FA 值异常降低区(红色区域),表明 DAI,位于邻近摩托车事故撞击位置左后方的脑白质(绿箭)。

(麦发泽 译 刘红军 校)

# 参考文献

[1] Shenton ME, Hamoda HM, Schneiderman JS, et al. A review of magnetic resonance imaging and diffusion tensor imaging findings in mild traumatic brain injury. Brain Imaging Behav 2012; 6(2): 137–192

[2] Faul M, Xu L, Coronado VG. Traumatic brain injury in the United States: emergency department visits, hospitalizations and deaths 2002–2006. Atlanta, GA, Centers for Disease Control and Prevention: 2010

[3] Centers for Disease Control and Prevention. Report to Congress on mild traumatic brain injury in the United States: steps to prevent a serious public health problem. Atlanta, GA: Centers for Disease Control and Prevention; 2003

[4] McCullagh S, Oucherlony D, Protzner A, Blair N, Feinstein A. Prediction of neuropsychiatric outcome following mild trauma brain injury: an examination of the Glasgow Coma Scale. Brain Inj 2001; 15(6): 489–497

[5] Saatman KE, Duhaime AC, Bullock R, Maas AI, Valadka A, Manley GT Workshop Scientific Team and Advisory Panel Members. Classification of traumatic brain injury for targeted therapies. J Neurotrauma 2008; 25(7): 719–738

[6] Mataró M, Poca MA, Sahuquillo J, et al. Neuropsychological outcome in relation to the traumatic coma data bank classification of computed tomography imaging. J Neurotrauma 2001; 18(9): 869–879

[7] Sterr A, Herron KA, Hayward C, Montaldi D. Are mild head injuries as mild as we think? Neurobehavioral concomitants of chronic post-concussion syndrome. BMC Neurol 2006; 6: 7

[8] American Congress of Rehabilitation Medicines. Definition of mild traumatic brain injury. J Head Trauma Rehabil 1993; 8: 86–87

[9] Bigler ED, Maxwell WL. Neuropathology of mild traumatic brain injury: relationship to neuroimaging findings. Brain Imaging Behav 2012; 6(2): 108–136

[10] McKee AC, Cantu RC, Nowinski CJ, et al. Chronic traumatic encephalopathy in athletes: progressive tauopathy after repetitive head injury. J Neuropathol Exp Neurol 2009; 68 (7): 709–735

[11] McMahon P, Hricik A, Yue JK, et al. TRACK-TBI Investigators. Symptomatology and functional outcome in mild traumatic brain injury: results from the prospective TRACK-TBI study. J Neurotrauma 201 4; 31(1): 26–33

[12] Messé A, Caplain S, Pélégrini-Issac M, et al. Specific and evolving resting-state network alterations in post-concussion syndrome following mild traumatic brain injury. PLoS

ONE 2013; 8(6): e65470

[13] Sharp DJ, Scott G, Leech R. Network dysfunction after trau-
matic brain injury. Nat Rev Neurol 2014; 10(3): 156–166

[14] Povlishock JT, Katz DI. Update of neuropathology and neuro-
logical recovery after traumatic brain injury. J Head Trauma
Rehabil 2005; 20(1): 76–94

[15] Povlishock JT. The window of risk in repeated head injury. J
Neurotrauma 2013; 30(1): 1

[16] Provenzale JM, Sorensen AG. Diffusion weighted MR imag-
ing in acute stroke: theoretic considerations and clinical
applications. AJR Am J Roentgenol 1999; 173(6): 1459–1467

[17] Hulkower MB, Poliak DB, Rosenbaum SB, Zimmerman ME,
Lipton ML. A decade of DTI in traumatic brain injury: 10
years and 100 articles later. AJNR Am J Neuroradiol 2013; 34
(11): 2064–2074

[18] Lipton ML, Kim N, Park YK, et al. Robust detection of trau-
matic axonal injury in individual mild traumatic brain
injury patients: intersubject variation, change over time and
bidirectional changes in anisotropy. Brain Imaging Behav
2012; 6(2): 329–342

[19] Lipton ML, Gulko E, Zimmerman ME, et al. Diffusion tensor

imaging implicates prefrontal axonal injury in executive
function impairment following very mild traumatic brain
injury. Radiology 2009; 252(3): 816–824

[20] Benson RR, Meda SA, Vasudevan S, et al. Global white matter
analysis of diffusion tensor images is predictive of injury
severity in traumatic brain injury. J Neurotrauma 2007; 24
(3): 446–459

[21] Lipton ML, Gellella E, Lo C, et al. Multifocal white matter
ultrastructural abnormalities in mild traumatic brain injury
with cognitive disability: a voxel-wise analysis of diffusion
tensor imaging. J Neurotrauma 2008; 25(11): 1335–1342

[22] Benjamini Y, Hochberg Y. Controlling the False Discovery
Rate: a Practical and Powerful Approach to Multiple Testing.
JRStatistSocB 1995; 57: 289–300

[23] White T, Nelson M, Lim KO. Diffusion tensor imaging in psy-
chiatric disorders. Top Magn Reson Imaging 2008; 19(2):
97–109

[24] Mac Donald CL, Johnson AM, Cooper D, et al. Detection of
blast-related traumatic brain injury in U.S. military person-
nel. N Engl J Med 2011; 364(22): 2091–2100

# 第 12 章

# 扩散加权成像在出血中的应用

*Joana Ramalho,Mauricio Castillo*

---

**要点**

● 虽然血肿在常规 MRI 上的演变模式有大量文字阐述,但仍然有些复杂,解释其在 DWI 上的表现则更加复杂。

● T2 透过效应、T2 暗化效应和来自血液成分的磁敏感性伪影,构成出血在 DWI 上的表现,以及影响 ADC 的测量。因此,出血的 DWI 表现应谨慎解读并结合 T2 和 T2*W 图像。

● 最近的研究表明,DWI 对脑实质内血肿的检出、描述和分期是准确的;但 DWI 不应单独解读,而是要结合其他序列。DWI 也能准确检测到出血性静脉梗死、动脉梗死的出血转化以及硬膜下和硬膜外血肿。

● 相反,DWI 对诊断微出血和急性蛛网膜下腔出血的准确性低,不应用于这些情况。

## 12.1 引言

颅内出血的诊断和描述取决于影像学检查,因为临床症状和体征通常无特异性。出血根据其位置可以分为:①脑内,包括实质和脑室出血;②脑外,包括硬膜外、硬膜下和蛛网膜下腔出血,可单独或以不同组合出现,取决于潜在病因。

对疑似颅内出血的评估,CT 常常是首选的影像学方法。急性出血相对于脑实质呈明显高密度,容易诊断。然而,急性期之后,对于出血的准确分期 CT 能提供的信息很少,因为亚急性出血在几天内密度逐渐降低,CT 的实用性局限于急性期。

相反,MRI 在确定出血与否、其潜在的病因以及出血时间等方面具有突出表现。颅内出血的 MRI 表现主要取决于血红蛋白的氧合水平、其内含铁分子的化学状态、红细胞(RBC)的完整性,以及 MRI 序列和(或)使用的参数(表 12.1)。影响血液 MRI 表现的其他因素包括出血部位、局部氧分压、局部 pH 值、血细胞比容、局部葡萄糖浓度、血红蛋白浓度、血脑屏障的完整性以及患者的体温[1]。

血肿演变过程中的 MRI 信号模式特点是众所周知的。超急性期血肿在 T1W 图像上呈低或等信号,在常规 T2W 图像上呈高信号伴边缘薄而不规则的低信号环[2]。这种模式表示血肿大部分为氧合血红蛋白,周边为早期脱氧血红蛋白,由于氧合血红蛋白不产生顺磁效应,它反映的是血液

表 12.1　不同时期脑实质血肿在各 MR 序列上的信号

| 血肿分期 | 时间(天) | 血红蛋白 | T1WI | T2WI | 梯度回波成像(GRE) | DWI |
|---|---|---|---|---|---|---|
| 超急性期 | <1 | 氧合血红蛋白(细胞内) | 等/低 | 高 | 等/高 | 高(核心)低(环) |
| 急性期 | 1~3 | 脱氧血红蛋白(细胞内) | 等/低 | 低 | 低 | 低 |
| 亚急性早期 | 3~7 | 正铁血红蛋白(细胞内) | 高 | 低 | 低 | 低 |
| 亚急性晚期 | >7 | 正铁血红蛋白(细胞外) | 高 | 高 | 高 | 高 |
| 慢性期 | >14 | 铁蛋白和含铁血黄素(细胞外) | 等/低 | 高/等低(环) | 等/高低(环) | 等/低低(环) |

中的水分[2]。急性血肿在 T2W 图像上呈低信号[3]，在 T1W 图像上呈等信号[4]。虽然是多因素所致，人们普遍接受的是，T2W 信号的丢失主要与顺磁性脱氧血红蛋白隔离所导致的内在磁场梯度不均匀相关[3,5-7]。同样，"亚急性早期血肿"在 T1W 图像上呈高信号，在 T2W 图像上呈显著低信号，是由于完整红细胞内的高铁血红蛋白[3]。经过几天到几周，红细胞能量状态下降，造成细胞完整性的丧失和细胞裂解，这时亚急性晚期血肿 T1 和 T2 信号增高，是由细胞外高铁血红蛋白所致。几个月后血肿进入慢性期，血肿的中心则演变成一个充满液体的囊腔，与脑脊液(CSF)的信号强度相同，囊腔壁在 T1W 和 T2W 图像上呈低信号，与细胞外含铁血黄素及巨噬细胞内外的铁蛋白有关，囊壁也可能塌陷，残留一个狭窄、充满液体的裂隙。

尽管常规 MRI 常用来评价颅内出血的范围、部位及潜在机制，但是 DWI 在这种情况中也进行了研究及应用。DWI 不是评价颅内出血的最佳序列；然而，它有助于识别血肿信号强度随时间的变化，降低误诊的风险。此外，早期脑卒中患者的主要评估方法已逐渐转向 MRI，DWI 在这些患者的急诊评估方面可能起着至关重要

的作用[8-10]。在这样的背景下，了解颅内出血在 DWI 上的表现是制订合理卒中治疗方案的关键，因为出血是溶栓治疗的禁忌证。

在 DWI 上，扩散受限表现为高信号，而快速扩散表现为低信号。然而，由于 T2 平面回波自旋回波基线图像对 DWI 信号强度有影响，并不是所有高信号区域都表示扩散受限，该效应被称为 T2 透过效应；也并不是所有的低信号区域都代表快速扩散，该效应被称为 T2 暗化效应[4]。当解读出血的 DWI 表现时，这些概念尤为重要，且它们影响 ADC 值的测量。

## 12.2　临床应用

### 12.2.1　脑出血

**超急性期血肿**

在 DWI 上，超急性期血肿核心表现为不均匀高信号伴局灶性低信号，周围环绕不完整的低信号环[11-13](图 12.1 和图 12.2)。中央高信号可能代表细胞内氧合血红蛋白，因为它在 T1W 图像上也呈等信号，在 T2W 和液体衰减反转恢复序列(FLAIR)图像上呈不均匀高信号，在梯度回波图像上

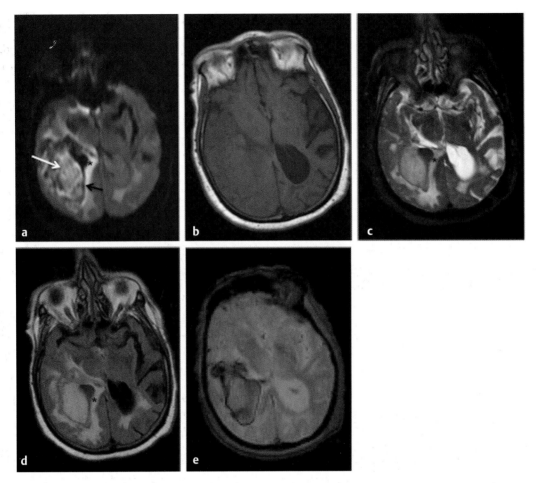

**图 12.1** 超急性期脑内血肿。(a)DWI 显示不均匀高信号的核心(白箭)伴局灶性低信号,周边环绕不规则及不完整的低信号环(黑箭)。注意血肿周围高信号区(\*)表示水肿;(b)T1W 图像显示等信号血肿,而 T2W(c),FLAIR(d)和 GRE(e)图像显示高信号血肿伴清晰的低信号环。所有序列均清晰显示了周围水肿。

表现多样,但通常呈不均匀高信号。有研究报道,不完整的低信号环发生于出血后的最初几个小时内[8,11,14,15],认为其代表早期血肿周边细胞内的脱氧血红蛋白,因为它在 T2W 图像也呈低信号,在梯度回波图像上由于更强的磁敏感效应表现得更明显。然而在血肿内的不同部位,DWI 上可见一些局灶性低信号,在 T2W 图像和梯度回波图像呈高信号,可能代表从回缩的血凝块中分离出来的不凝血(图 12.2)[2,16,17]。这样的低信号区总是可以在超急性脑出血中见

到,这可能是鉴别出血与梗死的一个重要影像学特征。

## 急性和亚急性早期血肿

急性和亚急性早期血肿在 DWI、T2W、FLAIR 及梯度回波序列图像上均呈显著低信号(图 12.3 和图 12.4)。如前所述,急性血肿在 T1W 图像上呈不均匀等或低信号,而亚急性早期血肿呈显著高信号。这种在 DWI 上信号较低是由磁场不均匀所致,急性期血肿[14]细胞内脱氧血红蛋白和亚急性早期血

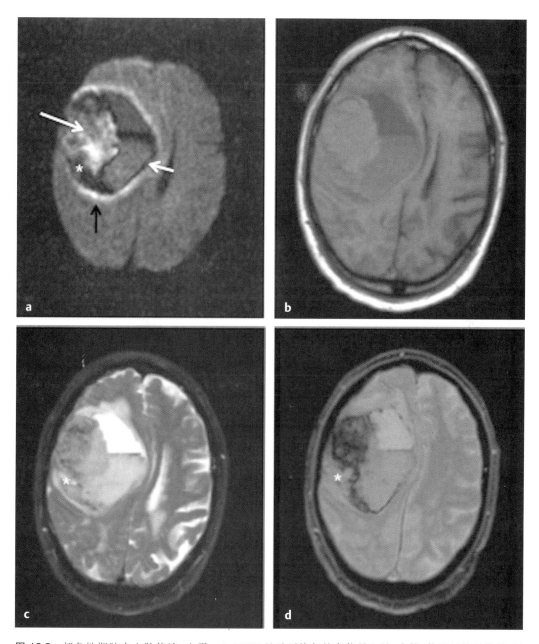

**图 12.2** 超急性期脑内血肿伴液-血平。(a)DWI 显示不均匀的高信号血肿(白箭)伴局灶性低信号,周围出现边界清晰的低信号环 (小白箭);(b)T1W 图像上呈等信号;(c)T2W 图像上呈高信号;(d)GRE 图像显示明显的信号丢失。液-血平在所有序列中都清晰显示,表现为高密度稳定血块与上方低密度血清之间的一个水平界面。注意血肿周围的薄层水肿区在 DWI 上显示为高信号环(黑箭)。上述 DWI 上显示的一些局灶性低信号(*),在 T2W 和 GRE 图像上呈高信号,可能代表从回缩的血凝块中分离出来的不凝血。

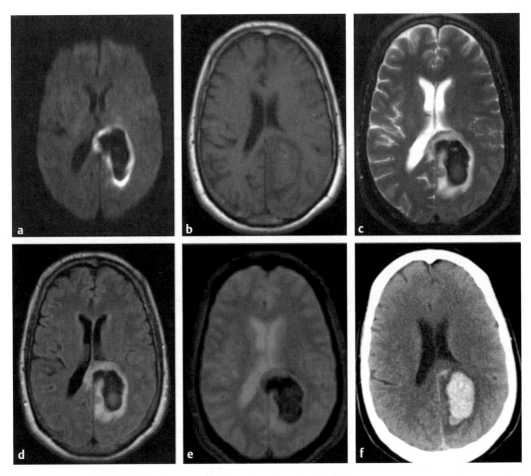

图 12.3  急性期脑内血肿。(a)DWI 显示血肿为明显低信号伴周围连续性高信号环,对应水肿；(b)T1W 图像显示血肿为等信号,而(c)T2W、(d)FLAIR 和(e)GRE 图像显示血肿为明显低信号伴清晰的高信号水肿区；(f)轴位 CT 显示高密度血肿伴周围低密度水肿。

肿[18]细胞内高铁血红蛋白是顺磁性物质,可引起磁场不均匀,这代表了 T2 暗化效应。

在超急性、急性、亚急性早期阶段,在 DWI 上可见血肿周边厚薄不等及完整性不同的亮环,这个亮环在 T2W 图像上呈高信号,但在梯度回波图像上通常看不到[11,12]。它可能不是由磁敏感伪影引起,而是代表着由血管源性水肿引起的 T2 透过效应[11,19]。

### 亚急性晚期血肿

亚急性晚期血肿在 DWI、T1W、T2W 和 FLAIR 图像上均呈高信号,在梯度回波图像上呈不均匀高信号(图 12.5)。

### 慢性期血肿

在慢性期,顺磁性铁蛋白及含铁血黄素在 DWI、T2W 及梯度回波图像上表现为位于血肿周边的黑环。由于随着病灶的囊变扩散增加,早期慢性血肿的核心呈等信号,晚期呈低信号(图 12.6)。

### 血肿的表观扩散系数

不同的学者认为,颅内血肿的扩散受限(ADC 值降低)随时间而变化。不同的后

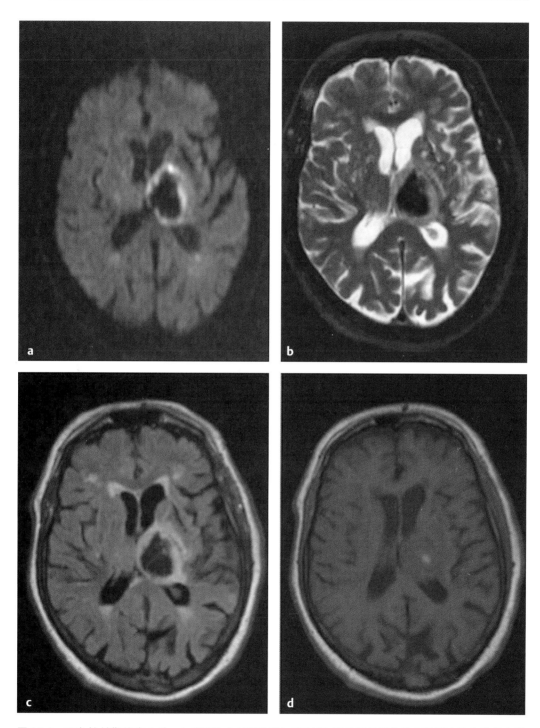

**图 12.4**  亚急性早期脑内血肿。(a)DWI,(b)T2W 和(c)FLAIR 显示明显低信号血肿周边伴高信号水肿环;(d)T1W 图像显示等信号血肿伴中央区域高信号,高信号区代表细胞内正铁血红蛋白。

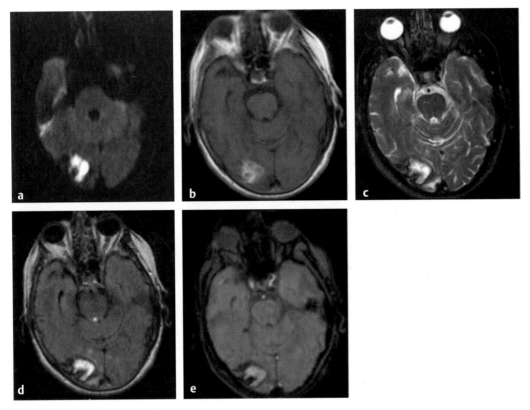

**图 12.5** 亚急性晚期脑内血肿。(a)DWI,(b)T1W,(c)T2W,(d)FLAIR 和 (e)GRE 图像显示高信号的血肿伴周围小片水肿区。

处理方法可能对 ADC 值的测量产生巨大影响[14]。

Atlas 等[14]认为,血肿内扩散受限(ADC值降低)见于如下红细胞膜完整的血肿内:超急性期 (细胞内氧合血红蛋白血肿)、急性期(细胞内脱氧血红蛋白)和亚急性早期(细胞内高铁血红蛋白),在红细胞溶解后扩散增加。然而,Kang 等[11]发现,与正常脑组织相比,超急性期、急性期、亚急性早期和晚期血肿的 ADC 值降低,说明在细胞溶解前后均可见扩散受限。亚急性晚期,细胞外间隙可见细胞器,导致黏滞度增高。该阶段其他生物学变化包括由于炎症细胞和巨噬细胞浸润所致的细胞密度升高。所有这些变化可对血肿的分子扩散及 ADC 值产生影响。Khedr 等[12] 及 Silvera 等[8]也发现,

在颅内血肿的早期阶段可见扩散受限。对这些发现的其他解释包括:①随着血块凝缩,细胞外间隙缩小;②一旦血液流到血管外,渗透环境发生变化,从而改变红细胞的形状 (与凝血过程中纤维蛋白网络形成有关的一种现象);③红细胞内血红蛋白大分子构象的变化;④较少出现的完整红细胞的收缩(从而缩小细胞内间隙)。所有这些过程能改变细胞内水质子的潜在流动性,从而影响其扩散特性[4,12,20,21]。

Maldjian 等[4]发现,T2 低信号血肿(有完整的红细胞膜和细胞内血液成分)的扩散率与脑组织相当(尽管它们在 DWI 上呈低信号)。作者认为,在 T2 低信号区获取准确的扩散测量可能比较困难,因为单个像素值可能受成像系统的热噪声和电子噪

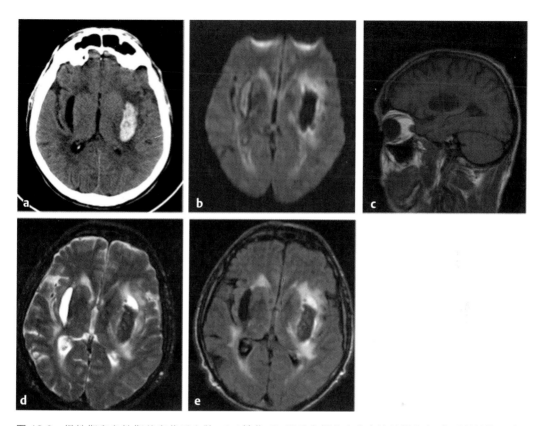

**图 12.6** 慢性期和急性期基底节区血肿。(a)轴位 CT 显示右侧基底节病灶呈低密度,提示慢性期血肿。左侧基底节可见高密度的急性期血肿伴周围水肿;(b)DWI 显示慢性期血肿为高信号病灶伴低信号环;(c)矢状位 T1W,(d)轴位 T2W 和(e)FLAIR 图像显示慢性期血肿为与脑脊液信号相似的囊腔;(d)T2W 图像上也可见低信号环;(b)DWI,(d)T2W 和(e)FLAIR 图像显示左侧基底节病变为急性期血肿,呈明显低信号。

声的影响。Wintermark 等[22]还发现超急性期血肿的 ADC 值升高,尽管低于脑脊液的 ADC 值。

　　Does 等[23]及 Schaefer 等[118]报道了磁敏感效应会引起 ADC 值下降,认为急性和亚急性早期血肿所测量的确切 ADC 值是不可靠的。

　　重要的是,不同研究中发现的 ADC 值的降低,在血肿的不同阶段并无显著差异。这样稳定的 ADC 值降低将会产生 DWI 高信号,在血肿的整个过程中应保持稳定。不同时期的血肿在 DWI 上出现信号强度明显的变化,意味着除 ADC 值外,其他因素

也对 DWI 信号强度产生影响[8]。

　　DWI 不是一个简单扩散图,而是扩散及 T1 和 T2W 序列上顺磁性效应的共同作用,超急性期血肿的 T2 透过效应和急性、亚急性早期血肿的 T2 暗化效应是 DWI 信号强度的一个重要组成部分。T1 效应可能不是 DWI 表现的主要因素,因为 DWI 和 T1W 序列在超急性到亚急性早期阶段显示的信号不同。在超急性期,血肿在 T1W 图像上主要呈等信号,在 DWI 上呈高信号,亚急性早期阶段在 T1W 图像通常是高信号,而在 DWI 上呈低信号[8]。由于这些效应,DWI 不应被单独解读而应结合其

他序列。关于慢性期血肿的 ADC 值,当病变接近囊性状态时 ADC 值增加,这是公认的。

## 12.2.2　少量颅内出血

如 Chung 等[13]所报道的,DWI 可以检出相对少量的出血(图 12.7)。然而,据报道 DWI 无法检出微出血[24]。事实上,急性期中到大量的出血典型 MRI 表现为混杂信号伴周围水肿,但少量出血周围水肿通常轻微,可能与钙化、微梗死、血管内血栓表现类似。

急性和亚急性晚期的微出血,在 DWI 上显示为高信号,可能在梯度回波序列上会被忽视[由于 T2 缩短不够和(或)缺乏顺磁性],无法与急性期微梗死相鉴别。

## 12.2.3　出血性梗死

根据一些研究,DWI 能从单纯性梗死中鉴别出出血性动脉(图 12.8)或静脉(图 12.9)梗死中的出血,在扩散受限区域内显示为低信号。这些出血性病灶的信号强度与急性或亚急性早期血肿相对应,但这些发现的临床相关性尚不清楚[8,12,13,25]。

静脉窦内血栓也可在 DWI 图像上显示出来(图 12.10)。

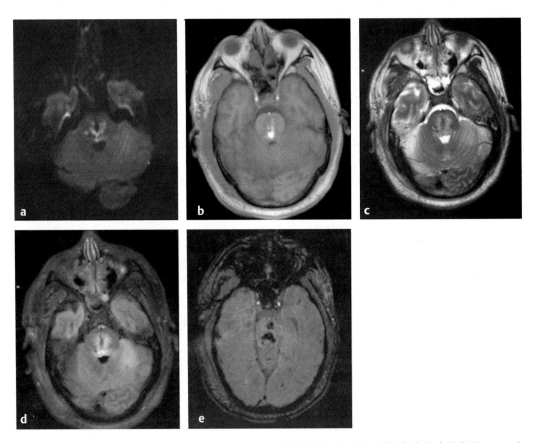

图 12.7　少量颅内出血:Duret 出血。(a)DWI 显示中脑中线低密度病变,周围高密度水肿提示 Duret 出血;(b)T1W 图像显示病灶呈高信号,而(c)T2W 和(d)FLAIR 图像显示小血肿呈低信号伴周围水肿;(e)这个病变在 SWI 上也呈明显低信号。注意,SWI 上还有其他小病灶。

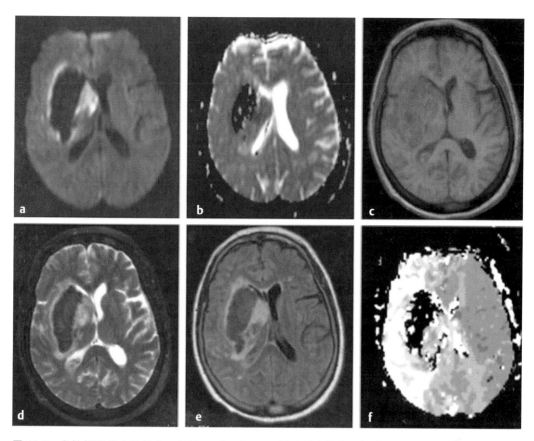

图 12.8　急性梗死出血性转化。(a)DWI 和 (b)ADC 图显示急性出血性病变周围扩散受限;(c)T1W 图像显示一个等/低信号的血肿;(d)T2W 和(e)FLAIR 图像显示一个边界清晰的低信号血肿,周围伴高信号的细胞毒性及血管源性水肿区;(f)MR 灌注平均通过时间显示右侧大脑中动脉供血区通过时间延迟。

## 12.2.4　脑外血肿

脑外血肿的 MRI 信号演变比脑实质血肿的信号变化更不可预测。与脑实质出血类似,硬膜下血肿(SDH)也有 5 个不同的演变阶段。然而,由于硬脑膜血管丰富且氧分压较高,血肿从一个阶段到另一个进展较慢。此外,由于经常发生反复出血,预期 MR 信号会进一步复杂化。硬膜下血肿在 DWI 上通常表现为不均匀低信号(图 12.11),可能是因为这些血肿成分混杂,通常包含急性、亚急性早期及晚期的血液成

分和脑脊液。低信号可能是由于顺磁性细胞内脱氧血红蛋白和细胞内高铁血红蛋白所致[12]。硬膜外血肿(EDH)的演变方式与硬膜下血肿类似。硬膜外血肿区别于硬膜下血肿是基于其典型的双凸形而非内侧凹形,以及纤维硬脑膜的张力(图12.12)。

## 12.2.5　蛛网膜下腔出血

在对急性蛛网膜下腔出血(SAH)的评估中,DWI 可能没有临床意义,这些患者通常接受 CT 检查,检测敏感性超过 90%。

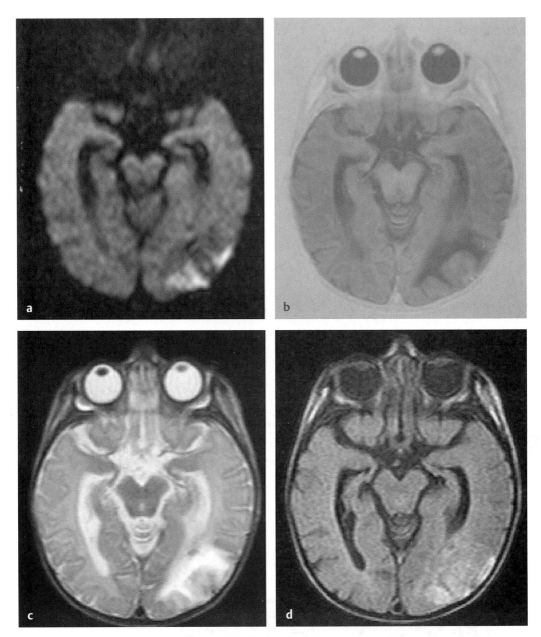

**图 12.9** 出血性静脉梗死。(a)DWI 显示出血性静脉梗死表现为扩散受限伴中心低信号的小出血灶；(b)T1 反转恢复；(c)T2W 和(d)FLAIR 难以发现出血区。

常规 MRI，特别是 FLAIR 对检出 SAH 也非常敏感，在这种情况下，DWI 几乎没有任何用处。此外一些研究已经表明，DWI 对 SAH 的检出是不准确的[12,20,21,26]。然而，Busch 等[9]在急性蛛网膜下腔出血动物模型中发现了 DWI 的变化。

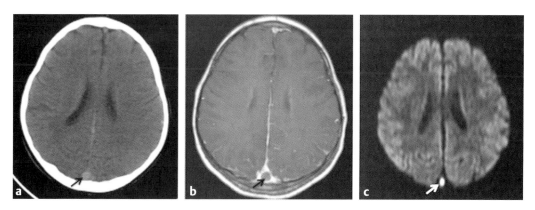

图 12.10　上矢状窦血栓。(a)轴位 CT 显示上矢状窦内高密度血栓(箭);(b)增强 T1W 图像显示由血栓引起的充盈缺损(三角征)(箭);(c)DWI 显示高信号血栓(箭),可能为超急性期。

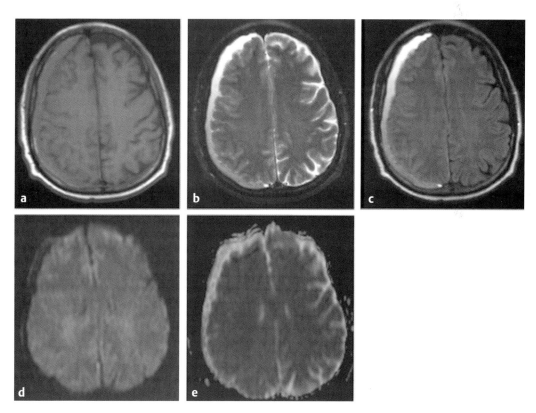

图 12.11　硬膜下血肿。(a)T1W 图像显示等信号的右侧硬膜下血肿伴小片高信号;(b)T2W 和(c)FLAIR 血肿表现为高信号的硬膜下积液伴模糊不清的血–液平;(d)DWI 显示血肿为不均匀低信号;(e)ADC 图显示为高信号。

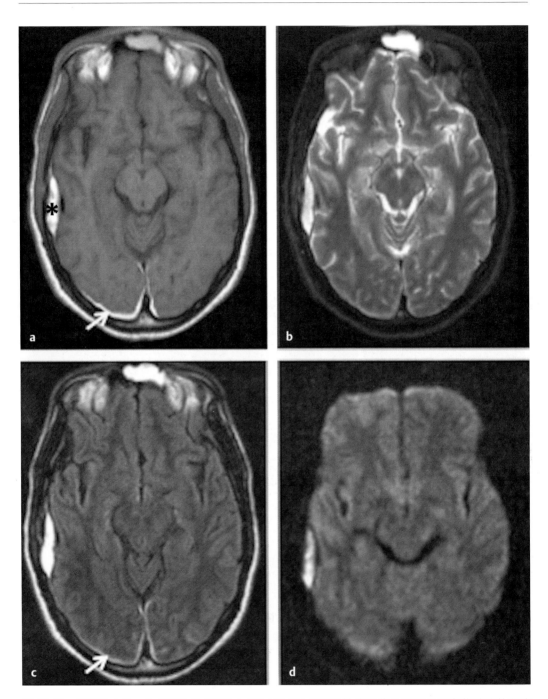

**图 12.12** 硬膜外血肿。(a)T1W,(b)T2W,(c)FLAIR 和(d)DWI 轴位图像显示双凸形高信号脑外积液(*)。注意,硬膜下血肿(箭)在(a)T1W 和(c)FLAIR 图像中清晰显示。

## 12.3 小结

脑内血肿的 DWI 表现不仅受扩散受限的影响，也受磁敏感性及 T2 信号强度的影响。T2 透过效应可能对血肿 DWI 高信号有影响，而 T2 暗化效应可能是血肿低信号的原因。现在还需要进一步研究来证实脑出血影像学表现及 ADC 值的病理生理学和生物化学基础。然而，在此所述的这些发现强化了一个众所周知的原则，就是 DWI 信号强度的改变应该依据 T2 信号强度的变化来解释，尤其是在早期。DWI 也能准确地检测出出血性静脉或动脉梗死和硬膜下血肿，但对诊断脑实质少量出血和蛛网膜下腔出血的准确率较低。

（麦发泽 译 刘红军 校）

## 参考文献

[1] Bradley WG. Hemorrhage and brain iron. In: Stark DD, Bradley WG. Eds. Magnetic Resonance Imaging. 2nd ed. St Louis, MO: Mosby; 1992

[2] Atlas SW, Thulborn KR. MR detection of hyperacute parenchymal hemorrhage of the brain. AJNR Am J Neuroradiol 1998; 19(8): 1471–1477

[3] Gomori JM, Grossman RI, Goldberg HI, Zimmerman RA, Bilaniuk LT. Intracranial hematomas: imaging by high-field MR. Radiology 1985; 157(1): 87–93

[4] Maldjian JA, Listerud J, Moonis G, Siddiqi F. Computing diffusion rates in T2-dark hematomas and areas of low T2 signal. AJNR Am J Neuroradiol 2001; 22(1): 112–118

[5] Thulborn KR, Waterton JC, Matthews PM, Radda GK. Oxygenation dependence of the transverse relaxation time of water protons in whole blood at high field. Biochim Biophys Acta 1982; 714(2): 265–270

[6] Bryant RG, Marill K, Blackmore C, Francis C. Magnetic relaxation in blood and blood clots. Magn Reson Med 1990; 13(1): 133–144

[7] Clark RA, Watanabe AT, Bradley WG, Jr, Roberts JD. Acute hematomas: effects of deoxygenation, hematocrit, and fibrin-clot formation and retraction on T2 shortening. Radiology 1990; 175(1): 201–206

[8] Silvera S, Oppenheim C, Touzé E, et al. Spontaneous intracerebral hematoma on diffusion weighted images: influence of T2-shine-through and T2-blackout effects. AJNR Am J Neuroradiol 2005; 26(2): 236–241

[9] Busch E, Beaulieu C, de Crespigny A, Moseley ME. Diffusion MR imaging during acute subarachnoid hemorrhage in rats. Stroke 1998; 29(10): 2155–2161

[10] Shoamanesh A, Catanese L, Sakai O, Pikula A, Kase CS. Diffusion weighted imaging hyperintensities in intracerebral hemorrhage: microinfarcts or microbleeds? Ann Neurol 2013; 73(6): 795–796

[11] Kang BK, Na DG, Ryoo JW, Byun HS, Roh HG, Pyeun YS. Diffusion weighted MR imaging of intracerebral hemorrhage. Korean J Radiol 2001; 2(4): 183–191

[12] Khedr SA, Kassem HM, Hazzou AM, et al. MRI diffusion weighted imaging in intracranial hemorrhage (ICH). Egypt J Radiol Nucl Med 2013; 44: 625–634

[13] Chung SP, Ha YR, Kim SW, Yoo IS. Diffusion weighted MRI of intracerebral hemorrhage clinically undifferentiated from ischemic stroke. Am J Emerg Med 2003; 21(3): 236–240

[14] Atlas SW, DuBois P, Singer MB, Lu D. Diffusion measurements in intracranial hematomas: implications for MR imaging of acute stroke. AJNR Am J Neuroradiol 2000; 21(7): 1190–1194

[15] Linfante I, Llinas RH, Caplan LR, Warach S. MRI features of intracerebral hemorrhage within 2 hours from symptom onset. Stroke 1999; 30(11): 2263–2267

[16] González RG, Schaefer PW, Buonanno FS, et al. Diffusion weighted MR imaging: diagnostic accuracy in patients imaged within 6 hours of stroke symptom onset. Radiology 1999; 210(1): 155–162

[17] Schellinger PD, Jansen O, Fiebach JB, Hacke W, Sartor K. A standardized MRI stroke protocol: comparison with CT in hyperacute intracerebral hemorrhage. Stroke 1999; 30(4): 765–768

[18] Schaefer PW, Grant PE, Gonzalez RG. Diffusion weighted MR imaging of the brain. Radiology 2000; 217(2): 331–345

[19] Wiesmann M, Mayer TE, Yousry I, Hamann GF, Brückmann H. Detection of hyperacute parenchymal hemorrhage of the brain using echo-planar T2*-weighted and diffusion weighted MRI. Eur Radiol 2001; 11(5): 849–853

[20] Mitchell P, Wilkinson ID, Hoggard N, et al. Detection of subarachnoid haemorrhage with magnetic resonance imaging. J Neurol Neurosurg Psychiatry 2001; 70(2): 205–211

[21] Rajeshkannan R, Moorthy S, Sreekumar KP, et al. Clinical applications of diffusion weighted MR imaging: a review. Indian J Radiol Imaging 2006; 16: 705–710

[22] Wintermark M, Maeder P, Reichhart M, Schnyder P, Bogousslavsky J, Meuli R. MR pattern of hyperacute cerebral hemorrhage. J Magn Reson Imaging 2002; 15(6): 705–709

[23] Does MD, Zhong J, Gore JC. In vivo measurement of ADC change due to intravascular susceptibility variation. Magn Reson Med 1999; 41(2): 236–240

[24] Lin DD, Filippi CG, Steever AB, Zimmerman RD. Detection of intracranial hemorrhage: comparison between gradient-echo images and b(0) images obtained from diffusion weighted echo-planar sequences. AJNR Am J Neuroradiol 2001; 22(7): 1275–1281

[25] Packard AS, Kase CS, Aly AS, Barest GD. "Computed tomography-negative" intracerebral hemorrhage: case report and implications for management. Arch Neurol 2003; 60(8): 1156–1159

[26] Wiesmann M, Mayer TE, Yousry I, Medele R, Hamann GF, Brückmann H. Detection of hyperacute subarachnoid hemorrhage of the brain by using magnetic resonance imaging. J Neurosurg 2002; 96(4): 684–689

# 第 13 章

## 扩散加权成像和扩散张量成像在脊柱和脊髓病变中的应用

*Majda M. Thurnher*

**要点**

- DWI 是检测脊髓梗死的首选方法。
- DTI 有助于鉴别成人室管膜瘤和星形细胞瘤。
- DTI 对评估脊髓损伤患者（发现损伤中心、在 T2 信号无异常时鉴别损伤与正常脊髓）具有很好的前景。
- DWI 是鉴别良性与恶性椎体骨折的有用工具（与常规序列一起使用）。
- DWI 有助于鉴别急性椎间盘炎的 Modic I 型改变。

## 13.1 引言

### 13.1.1 技术因素

DWI 技术问世后不久便确立了其在评估脑部病变中的作用，其已成为常规颅脑成像中不可替代的一部分。DTI 和纤维追踪(FT)的进一步发展使颅脑成像达到一个更高的水平。

自 1998 年文献首次报道 DWI 在鉴别骨质疏松性骨折和恶性椎体骨折中的作用后[1]，物理师和医师们继续致力于设计用于脊柱和脊髓的具有临床可行性及可重复性的 DWI 和 DTI 序列。然而，由于许多技术上的难点，获取脊髓 DWI 和 DTI 图像仍是一个挑战。脊髓的大小、周围脑脊液(CSF)搏动相关的宏观运动、呼吸和吞咽运动伪影、局部磁场的不均匀是主要的技术问题。需要技术上的解决方案来优化图像采集和图像处理。关于脊柱 DWI 和 DTI 的研究报道不多，主要局限于颈椎。

近年来，已经研发出了较好的技术解决方案，如多次激发 EPI、PROPELLER、自旋–回波导航螺旋 DTI 以及并行成像。采集时间缩短使日常临床方案中 DWI/DTI 能够得以实现。通过空间选择性激励，可缩放 DWI 能采集高分辨率图像，且由于在相位编码方向缩小视野(rFOV)而缩短扫描时间[2]。rFOV 序列[3,4]在生成高质量人类在体脊髓 DTI 方面已表现出较好前景。在一项用 1.5T 临床扫描仪进行的 223 例患者的大型研究中，33% 有病理结果的病例增加了 rFOV DWI 序列[4]，发现 rFOV DWI 序列有助于评估急性梗死、脱髓鞘、感染、肿瘤、硬膜下和硬膜外积液[4]。在另一项研究中，评估了 33 例由非压迫性脊髓病所致脊髓综合征患者中 DWI 和 ADC 的诊断价值[5]，该研究中测得的脊髓梗死 ADC 值（平均 ADC 值为 $0.81×10^{-3}mm^2/s$）明显低于炎性脊髓病变 ADC 值（平均 ADC 值为 $1.37×10^{-3}mm^2/s$）和正常人脊髓 ADC 值（平均 ADC 值为 $0.93×10^{-3}mm^2/s$）[5]。

DWI 和 DTI 也已在儿童脊柱中应用。一项研究中，5 例健康对照和 5 例颈髓损伤（SCI）儿童使用单次激发平面回波扩散加权序列成像，发现与健康对照组相比，SCI 儿童表现为 FA 值降低及扩散（D）值升高。该研究表明，在儿童群体中非损伤和损伤脊髓之间的扩散指标存在差异[6]。

# 13.2 脊髓 DWI 和 DTI 的临床应用

## 13.2.1 脊髓缺血

急性脊髓缺血是一种罕见疾病，占急性脊髓病的 5%~8%。高达 33% 的病例表现为严重的神经功能丧失和截瘫[7]。主动脉夹层、开放式胸腹主动脉手术（5%~21% 风险）、机械创伤和系统性低血压是急性脊髓缺血的最常见原因[7]。罕见情况下，渐进性（超过数小时）的纤维软骨栓塞（FCE）也可引起脊髓缺血[8]。脊髓矢状位 MRI 的线性 T2 高信号，以及轴位 T2WI 的"蛇眼"征，是典型的 MRI 表现，同时脊髓会肿胀，并在亚急性期出现对比增强。尽管 MRI 是检测脊髓缺血的首选方法，在许多病例中，初次 MRI 并未显示任何异常[7]。

只有少数研究报道急性脊髓缺血的 DWI 表现[9-14]。一项研究报道显示，脊髓缺血 ADC 值范围为 $(0.23~0.86)×10^{-3}mm^2/s$[14]。文献报道从临床发病到 DWI 出现异常的最短时间为发病后 3h（图 13.1）。在一项 4 例儿童轻微创伤后出现脊髓前动脉梗死的小型系列研究中，DWI 证实了所有病例的临床诊断[15]，表明 DWI 显示小儿脊髓缺血的可行性。

脊髓缺血 DWI/DTI 的临床应用法则如下：

- 当常规序列无异常发现时早期显示脊髓梗死。
- 在年轻运动员中检测 FCE 所致脊髓梗死。

## 13.2.2 脊髓肿瘤

成人髓内肿瘤中最常见的是室管膜瘤，其次是星形细胞瘤、其他胶质瘤、血管网状细胞瘤和转移瘤。而在儿童中，星形细胞瘤则占有更高比例。基于 MRI 表现的诊断难点在于室管膜瘤和星形细胞瘤的鉴别以及可切除性与不可切除性脊髓肿瘤的鉴别。室管膜瘤和血管网状细胞瘤被认为是可切除的，而星形细胞瘤由于具有浸润性，则被认为是不可切除的。因此，手术可切除性的确定非常必要。近期一项研究已表明 DWI 和 DTI 在预测髓内肿瘤可切除性的价值[16]。根据纤维相对于病变的走行将患者进行分类，并将结果与手术发现进行比较（裂隙的有无）。尽管研究患者数量少（14 例），结果显示 DTI 和术中发现之间，以及裂隙存在与否一致性信度较高[16]。DTI 运用于小儿必须谨慎。毛细胞型星形细胞瘤是儿童常见的髓内肿瘤，与成人浸润性星形细胞瘤存在组织学及结构上的差异。在一项 10 例儿童髓内肿瘤的报道中，为了制订手术计划，术前应行 DTI 检查来描绘肿瘤边缘[17]。在所有毛细胞型星形细胞瘤（7 例）（图 13.2）和 1 例室管膜瘤中（图 13.3）发现纤维向外伸展。节细胞胶质瘤和高级别胶质瘤则显示了纤维浸润[17]。在另一小

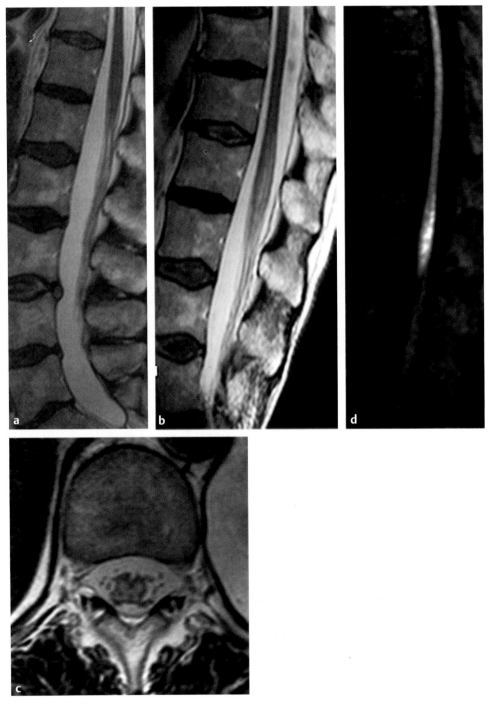

图 13.1　患者女,64 岁,脊髓缺血,主诉急性背痛和截瘫。(a)发病 4h,腰椎矢状位 T2W 图像未发现异常；(b)48h 后,矢状位 T2W 图像显示脊髓圆锥肿胀,出现高信号；(c)T2W 图像显示前部灰质肿胀；(d)脊髓圆锥扩散受限出现 DWI 高信号(低 ADC,未在图中显示)。

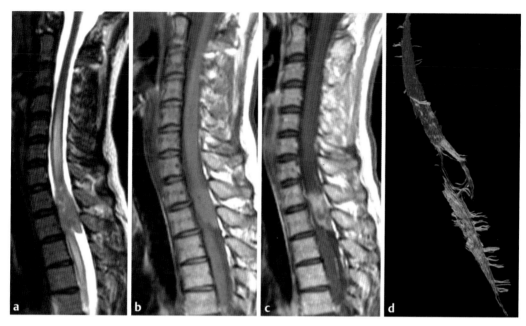

**图 13.2**　患者女,39 岁,手术证实室管膜瘤。(a)颈椎矢状位 T2W 图像,在 T1~2 水平可见一较大肿块,肿块上下脊髓水肿出现高信号;(b) 肿块呈 T1 等信号;(c)T1W 增强图像显示实性肿瘤部分明显强化;(d)DT-FT 扩散张量−纤维示踪技术显示位于中央的肿块及推压移位的纤维。

型系列研究中,3 例室管膜瘤出现纤维移位[18]。

　　Ducreaux 等描述了 5 例脊髓星形细胞瘤的 DTI 表现(图 13.4)[18,19]。数据表明,FT 可用于显示实性星形细胞瘤中的纤维扭曲和破坏,但在囊性星形细胞瘤中则有局限性。此外,使用 DTI 测量指标时,星形细胞瘤、室管膜瘤和转移瘤有着相似的 FA 值[18]。转移瘤 FA 值最低,而血管网状细胞瘤 FA 值最高。DTI 也可显示神经根转移浸润(图 13.5)。

　　对于儿童脑肿瘤, 识别种植转移非常必要。出现种植转移往往预后不良,因此早期发现对于修改治疗方案非常重要。近期报道了 1 例种植转移, 使用读出分段 EPI 来识别儿童原发中枢神经系统肿瘤的多细胞性转移灶[20]。

　　颈髓交界区及颈髓的髓内肿瘤与瘤样病变(TLL)之间的鉴别有时比较困难。近

期一项研究评估位于颈髓交界区和颈髓的 12 例髓内肿瘤和 13 例 TLL 的 DTI 和灌注加权成像(PWI),发现肿瘤平均 FA 值明显低于 TLL,肿瘤平均痕量 ADC 和峰高值则显著升高[21]。

**脊髓肿瘤 DWI/DTI 的临床应用法则**

　　• 成人室管膜瘤与星形细胞瘤的鉴别(非儿童!)(室管膜瘤中纤维展开和破坏,星形细胞瘤中纤维弥漫受侵)。

　　• 脊髓肿瘤可切除性的确定。

　　• 儿童中枢神经系统肿瘤多细胞种植性转移的识别。

　　• 颈髓交界区或颈髓的髓内肿瘤与肿块型脱髓鞘病变的鉴别 (肿瘤高灌注及低 FA 值)。

### 13.2.3　多发性硬化

　　多发性硬化(MS)是脑和脊髓的炎性

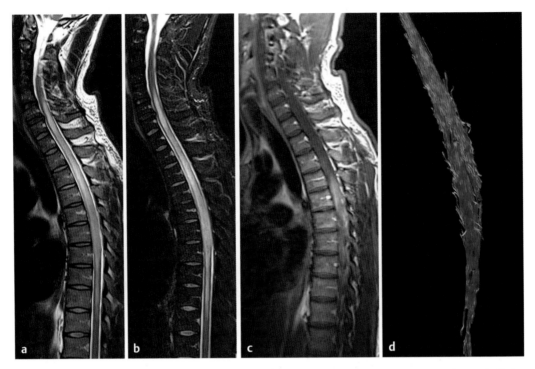

**图 13.3** 患者男,38 岁,组织学证实为脊髓星形细胞瘤(3 级),主诉胸痛,左下肢感觉异常并左侧偏瘫,步态障碍。脊髓矢状位 T2W 图像(a)和短时反转恢复(STIR)成像(b)显示 C6~T10 水平脊髓肿胀及高信号;(c)增强 T1W 图像显示 T3~6 水平强化灶,边界欠清;(d)纤维示踪技术显示纤维弥漫性受浸,无移位。

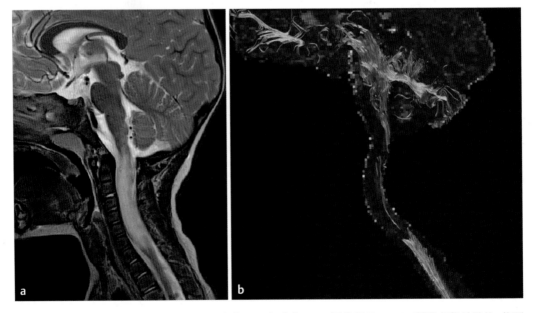

**图 13.4** 患儿男,5 岁,颈髓毛细胞星形细胞瘤。(a)矢状位 T2W 图像显示 C2~T1 颈髓高信号肿块,伴颈髓肿大。肿块未见增强(未显示);(b)纤维示踪技术很好地显示了展开的纤维。

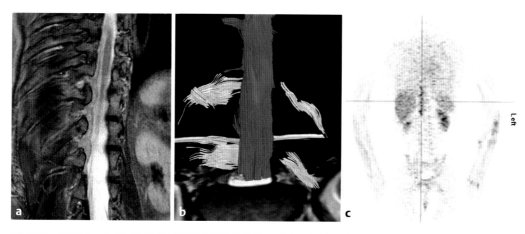

**图 13.5**　患者女,44 岁,乳腺癌,活检证实转移性神经病变,主诉腰痛伴右侧放射性痛。(a)胸椎冠状位 STIR 成像显示多节段脊神经根异常线性低信号;(b)扩散张量成像显示神经根不对称,右侧多发神经根增粗;(c)PET/CT 证实多发胸神经根转移。

脱髓鞘病变,99%的尸检病例中发现脊髓病变[22,23]。

　　与正常人相比,脊髓局灶性 MS 病变扩散性升高, 各向同性扩散系数显著升高[24]。Valsasina 等研究 44 例 MS 患者和 17 名正常对照组,发现 MS 患者的颈髓平均 FA 值低于正常对照组[25]。

　　早期研究曾对无明显脊髓 T2 异常信号的 MS 患者进行 DTI 测量,发现 MS 患者正常白质(NAWM)的外侧、背侧、中央区的 FA 值显著降低[26]。多项研究也证实了 MS 患者在常规 MRI 检查脊髓无异常信号的情况下,DTI 测量指标能显示颈髓的明显变化[26-28]。近期一项脊髓扩散峰度成像研究证实 MS 患者不仅有白质损伤,灰质也有损伤[29]。

　　此外,有人把 MS 患者脊髓 DTI 指标与电生理研究进行比较。41 例 MS 患者和 28 名正常人通过 DTI 测定颈部 NAWM 的 FA 值和 ADC 值,发现与运动诱发电位相关(n=34)[30]。DTI 中脊髓 NAWM 解剖不对称性改变,与上下肢不对称性电生理缺陷相对应。总之,MS 患者脊髓 DTI 研究显示

并证实了脊髓损伤, 为进一步临床研究开辟了道路。

## 13.2.4　视神经脊髓炎

　　2004 年,在视神经脊髓炎(NMO)患者血清中检测到特异性自身抗体——视神经脊髓炎免疫球蛋白 G(NMO-IgG),结束了关于 NMO 是多发性硬化的变异或一种独特疾病的争论[31]。NMO-IgG 选择性结合水通道蛋白 4(AQP-4),而 AQP-4 是血脑屏障(BBB)中星形胶质细胞足突密集表达的一种水通道。NMO 目前定义为由特定血清自身抗体 NMO-IgG 诱导、针对 AQP-4 的一种自身免疫抗体介导性疾病。单侧或双侧的严重视神经炎(ON)的出现常早于节段性横贯性脊髓炎(LETM)。广泛性节段性异常信号(>3 个节段)、空洞、斑片样强化是其典型影像表现。据报道,20%~89%的病例会出现脑内异常,这取决于地理区域[32]。

　　NMO 关键要与 MS 鉴别, 因为有些 MS 治疗会使 NMO 恶化。一项研究使用颈髓 DTI 去评估 NMO 脊髓损伤[33],与 12 名正常人相比,10 例 NMO 患者 FA 值降低,

MD 值升高。在另一项研究中，与复发-缓解型 MS 患者相比，NMO 患者 FA 值降低[34]。研究表明 NMO 患者存在广泛的表现正常的脊髓损伤，包括颈髓周围区域。

### 13.2.5　横贯性脊髓炎

横贯性脊髓炎（TM）是一种有着不同发病机制的脊髓急性炎性疾病。MRI 通常表现为超过 2 个节段的中央区 T2 高信号，累及超过 2/3 脊髓横截面，伴或不伴有强化[35]。

一项研究运用 rFOV 技术和冠状位采集的脉冲触发 DTI 序列来评估脊髓炎患者[36]，对 12 名正常人和 40 例脊髓炎患者（25 例 MS，11 例视神经脊髓炎，1 例结节病，1 例 Gougerot-Sjögren 综合征，2 例特发性脊髓炎）脊髓损伤进行定性评估。FA 值和 MD 值测量明确显示了活动性病变的 FA 值明显升高和 MD 值降低。在没有活动性病变的情况下，不论病理情况如何，FA 值明显降低，MD 值明显升高[36]。

**MS，NMO 和 TM 的 DWI/DTI 临床应用法则**

- 目前尚未列为常规方案。
- 将来可能有助于治疗监测。
- 鉴别脱髓鞘/炎性病变和脊髓缺血。

### 13.2.6　脊髓创伤

常规 MRI 技术评估脊髓损伤（SCI）程度具有局限性，因此需要对新技术进行评估。首先评估了 DWI 在动物实验中的应用并呈现出有前景的结果[37]。比较 18 例脊髓损伤患者伤后 24h 内常规 T2WI 和 DWI，发现两者的检出率相似[38]。T2WI 和 DWI 高信号检出率并无显著差异，分别为 94% 和 72%[38]。另一项研究使用 1.5T MRI 常规序列和多次激发导航校正 DWI 对 20 例急性

脊髓创伤患者创伤后 72h 内进行检测[39]。该研究将 20 例患者分为 4 种类型：水肿型（10 例），混合型（6 例），出血型（2 例）和挤压型（2 例）。在水肿型患者中出现 DWI 高信号，可能代表细胞毒性水肿，2 例挤压型患者有同样表现，混合型则为不均匀信号。该研究的重要缺陷是缺乏横轴位 DWI 图像、缺乏正常对照组和使用低 b 值（$400s/mm^2$ 和 $500s/mm^2$）[39]。

**创伤性脊髓损伤的 DWI/DTI 临床应用法则**

- 目前尚未列为常规方案。
- 是评估损伤中心的一项有前景的技术，在无 T2 信号改变的情况下可鉴别损伤和正常脊髓。

## 13.3　椎体 DWI 和 DTI 的临床应用

### 13.3.1　椎体骨折

正常成人骨髓大约由 50% 的脂肪和 50% 的水构成。

骨质疏松性骨折椎体包含脂肪和水肿，而恶性椎体骨折，肿瘤细胞常取代骨髓。良恶性椎体骨折可靠的影像学鉴别仍较困难。在首次报道的研究中，所有良性骨质疏松性骨折在基于稳态自由进度（SSFP）DWI 表现为低信号或等信号，而恶性骨折表现为高信号[1]。恶性骨折由于肿瘤细胞密集堆积而表现扩散受限（图 13.6）。急性骨质疏松性骨折由于骨髓水肿的水质子运动加快而扩散增加（图 13.7）。这一规则的重要例外情况是硬化性转移瘤和治疗后转移瘤，表现为低信号（假阴性）[40]。据报道，良性骨质疏松性骨折和良性创伤性骨折的 ADC 值为 $(0.32\sim2.23)\times10^{-3}mm^2/s$，而恶性

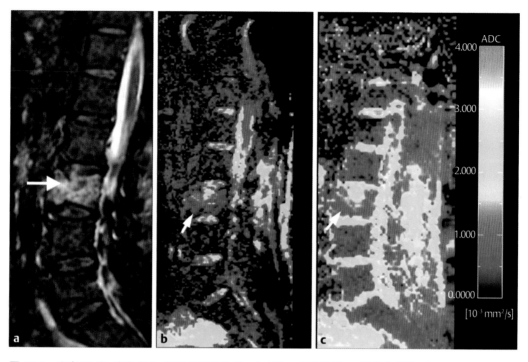

**图 13.6** 患者 71 岁,腺癌病史,转移性椎体骨折。(a)STIR 成像显示 L3 椎体高信号;由(b)DW-EPI 和(c)半傅立叶采集单次激发快速自旋回波扩散加权成像(DW-HASTE)图像计算所得 ADC 图显示平均 ADC 值为 $0.9 \times 10^{-4} mm^2/s$(DW-EPI) 和 $1.38 \times 10^{-4} mm^2/s$(DW-HASTE)(箭)。(Courtesy of Andrea Baur-Melnyk. From Magnetic Resonance Imaging of the Bone Marrow,2013. With kind permission from Springer Science and Business Media.)

骨折或转移瘤的 ADC 值为 $(0.19 \sim 1.04) \times 10^{-3} mm^2/s$[41]。计算所得的扩散系数取决于所采用的技术及脂肪抑制。近期一项研究报道稳态自由进度的扩散加权反转快速成像序列(DW-PSIF)($\delta=3ms$)在鉴别良恶性椎体骨折中准确性最高。反相位、DW-EPI、DW 单激发快速自旋回波(TSE)序列和ADC(DW-EPI)的定性评估并不能用于准确鉴别良恶性椎体骨折[41]。

近期另一项研究报道分析了 62 例急性压缩性骨折的 DWI(b 值:0、800 和 1400s/mm²)[42],定性分析发现 87%的恶性压缩性骨折 DWI 为高信号,而仅有 22%的急性骨质疏松性压缩性骨折 DWI 为高信号。恶性骨折的平均 ADC 值明显低于良

性骨折。当联合使用常规序列和 DWI 时,可提高敏感性、特异性和准确性(97%~100%)[42]。

**椎体骨折 DWI 临床应用法则**

● 鉴别良恶性骨折（与常规序列一起使用）。

## 13.3.2　脊柱退行性变和椎间盘炎

脊柱退行性终板病变,例如,Modic Ⅰ 型和椎间盘炎,有着相似的临床症状与影像表现。而且,这两个病变在 MRI 增强图像上都可出现强化。一项研究对 27 例侵蚀性椎间骨软骨病 Modic Ⅰ 型和 18 例椎间盘炎行常

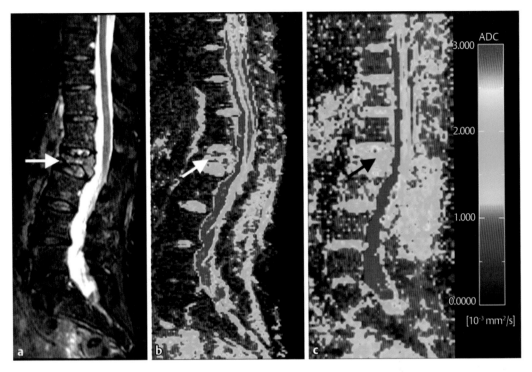

**图 13.7** 患者 70 岁，骨质疏松性骨折。(a)矢状位 STIR 显示 L2 椎体高信号（箭）；由(b)DW-EPI 和(c) DW-HASTE 图像计算所得 L2 椎体 ADC 图(b、c，箭）显示平均 ADC 值升高，1.25×10⁻⁴mm²/s(DW-EPI)和 1.73×10⁻⁴mm²/s(DW-HASTE)（箭）。(Courtesy of Andrea Baur-Melnyk. From Magnetic Resonance Imaging of the Bone Marrow, 2013. With kind permission from Springer Science and Business Media.)

规及 DWI 序列检查[43]。所有椎间盘炎患者椎体终板 DWI 均呈高信号（图 13.8），而 Modic I 型患者椎体终板 DWI 呈低信号（图 13.9)[43]。

　　在另一项研究中，"爪征"被认为高度提示退行性变，缺少"爪征"则高度提示椎间盘炎或骨髓炎[44]。将 73 例患者影像征象提示 Modic I 型改变分为 3 组：真正的退行性变 Modic I 型(n=33)，确诊椎间盘炎或骨髓炎(n=20)，可疑感染(n=20)，这些患者均行 DWI 检查[44]。当发现明确"爪征"时，患者被证实无感染。相反，缺少"爪征"（弥漫 DWI 模式）的 17/17 例(100%) 和 13/14 例(93%)被证实感染[44]。

### 脊柱退行性疾病 DWI 临床应用法则

* 鉴别 Modic I 型改变与椎间盘炎。

## 13.4　小结

　　由于缺乏真正的"金标准"，研究报道中使用的序列多种多样，研究中患者例数较少，使得脊柱和脊髓 DTI 和 DT-FT 尚未能得到充分验证。

　　然而，研究结果显示的 DWI 和 DTI 对不同脊髓病变的准确性和实用性，以及新兴技术方案将有助于提升我们对这些技术的信心。

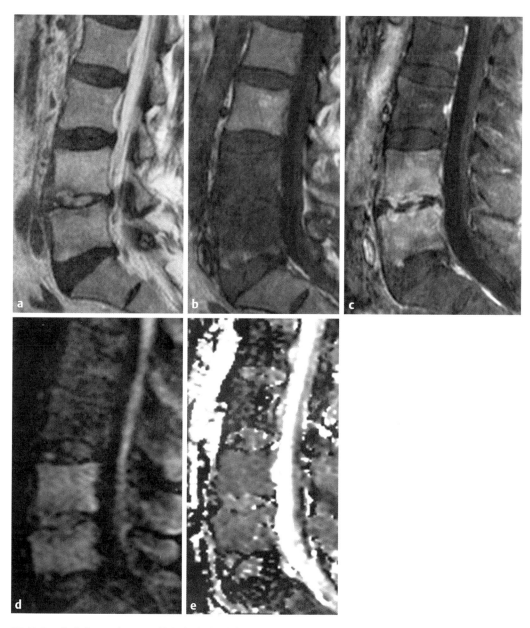

**图 13.8**　患者女,74 岁,L4~5 椎间盘取出 1 周后细菌性椎间盘炎。(a)矢状位 T2WI 可见 L4~5 椎体和椎间隙呈高信号;(b)矢状位 T1W 图像上病变呈低信号;(c)增强 T1W 图像上可见病变椎体明显强化;(d) DWI 和(e)ADC 图可见 L4~5 椎体呈均匀高信号。

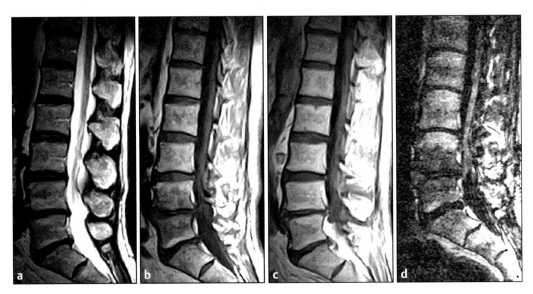

图 13.9 Modic Ⅰ 型改变。(a)矢状位 T2WI 未见异常信号;(b)矢状位 T1W 图像上可见 L4~5 椎体带状低信号;(c)增强 T1W 图像上可见病变椎体强化;(d)L4~5 椎体 DWI 呈低信号,提示扩散加快。(Courtesy of Cem Calli.)

(钟小玲 译 刘红军 校)

# 参考文献

[1] Baur A, Stäbler A, Brüning R, et al. Diffusion weighted MR imaging of bone marrow: differentiation of benign versus pathologic compression fractures. Radiology 1998; 207(2): 349–356

[2] Seeger A, Klose U, Bischof F, Strobel J, Ernemann U, Hauser TK. Zoomed EPI DWI of acute spinal ischemia using a parallel transmission system. Clin Neuroradiol 2014

[3] Xu J, Shimony JS, Klawiter EC, et al. Improved in vivo diffusion tensor imaging of human cervical spinal cord. Neuroimage 2013; 67: 64–76

[4] Andre JB, Zaharchuk G, Saritas E, et al. Clinical evaluation of reduced field-of-view diffusion weighted imaging of the cervical and thoracic spine and spinal cord. AJNR Am J Neuroradiol 2012; 33(10): 1860–1866

[5] Marcel C, Kremer S, Jeantroux J, Blanc F, Dietemann JL, De Sèze J. Diffusion weighted imaging in noncompressive myelopathies: a 33-patient prospective study. J Neurol 2010; 257(9): 1438–1445

[6] Mohamed FB, Hunter LN, Barakat N, et al. Diffusion tensor imaging of the pediatric spinal cord at 1.5T: preliminary results. AJNR Am J Neuroradiol 2011; 32(2): 339–345

[7] Nedeltchev K, Loher TJ, Stepper F, et al. Long-term outcome of acute spinal cord ischemia syndrome. Stroke 2004; 35(2): 560–565

[8] Cuello JP, Ortega-Gutierrez S, Linares G, et al. Acute cervical myelopathy due to presumed fibrocartilaginous embolism: a case report and systematic review of the literature. J Spinal Disord Tech 2014; 27(8): E276–E281

[9] Loher TJ, Bassetti CL, Lövblad KO, et al. Diffusion weighted MRI in acute spinal cord ischaemia. Neuroradiology 2003; 45(8): 557–561

[10] Küker W, Weller M, Klose U, Krapf H, Dichgans J, Nägele T. Diffusion weighted MRI of spinal cord infarction—high resolution imaging and time course of diffusion abnormality. J Neurol 2004; 251(7): 818–824

[11] Zhang JS, Huan Y, Sun LJ, Ge YL, Zhang XX, Chang YJ. Temporal evolution of spinal cord infarction in an in vivo experimental study of canine models characterized by diffusion weighted imaging. J Magn Reson Imaging 2007; 26(4): 848–854

[12] Fujikawa A, Tsuchiya K, Takeuchi S, Hachiya J. Diffusion weighted MR imaging in acute spinal cord ischemia. Eur Radiol 2004; 14(11): 2076–2078

[13] Stepper F, Lövblad KO. Anterior spinal artery stroke demonstrated by echo-planar DWI. Eur Radiol 2001; 11(12): 2607–2610

[14] Thurnher MM, Bammer R. Diffusion weighted magnetic resonance imaging of the spine and spinal cord. Semin Roentgenol 2006; 41(4): 294–311

[15] Beslow LA, Ichord RN, Zimmerman RA, Smith SE, Licht DJ. Role of diffusion MRI in diagnosis of spinal cord infarction in children. Neuropediatrics 2008; 39(3): 188–191

[16] Setzer M, Murtagh RD, Murtagh FR, et al. Diffusion tensor imaging tractography in patients with intramedullary tumors: comparison with intraoperative findings and value for prediction of tumor resectability. J Neurosurg Spine 2010; 13(3): 371–380

[17] Choudhri AF, Whitehead MT, Klimo P, Jr, Montgomery BK, Boop FA. Diffusion tensor imaging to guide surgical planning in intramedullary spinal cord tumors in children. Neuroradiology 2014; 56(2): 169–174

[18] Vargas MI, Delavelle J, Jlassi H, et al. Clinical applications of

diffusion tensor tractography of the spinal cord. Neuroradiology 2008; 50(1): 25–29

[19] Ducreux D, Lepeintre J-F, Fillard P, Loureiro C, Tadié M, Lasjaunias P. MR diffusion tensor imaging and fiber tracking in 5 spinal cord astrocytomas. AJNR Am J Neuroradiol 2006; 27(1): 214–216

[20] Hayes LL, Jones RA, Palasis S, Aguilera D, Porter DA. Drop metastases to the pediatric spine revealed with diffusion weighted MR imaging. Pediatr Radiol 2012; 42(8): 1009–1013

[21] Liu X, Tian W, Kolar B, et al. Advanced MR diffusion tensor imaging and perfusion weighted imaging of intramedullary tumors and tumor like lesions in the cervicomedullary junction region and the cervical spinal cord. J Neurooncol 2014; 116(3): 559–566

[22] Ikuta F, Zimmerman HM. Distribution of plaques in seventy autopsy cases of multiple sclerosis in the United States. Neurology 1976; 26(6 PT 2): 26–28

[23] Toussaint D, Périer O, Verstappen A, Bervoets S. Clinicopathological study of the visual pathways, eyes, and cerebral hemispheres in 32 cases of disseminated sclerosis. J Clin Neuroophthalmol 1983; 3(3): 211–220

[24] Clark CA, Werring DJ, Miller DH. Diffusion imaging of the spinal cord in vivo: estimation of the principal diffusivities and application to multiple sclerosis. Magn Reson Med 2000; 43(1): 133–138

[25] Valsasina P, Rocca MA, Agosta F, et al. Mean diffusivity and fractional anisotropy histogram analysis of the cervical cord in MS patients. Neuroimage 2005; 26(3): 822–828

[26] Hesseltine SM, Law M, Babb J, et al. Diffusion tensor imaging in multiple sclerosis: assessment of regional differences in the axial plane within normal-appearing cervical spinal cord. AJNR Am J Neuroradiol 2006; 27(6): 1189–1193

[27] van Hecke W, Nagels G, Emonds G, et al. A diffusion tensor imaging group study of the spinal cord in multiple sclerosis patients with and without T2 spinal cord lesions. J Magn Reson Imaging 2009; 30(1): 25–34

[28] Miraldi F, Lopes FC, Costa JV, Alves-Leon SV, Gasparetto EL. Diffusion tensor magnetic resonance imaging may show abnormalities in the normal-appearing cervical spinal cord from patients with multiple sclerosis. Arq Neuropsiquiatr 2013; 71 9A: 580–583

[29] Raz E, Bester M, Sigmund EE, et al. A better characterization of spinal cord damage in multiple sclerosis: a diffusional kurtosis imaging study. AJNR Am J Neuroradiol 2013; 34(9): 1846–1852

[30] von Meyenburg J, Wilm BJ, Weck A, et al. Spinal cord diffusion tensor imaging and motor-evoked potentials in multiple sclerosis patients: microstructural and functional asymmetry. Radiology 2013; 267(3): 869–879

[31] Lennon VA, Kryzer TJ, Pittock SJ, Verkman AS, Hinson SR. IgG marker of optic-spinal multiple sclerosis binds to the aquaporin-4 water channel. J Exp Med 2005; 202(4): 473–477

[32] Kim W, Kim SH, Huh SY, Kim HJ. Brain abnormalities in neuromyelitis optica spectrum disorder. Mult Scler Int 2012; 2012: 735486

[33] Qian W, Chan Q, Mak H, et al. Quantitative assessment of the cervical spinal cord damage in neuromyelitis optica using diffusion tensor imaging at 3 Tesla. J Magn Reson Imaging 2011; 33(6): 1312–1320

[34] Pessôa FM, Lopes FC, Costa JV, Leon SV, Domingues RC, Gasparetto EL. The cervical spinal cord in neuromyelitis optica patients: a comparative study with multiple sclerosis using diffusion tensor imaging. Eur J Radiol 2012; 81(10): 2697–2701

[35] Goh C, Desmond PM, Phal PM. MRI in transverse myelitis. J Magn Reson Imaging 2014; 40(6): 1267–1279

[36] Hodel J, Besson P, Outteryck O, et al. Pulse-triggered DTI sequence with reduced FOV and coronal acquisition at 3 T for the assessment of the cervical spinal cord in patients with myelitis. AJNR Am J Neuroradiol 2013; 34(3): 676–682

[37] Schwartz ED, Chin CL, Shumsky JS, et al. Apparent diffusion coefficients in spinal cord transplants and surrounding white matter correlate with degree of axonal dieback after injury in rats. AJNR Am J Neuroradiol 2005; 26(1): 7–18

[38] Pouw MH, van der Vliet AM, van Kampen A, Thurnher MM, van de Meent H, Hosman AJ. Diffusion weighted MR imaging within 24 h post-injury after traumatic spinal cord injury: a qualitative meta-analysis between T2-weighted imaging and diffusion weighted MR imaging in 18 patients. Spinal Cord 2012; 50(6): 426–431

[39] Zhang JS, Huan Y. Multishot diffusion weighted MR imaging features in acute trauma of spinal cord. Eur Radiol 2014; 24(3): 685–692

[40] Castillo M, Arbelaez A, Smith JK, Fisher LL. Diffusion weighted MR imaging offers no advantage over routine non-contrast MR imaging in the detection of vertebral metastases. AJNR Am J Neuroradiol 2000; 21(5): 948–953

[41] Geith T, Schmidt G, Biffar A, et al. Quantitative evaluation of benign and malignant vertebral fractures with diffusion weighted MRI: what is the optimum combination of b values for ADC-based lesion differentiation with the single-shot turbo spin-echo sequence? AJR Am J Roentgenol 2014; 203(3): 582–588

[42] Sung JK, Jee WH, Jung JY, et al. Differentiation of acute osteoporotic and malignant compression fractures of the spine: use of additive qualitative and quantitative axial diffusion weighted MR imaging to conventional MR imaging at 3.0 T. Radiology 2014; 271(2): 488–498

[43] Oztekin O, Calli C, Kitis O, et al. Reliability of diffusion weighted MR imaging in differentiating degenerative and infectious end plate changes. Radiol Oncol 2010; 44(2): 97–102

[44] Patel KB, Poplawski MM, Pawha PS, Naidich TP, Tanenbaum LN. Diffusion weighted MRI "claw sign" improves differentiation of infectious from degenerative modic type 1 signal changes of the spine. AJNR Am J Neuroradiol 2014; 35(8): 1647–1652

# 第 14 章

# 扩散加权成像和扩散张量成像在头颈部病变中的应用

*Eloisa M Santiago Gebrim*，*Regina Lucia Elia Gomes*，
*Flavia K. Issa Cevasco*，*Marcio Ricardo Taveira Garcia*

## 要点

**头颈部病变 DWI**

- DWI 有助于鉴别囊性与实性、良性与恶性头颈部病变。

- DWI 图像需与形态解剖图像相结合，解读 DWI 需要经验和知识。

- DWI 的适应证包括描述原发性肿瘤和淋巴结转移的组织特征、预测和监控治疗反应、鉴别肿瘤复发和治疗后改变、评估炎性和感染性病变以及研究涎腺和甲状腺。

- 相对于正常组织和良性肿瘤，恶性肿瘤通常表现为扩散受限，ADC 值降低。

- 在所有头颈部肿瘤中，淋巴瘤 ADC 值最低。

- 特殊情况，如鼻咽腺样体肥大，可表现为与恶性肿瘤相似的扩散受限和低 ADC 值，可能与细胞密度高有关。

- 其他特殊情况包括经典脊索瘤、低级别软骨肉瘤，均表现为高 ADC 值。

- 头颈部 DWI 最重要的适应证之一是评估胆脂瘤，尤其在术后随访；胆脂瘤表现为 DWI 高信号。

## 14.1　引言

评估头颈恶性病变时在 MRI 方案中增加 DWI 可提高病变检出率并有助于鉴别囊性与实性、良性与恶性病变。DWI 和 ADC 图对评估各种头颈病变很有价值；然而，DWI 需与解剖图像相结合，且放射科医师、物理师和临床医师之间的良好合作也是患者管理最佳化的前提[1]。近期一些研究头颈扩散时存在的问题包括样本量少、与单次激发 EPI 序列有关的磁敏感伪影、扩散和 ADC 图像分辨率低等。由于这些问题，DWI 特性和 ADC 值不能单独使用，因为不同的肿瘤类型之间会有重叠[2]。准确解读 DWI 需要经验和知识[3]。

DWI 技术参数的优化和标准化、DWI 与形态学图像的比较、经验的提升都是使这项具有挑战性的技术成功用于头颈部病变的前提。对这一解剖部位，DWI 的适应证包括（但不局限于）描述原发肿瘤和淋巴结转移的组织特性、预测和监控治疗反应、鉴别肿瘤复发和治疗后改变、评估炎症和感染性病变以及研究涎腺和甲状腺[1]。

相对于正常组织和良性肿瘤，恶性肿瘤通常表现为扩散受限，ADC 值降低。在所有头颈肿瘤中，淋巴瘤 ADC 值可能最低。此外，癌症在治疗期或治疗后早期 ADC 值仅有轻微变化（升高或降低）很可能意味着治疗无效。通常肿瘤之间 ADC 值的不同是由于细胞大小和密度的不同，以及微出血或钙化。

未来改进分析 ADC 图的方法，包括直方图分析和功能图，将促进 DWI 在头颈部的应用，尤其在治疗监测方面。近期一些研究试图使用 IVIM-MRI 来分别确定灌注和扩散参数。灌注是许多病理生理过程的一个重要标志，可作为化疗和放疗疗效的预测指标。因此，分析 DWI 和灌注有助于肿瘤术前评估。基于 IVIM 模型的简化 IVIM-MRI 技术已用于评估头颈部肿瘤的灌注相关参数（PP）和分子扩散（D），可由 3 或 4 个 b 值确定（0，500 和 1000s/mm² 或 0，200，400 和 800s/mm²）。相对于使用多 b 值的 IVIM-MRI（如 0，10，20，30，50，80，100，200，300，400 和 800s/mm²），这项技术快捷且简单实用。动态对比增强（DCE）MRI 后获取的时间-信号曲线（TIC）图代表肿瘤组织灌注特点。因此，任何单一技术的使用并不能有效地鉴别头颈部肿瘤。IVIM-MRI 是一项能同时评估组织灌注和扩散的潜在技术。这种使用 TIC 和 IVIM 标准的多参数方法能帮助鉴别头颈部良恶性肿瘤和不同的肿瘤组织学类型，且准确性高[4]。

本章强调了 DWI 在鉴别肿瘤与炎性病变中的主要适应证（表 14.1）。本章末尾论述了 DTI 在头颈部的应用。

表 14.1　头颈部最常见的低及高 ADC 值病变

| 头颈部低 ADC 值病变 | 头颈部高 ADC 值病变 |
| --- | --- |
| 淋巴瘤 | 多形性腺瘤 |
| 鳞状细胞癌 | 炎性病变 |
| 软组织肉瘤 | 脊索瘤 |
| 转移性淋巴结 | 低级别软骨肉瘤 |
| Warthin 肿瘤 | 低级别胶质瘤（视神经） |
| 横纹肌肉瘤 | 血管性病变 |
| 原始神经外胚层肿瘤 | 血管瘤 |
| 嗜酸性肉芽肿 | 胆固醇肉芽肿 |
| 炎性病变 | |
| 真菌性病变 | |
| 脓肿 | |
| 近期术后出血 | |
| 外耳道耵聍 | |
| 脑膜瘤 | |
| 纤维组织细胞瘤 | |
| 胆脂瘤 | |
| 皮样囊肿 | |
| 鼻咽腺样体肥大 | |

## 14.2　肿瘤

### 14.2.1　鳞状细胞癌

鳞状细胞癌（SCC）是头颈部最常见的肿瘤，MRI 有助于检测病变并描述病变性质，尤其是对体格检查中较难评估的部位，如颅底、鼻咽、腭、舌扁桃体、喉软骨和下咽。当患者临床怀疑头颈部恶性病变时，首要步骤是影像学诊断。如果诊断明确，第二步则要评估病变范围、区域扩散和转移。第三步则要提供关于肿瘤性质的具体信息，明确常规放化疗对哪种肿瘤更有效。这一步对选择哪些癌肿需要其他治疗，如手术或不同放疗类型很重要。DWI 是第三步中最重要和最成熟的技术[2]。

超越结构图像，DWI 是一项最常用于检测和描述头颈部肿瘤的功能技术。恶性肿瘤中水扩散受限，表现为低 ADC 值，是由细胞结构多、细胞密度高和（或）高核浆比所致。与活性肿瘤相比，坏死和非恶性病变，如纤维化和炎症，细胞结构少，因此表现为高 ADC 值[3]（图 14.1）。

一些研究强调了 DWI 在评估和鉴别

头颈部肿瘤中的重要性[5-7]。Wang 等[6]和 Maeda 等[7]报道应用平均 ADC 值可能有助于鉴别肿瘤，即良性病变为较高的 ADC 值，淋巴瘤为较低 ADC 值，肿瘤 ADC 值介于两者之间。Wang 等确定了一个预测恶性病变的 ADC 阈值为 $1.22×10^{-3}mm^2/s$，具有高准确性（86%）、敏感性（84%）和特异性（91%）[6]。其他学者展示了头颈部恶性肿瘤不同的 ADC 值，淋巴瘤的 ADC 值较低，SCC 的 ADC 值介于中间，恶性涎腺肿瘤的 ADC 值较高[2]。DWI 其他方面的作用是根据 ADC 值区分高分化和低分化 SCC，高分化肿瘤 ADC 值较高，而低分化肿瘤 ADC 值较低[2,6,8]。这种差异性是由于未分化肿瘤组织中细胞质大分子浓度、核浆比及细胞密度较高以及坏死灶的存在。

另一方面，Surov 等近期的一项回顾性研究发现，鼻咽腺样体肥大（NAH）的 ADC 值与以往报道的头颈部恶性肿瘤的 ADC 值一样低，无论儿童或成人，这是由 NAH 的细胞密度高造成的。因此，NAH 可被误诊为癌或恶性淋巴瘤，特别是在 40 岁以上的患者中[9]。

近期一篇关于头颈部 DWI 的综述显示 DWI 在检测原发上皮癌中无额外价值，

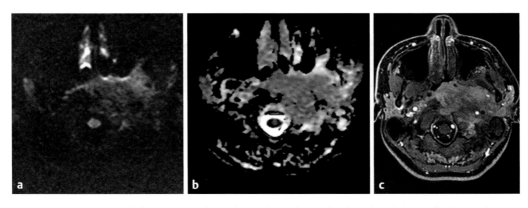

**图 14.1**　鼻咽鳞状细胞癌侵犯咽后、椎旁、咽旁和左侧咀嚼肌间隙。病灶表现为：(a)b 值为 1000 的 DWI 信号不均匀；(b)ADC 图为中等信号；(c)弥漫性 Gd 对比剂强化。

但在淋巴结分期和鉴别复发与治疗后改变方面有潜在价值[10]。

MRI 在 SCC 患者治疗前整体评估淋巴结分期方面具有较好的判断能力。少量小型研究表明,DWI 在发现淋巴结转移方面比快速自旋回波 (TSE)MRI 有更高的准确性。由于 SCC 患者根据淋巴结的大小、形态来确认小的淋巴结转移缺乏充分可靠性,所以 DWI 可作为常规 MRI 的补充。恶性淋巴结比良性淋巴结的 ADC 值更低,DWI 最有利于检出直径<1cm 的转移淋巴结[11,12]。

口腔检查、麻醉喉镜检查、CT 和 MRI 常规图像分析也可受生化学改变的影响,如局部水肿、炎症、坏死、纤维化、黏膜增厚和弥漫性增强,限制了残留或复发肿瘤的鉴别或提示假阳性诊断,这些都可导致不必要的程序。而且,一些残留或复发肿瘤可能不出现明显强化,进一步阻碍了病变的识别[13]。

早期诊断肿瘤复发非常必要,因此为了提高检测的敏感性和特异性,MRI 技术不断发展。扩散成像序列已用于鉴别肿瘤复发和术后、放疗后改变[14]。b=0 时恶性病变比放疗后良性组织信号低。b=1000s/mm² 时恶性病变比非肿瘤性组织信号高。因此,肿瘤的 ADC 值显著降低。这些特点适用于放化疗前、中或后炎症、纤维化与残留肿瘤之间的鉴别[14]。一些学者证实在常规图像明显看到病变直径减小之前,DWI 即可检测到治疗引起的细胞死亡和血管改变。在放疗过程中由于肿瘤细胞减少、自由水增加而导致 ADC 值升高,DWI 可用于监测肿瘤对治疗的反应性[14](图 14.2)。

DWI 有助于鉴别治疗对肿瘤有无效果以及无效果肿瘤的早期识别。细胞密度低及缺氧介导的坏死确定了治疗期间放疗抵抗和预后不良,治疗前低 ADC 值和高细胞密度组织确定了放疗敏感[14]。早期研究显示,ADC 值变化早于形态学变化,如肿瘤尺寸、体积和强化,主要在治疗后 3 个月内。治疗期间 ADC 值升高与高生存率相关[15](图 14.3 和图 14.4)。DWI 可发现治疗无效肿瘤,从而停止无效治疗并避免延误其他潜在更有效的替代治疗措施。因此,DWI 可提高检出肿瘤复发和鉴别治疗后改变的敏感性和准确性,可提供比 CT 和 FDG-PET 更准确的结果,包括减少原发部位残留和淋巴结转移的假阳性结果[15]。

DWI 的技术优势之一是能在短时间

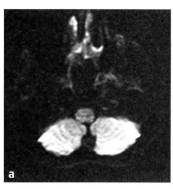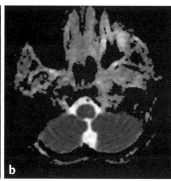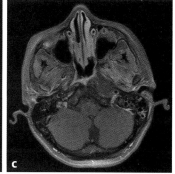

**图 14.2** 与图 14.1 为同一患者,鼻咽鳞状细胞癌 6 个月放化疗后,表现为:(a)病灶缩小,b 值为 1000 的 DWI 信号降低;(b)无 ADC 值降低;(c)无 Gd 对比剂强化。这些征象说明病灶细胞密度明显降低,治疗有效。

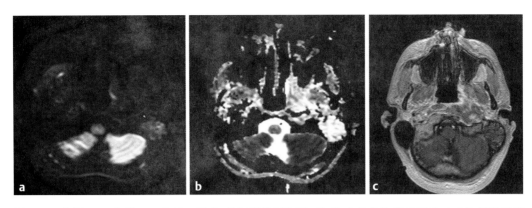

图 14.3 与图 14.1 和图 14.2 为同一患者,鼻咽鳞状细胞瘤,经 42 个月放化疗后显示:(a)肿瘤明显缩小,b 值为 1000s/mm² 的 DWI 为正常信号;(b)ADC 图高信号;(c)轻度 Gd 对比剂强化。这些结果表明治疗完全有效,原发灶纤维瘢痕形成。

内获取可重复图像。不足之处是磁敏感效应,特别是由于补牙造成的磁敏感效应。降低磁敏感伪影的一个潜在解决方案是采集时间并行成像。重叠 ADC 值可因微小结构的部分容积效应、纤维化的低 ADC 值(假阳性) 以及复发肿瘤坏死区的高 ADC 值(假阴性)造成[13]。

扩散序列应常规用于标准 MRI 研究,作为评估癌肿非手术治疗疗效的辅助手段[14]。

## 14.2.2 淋巴瘤

淋巴瘤是一种细胞密度高而缺少基质的肿瘤。基于淋巴结形态、大小、边缘的常用影像分析并不能很好地鉴别良恶性。分子影像学是一种基于 DWI、光谱、SPECT 和 PET-CT 的具有潜在显示组织特征能力的无创性方法[16]。尽管 ADC 值随 b 值、场强、病灶大小和坏死而变化,Maeda 等发现,淋巴瘤平均 ADC 值为(0.65±0.09)×10⁻³mm²/s[7]。据报道, 取 ADC 值为 0.76×10⁻³mm²/s 可用于鉴别 SCC 和淋巴瘤, 准确率为 98%[7]。Sumi 等发现淋巴瘤和良性淋巴结病的 ADC 值不同,后者 ADC 值较高,而淋巴瘤的 ADC

值最低(图 14.5),转移性淋巴结的 ADC 值稍高于淋巴瘤[8]。

与被认为是检测和监控淋巴瘤金标准的 PET-CT 相比,DWI 的敏感性和特异性分别为 90% 和 94%[16]。IVIM-MRI 可提升 DWI 的作用并鉴别头颈部良恶性肿瘤。Sumi 等报道在所有头颈部肿瘤中,淋巴瘤的 ADC 值和灌注相关参数值最低[17]。

## 14.2.3 眼眶肿瘤

眼眶肿瘤异质性明显, 有时难于鉴别炎性病变与肿瘤性病变。高细胞密度肿瘤可表现为扩散受限, 但并非所有恶性病变细胞密度都高, 而且一些良性肿瘤,如脑膜瘤、纤维组织细胞瘤和皮样囊肿也可见扩散受限[18]。

Sepahdari 等报道鉴别良恶性病变的最佳 ADC 阈值为 1×10⁻³mm²/s,ADC 比值为 1.2 的敏感性为 63%,特异性为 84%,准确率为 77%。恶性肿瘤中最好的结果是在 T2W 图像上可见低信号浸润性病变,因为其细胞密度高。DWI 能很好地鉴别淋巴瘤与炎性假瘤,前者 ADC 值低,后者 ADC 值高;然而,良恶性病变之间存在重叠,特别

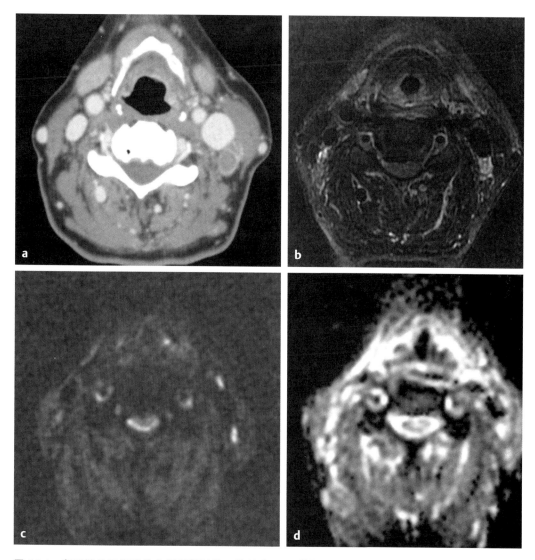

图 14.4　鼻咽鳞状细胞癌并左侧颈 II 区淋巴结转移。(a)轴位 CT 增强显示左颈内静脉旁一不均匀淋巴结;(b)4 个月放化疗后淋巴结缩小,轴位 T1WI 增强可见淋巴结强化;(c)b 值为 1000s/mm² 的 DWI 呈中等信号;(d)ADC 图呈高信号,提示治疗有效。

在交界性肿瘤[19](图 14.6)。血管瘤由纤维基质中的毛细血管构成,有些血管瘤可生长迅速,并有出血倾向。血管瘤 DWI 表现为低信号,ADC 值比脑实质高[20](图 14.7)。

　　视路胶质瘤的 ADC 测量具有争议。Jost 等报道平均 ADC 值为 1.4×10⁻³mm²/s,与临床侵袭性及神经纤维瘤病 1 型(NF1)无相关性。另一发面,Yeom 等发现视路胶质瘤基线 ADC 值>1.4×10⁻³mm²/s 时,含水量更高且更具侵袭性,需要比低 ADC 值视路胶质瘤更早治疗[21,22]。

　　MRI 对视网膜母细胞瘤的诊断、分期及预后评价有重要作用,分期与预后评价主要根据肿瘤大小、脉络膜和视神经的侵犯以及出现双侧肿瘤。此外,虹膜新生肿瘤血管导致眼球前部分强化,与肿瘤复发和

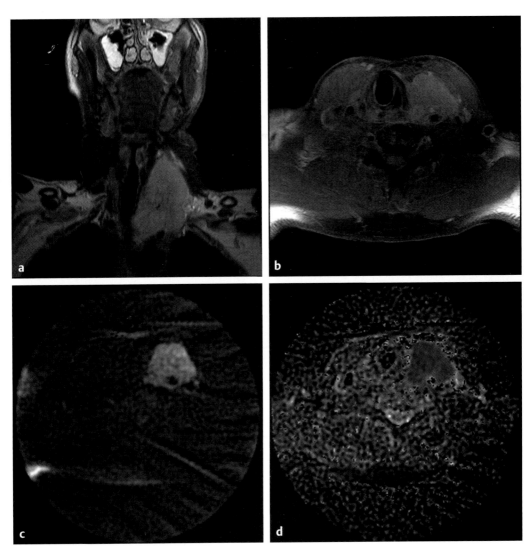

**图 14.5** B 细胞淋巴瘤。(a)冠状位 T2W 图像显示左侧颈部高信号肿块；(b)增强 T1W 图像显示病变强化；(c)DWI 为高信号和(d)ADC 图示扩散受限。

转移有关[23]。Razek 等报道与未分化视网膜母细胞瘤相比，高分化肿瘤 ADC 值较高(图 14.8)[23]。肿瘤较大(15mm)、双侧病变和侵犯视神经情况下的 ADC 值较低。视网膜母细胞瘤常见钙化，并不影响 DWI 测量[24]。

眼眶脑膜瘤若起源于视神经鞘内蛛网膜帽状细胞，可归为原发；若由邻近肿瘤延伸入眼眶，则归为继发，其占眼眶脑膜瘤的大多数。Bano 等报道，良性脑膜瘤细胞密度可较高且 ADC 值多样[25]。Filippi 等发现非钙化脑膜瘤的 ADC 值稍高于脑实质。另一方面，与真正良性脑膜瘤相比，常规 MRI 表现为良性特征的恶性和非典型脑膜瘤 ADC 值较低[26]。

## 14.2.4  涎腺肿瘤

尽管 DWI 能鉴别多形性腺瘤、肌上皮腺瘤与恶性肿瘤，但基于 ADC 值来最终区

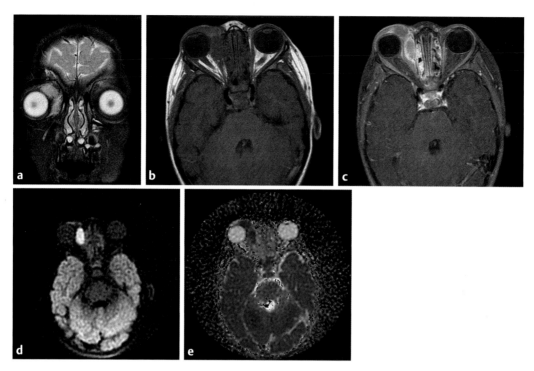

**图 14.6** 横纹肌肉瘤。(a)冠状位 T2WI 显示右侧眼眶高信号肿块;T1W(b)增强前和(c)增强后显示病灶强化;(d)病灶 DWI 为高信号;(e)ADC 图示扩散受限。

别良恶性涎腺肿瘤是不可能的，因为 Warthin 肿瘤和恶性肿瘤之间存在 ADC 值重叠。近期研究表明，联合运用 DWI 和 DCE 成像可显著提高涎腺肿瘤的诊断准确性[27]。腮腺 MRI 应包括 T2W 序列(无脂肪饱和)、有 ADC 图的 DWI 序列和有增强曲线的灌注序列，在超过 80%患者中有助于做出正确诊断[27](图 14.9)。对于良恶性腮腺肿瘤，DWI 和 DCE-MRI 联合使用的价值令人瞩目，如 ADC 阈值应用于肿瘤 DCE 图像为流出模式(ADC 阈值为 1×10$^{-3}$mm$^2$/s 鉴别 Warthin 瘤与癌)，肿瘤 DCE 图像为平台模式(ADC 阈值为 1.4×10$^{-3}$mm$^2$/s 鉴别多形性腺瘤与癌)。然而，良恶性涎腺肿瘤之间 ADC 值和 TIC 模式存在明显重叠。因此，任何单一技术的使用都不能有效地鉴别不同组织类型的涎腺肿瘤[1,4]。

DWI 的另一应用是针对放疗后口腔干燥症患者,有助于无创性查找病因(假如源于腮腺)，并提供有关腮腺功能的信息[28]。

## 14.2.5 甲状腺肿瘤

甲状腺结节检查常规做超声和细针抽吸活检(FNAB)。然而，一些患者的结果具有不确定性，尤其是滤泡性肿瘤。近期研究表明，MRI(包括 DWI)有助于评估交界性结节，特别在考虑手术时。在近期一项荟萃分析中，Wu 等在甲状腺结节细胞学分析难以确定的情况下，评估 DWI 鉴别甲状腺结节良恶性的准确性，DWI 检测这些结节中恶性病变的敏感性和特异性分别为 91%和 93%，似然比为 99%[29]。

DWI 也有助于对那些偶然发现甲状腺结节的患者行进一步筛查，而非超声检

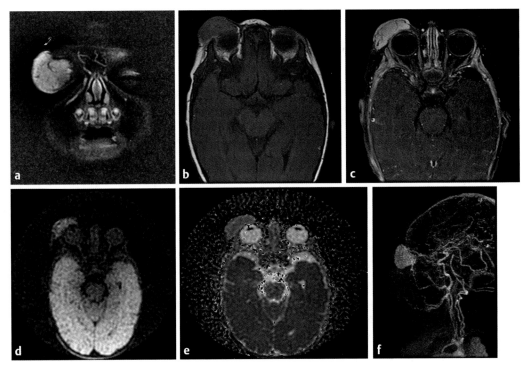

**图 14.7** 毛细血管瘤。(a)冠状位 T2WI 显示右侧眼睑高信号肿块;T1WI(b)增强前和(c)增强后显示病灶强化;(d)DWI 和(e)ADC 图显示无扩散受限;(f)MRV 显示血管瘤与浅、深静脉引流系统之间的沟通血管。

查(图 14.10)。DWI 研究表明,Grave 病患者甲状腺 ADC 值显著高于亚急性和桥本甲状腺炎患者,但显著低于正常人[1]。

## 14.2.6 鼻窦肿瘤

　　鼻窦良恶性病变的 CT 和 MRI 表现常无特异性且相互重叠。上颌窦 SCC 是最常见的鼻窦恶性肿瘤,然而,小圆蓝细胞肿瘤(SRBCT),如神经内分泌癌、嗅神经母细胞瘤、恶性黑色素瘤和淋巴瘤,较难与 SCC 鉴别,甚至难与良性和炎性病变相鉴别。MRI 中 ADC 图能有效地鉴别鼻窦区良性/炎性病变与恶性肿瘤。Sasaki 等报道恶性肿瘤的整体 ADC 值显著低于良性/炎性病灶,而良性与炎性病变的 ADC 值无明显差异。在 ADC 图上,恶性肿瘤内所有极低或

低 ADC 值区域占整个肿瘤面积的百分比(图 14.11)明显高于良性和炎性病变。ADC 值也可有效鉴别淋巴瘤、SCC 与其他恶性肿瘤[30]。

## 14.2.7 咀嚼肌间隙肿瘤

　　Razek 等报道咀嚼肌间隙恶性肿瘤的 ADC 值明显低于咀嚼肌间隙感染性病变,SCC 与软组织肉瘤之间以及细胞与真菌感染之间的 ADC 值具有显著差异。软组织肉瘤和非霍奇金淋巴瘤富含细胞,比 SCC 细胞更密集,因此两者的 ADC 值低于侵犯咀嚼肌间隙的鼻咽癌和口腔 SCC。CT 和 MRI 并非总能鉴别咀嚼肌间隙慢性感染/炎性病变与恶性肿瘤,此时可能需要活检。DWI 能起到鉴别作用是因为炎性病变的 ADC

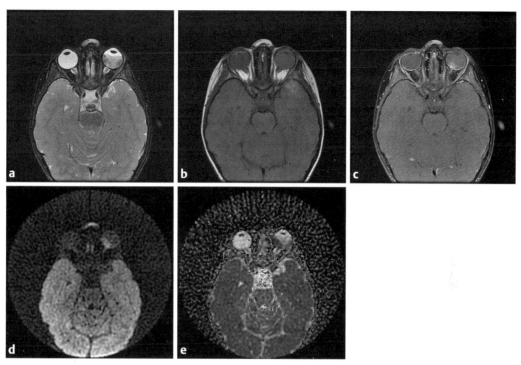

**图 14.8**　视网膜母细胞瘤。(a)轴位 T2WI 显示左眼视网膜脱离和玻璃体出血；T1WI(b)增强前和(c)增强后显示肿瘤强化；(d)DWI 和(e)ADC 图显示肿瘤扩散受限。

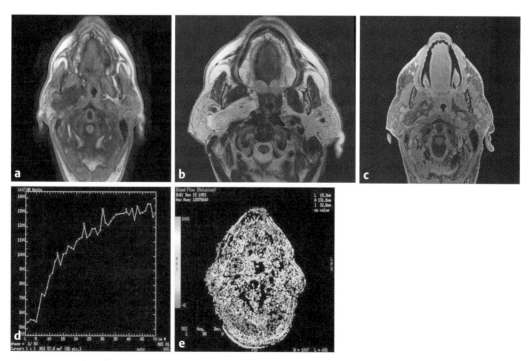

**图 14.9**　多形性腺瘤。(a)轴位 T1WI 显示右侧腮腺深叶低信号肿块；(b)T2WI 显示病灶高信号；(c)SPGR 增强后显示病灶不均匀强化；(d)灌注图中的一条上升型曲线和(e)彩色灌注图。（见彩插）

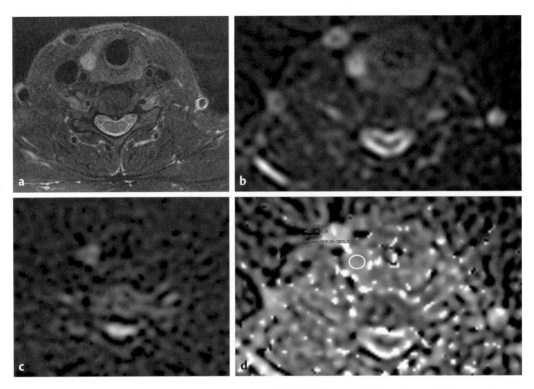

**图 14.10** 右叶甲状腺腺瘤。(a)轴位 T2WI 显示右叶高信号结节；(b)b 值为 0 和(c)b 值为 1000 的 DWI 呈高信号；(d)ADC 图示结节无扩散受限。

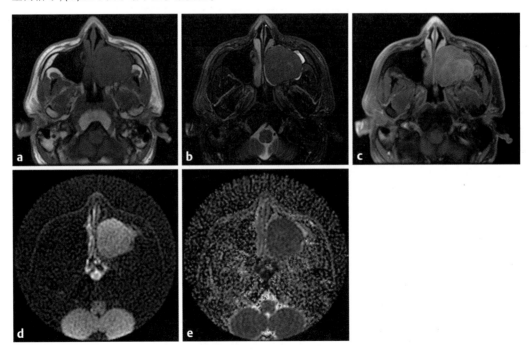

**图 14.11** 左侧上颌窦鳞状细胞癌。轴位图像显示左侧上颌窦肿块在(a)T1W 和(b)T2W 图像上呈等信号；(c)可见强化；(d)DWI 和(e)ADC 图示肿瘤扩散受限。

值高于恶性肿瘤的 ADC 值,恶性肿瘤细胞密度高、细胞内外水分比例高以及扩散受限,而炎性病变细胞内外水分比例低、扩散不受限[31]。

### 14.2.8 颅底肿瘤

由于活检具有一定风险,DWI 有助于指导不确定性颅底病变的临床决策。Ginat 等报道恶性肿瘤平均最小 ADC 值低于良性肿瘤。肉瘤与癌之间的 ADC 值或标准化 ADC 比值无显著差异。总之,头颅恶性病变 ADC 值比良性病变低。特殊情况包括典型脊索瘤和低级别软骨肉瘤,表现为高 ADC 值(图 14.12 和图 14.13),嗜酸性肉芽肿表现为低 ADC 值[118]。脊索瘤和软骨肉瘤

的起源不同,组织病理学特性和临床表现也不同,但术前影像学很难区分二者。Yeom 等报道软骨肉瘤平均 ADC 值最高,与典型脊索瘤和低分化脊索瘤明显不同。低分化脊索瘤的特征是 T2WI 低信号,但其他常规 MRI 特征无法与其他肿瘤类型相区分。ADC 值的不同可能是归因于肿瘤的细胞外基质。软骨肉瘤中软骨基质内不同程度的细胞密度,高 ADC 值很可能反映细胞外自由水运动。相反,脊索瘤的黏液样基质则阻碍了细胞外水运动。在极低扩散病例中,要考虑到低分化脊索瘤的诊断可能,因为与典型脊索瘤和软骨肉瘤相比,肿瘤细胞增多进一步降低了水运动。然而,此肿瘤亚型难于与其他颅底多细胞性肿瘤相

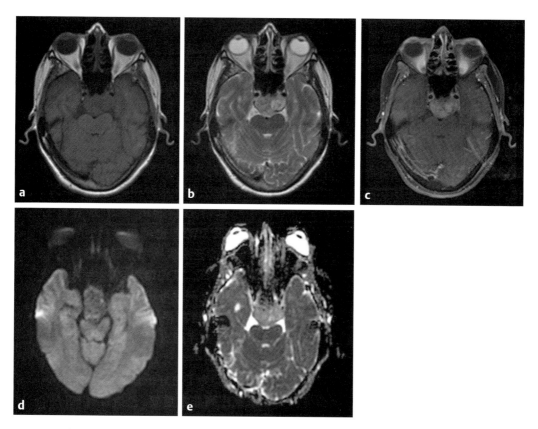

**图 14.12** 斜坡脊索瘤。轴位图像显示颅底中央肿块,(a)T1WI 为等信号;(b)T2WI 为高信号;(c)可见强化,(d)DWI 和(e)ADC 图示肿瘤无扩散受限。

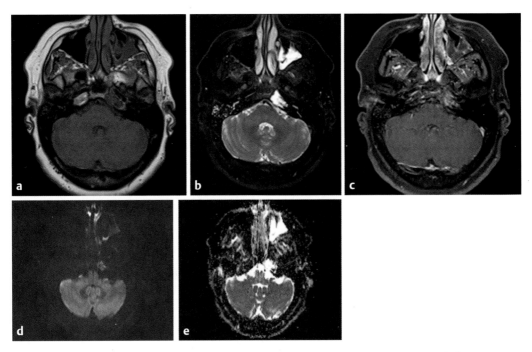

**图 14.13** 低级别软骨肉瘤。轴位(a)T1W 图像显示左侧等信号肿块;(b)T2W 图像上呈高信号;(c)可见强化;(d)DWI 和(e)ADC 无扩散受限。

鉴别,如横纹肌肉瘤和原始神经外胚层肿瘤(PNET)。脊索瘤的软骨样变可能表现出与软骨肉瘤中所见透明软骨相似的基质特征,而软骨肉瘤的一个亚型可能出现脊索瘤的黏液样基质。这两种肿瘤都可出现钙化,甚至骨化。由于组织学和组织水特性之间密切相关,ADC 不能作为单一标准诊断来预测这些具有组织病理交叉和变异的病例,但能为颅底病变初步诊断提供有价值的信息。尽管放疗后脊索瘤 ADC 值升高,但仍低于软骨肉瘤的 ADC 值[32]。

## 14.3　炎性病变

### 14.3.1　胆脂瘤

　　DWI 在头颈部的最有价值之处在于诊断胆脂瘤。CT 已被认为是中耳炎性病变成像的首选方法,包括胆脂瘤[33]。然而,近年来的一些研究表明,DWI 在评估胆脂瘤中的作用越来越大,尤其在术后随访时。CT 并不能很好地鉴别中耳胆脂瘤与其他软组织肿块抑或术区改变,如肉芽肿组织、纤维组织、黏膜水肿和胆固醇肉芽肿。

　　诊断胆脂瘤的 MRI 方案包括 T1、T2WI 及 DWI,也可包含延迟增强 T1WI。胆脂瘤为乏血供病变,即使在延迟增强序列也无强化。其他组织,如肉芽肿和纤维组织,注射钆剂后可出现强化(图 14.14)。De Foer 等报道在评估胆脂瘤时,DWI 比延迟增强 T1W 序列有更高的敏感性和特异性。DWI 的另一个优点是更快,且无须注射钆剂[33,34]。为了更好地诊断胆脂瘤,评估所有采集序列非常重要,包括常规 SE 序列,因为其他原因可引起颞骨扩散受限,包括近期术后出血、外耳道耵聍、硅橡胶板、骨粉、

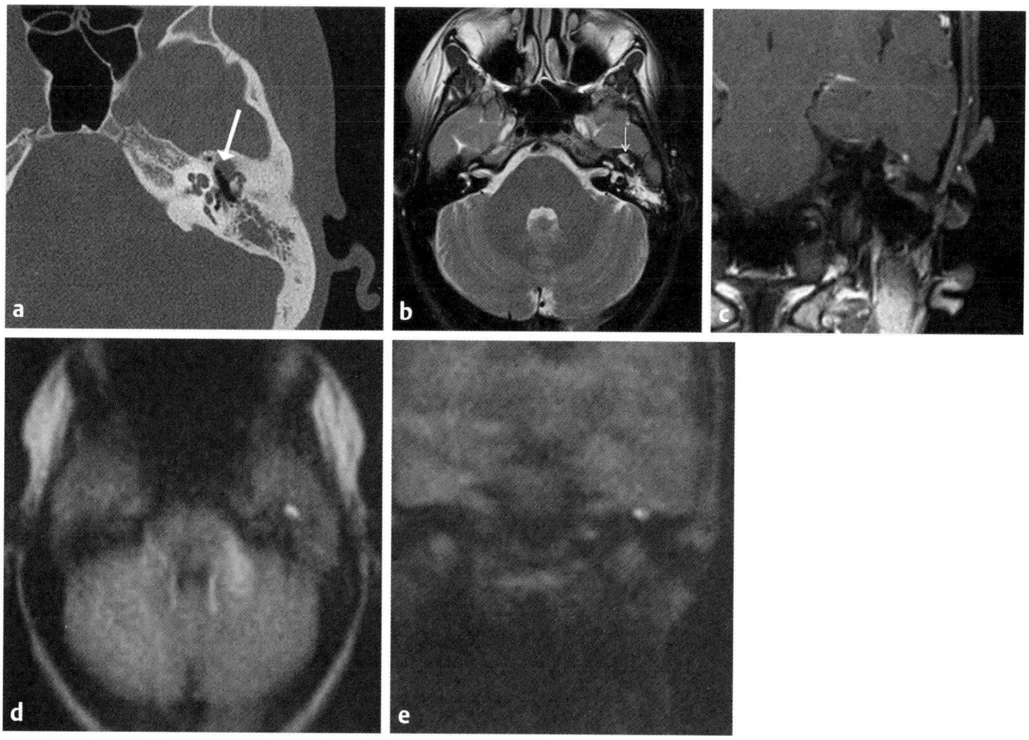

**图 14.14**　胆脂瘤。(a)轴位 CT 显示左鼓室上隐窝圆形软组织肿块(箭)和锤骨头轻度受侵;(b)轴位 T2WI 显示病灶高信号;(c)冠状位增强 T1W 图像上病灶无强化;(d)轴位和(e)冠状位 DW-HASTE 肿块呈高信号。

脓肿和胆固醇肉芽肿[35]。

　　由于扩散受限和 T2 透过效应,胆脂瘤 DWI 为高信号。两种不同的 DWI 技术可用于评估胆脂瘤:EPI 和非 EPI 序列。EPI-DWI 的空间分辨率有限,且由于颞骨区磁场不均匀可引起特征性高信号曲线样磁敏感伪影(图 14.15),这些伪影可影响小胆脂瘤的显示。已知 EPI-DWI 检出胆脂瘤的最小值约为 5mm。非 EPI 序列层厚更薄,成像矩阵更高,不容易出现磁化伪影[33,34]。

　　与 EPI 序列相比,非 EPI 序列在检查小病灶(约 2mm)时提高了获得性中耳胆脂瘤的诊断准确性。这些序列,如 HASTE (图 14.16)和 PROPELLER DWI[36]已被证实在检出复发胆脂瘤时具有良好的可靠性和一致性。最近,DWI 被认为是二次探查

手术筛查胆脂瘤的替代方法,有助于避免不必要的手术。胆脂瘤切除术后常复发,特别是封闭性乳突切开术。在 DWI 出现之前,二次探查手术是强制性的,且被认为是封闭性乳突切开术后 6~12 个月后的一个标准手术[36]。

## 14.4　其他炎性病变

　　DWI 可用于评估头颈部其他炎性和感染性病变。近期研究数据表明,DWI 能鉴别脓肿与囊性病变及肿瘤[6,31,37,38]。这些病变不同的 ADC 值可用它们的黏稠度来解释,囊性病变和脓肿的水质子运动受黏稠度和蛋白浓度影响,在高蛋白和高黏稠度液体中水运动降低[6]。Razek 等报道,腮

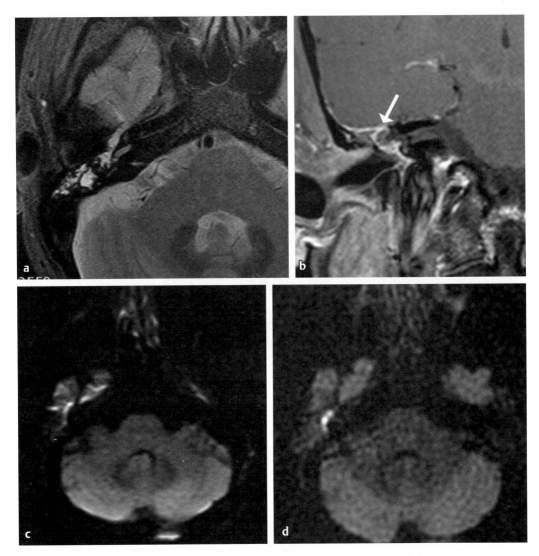

图 14.15   胆脂瘤。轴位图像显示右侧鼓室上隐窝病灶在 (a)T2W 图像上呈高信号，(b)增强 T1W 图像上无强化(箭)。无强化的胆脂瘤周围可见强化的肉芽组织；(c)轴位 EPI-DWI 和 (d)PROPELLER DWI 显示扩散受限，(d)PROPELLER 序列显示更佳。注意，EPI-DWI 中高信号曲线样伪影。

裂囊肿由于蛋白成分低，在所有囊性病变中其 ADC 值最高；而甲状舌管囊肿和 Tornwaldt 囊肿由于蛋白成分高，其 ADC 值则较低[38]。

脓肿由于脓液黏稠度高、炎性细胞、蛋白、细胞碎片和细菌等多个因素引起水分子扩散受限和 DWI 高信号，而肿瘤坏死则由于炎性细胞少和浆液多引起病灶内水分子运动加快，扩散成像为低信号(图 14.17)。Koc 等报道，脓肿和淋巴结炎的 ADC 值低于肿瘤坏死的 ADC 值[37]。

相反，坏死性外耳道炎和牙源性感染患者的咀嚼肌间隙细菌感染，表现为扩散不受限和高 ADC 值(图 14.18)。在所有炎性和良性病变中，真菌感染的整体 ADC 值较低，极低或低 ADC 值面积百分比较高[31]。

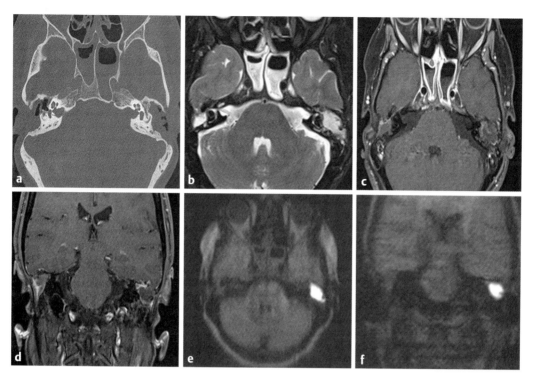

图 14.16　双侧乳突切开术后左侧胆脂瘤复发。(a) 轴位 CT 显示由软组织材料填塞的术腔；(b) 轴位 T2WI 高信号，增强可见双侧病变周边强化(c,d)；左侧病灶(e)轴位和(f)冠状位 DW-HASTE 呈高信号。

### 14.4.1　鼻窦炎

鼻窦内分泌物可能表现多样，取决于它们的成分。非常黏稠的分泌物在 T1、T2WI 中可产生信号缺失，像正常充气鼻窦。正常鼻窦分泌物主要含水，T2W 图像上呈高信号，T1W 图像上呈低信号。慢性阻塞性鼻窦的自由水含量下降、蛋白浓度和黏稠度升高，导致 T2W 图像上呈低信号、T1W 图像上呈高信号。ADC 值与分泌物内蛋白含量有相关性[39]。除了蛋白浓度，如有细菌或真菌感染以及出血，也能影响 ADC 值。据报道，真菌感染的 ADC 值低于细菌感染，但与血肿 ADC 值相近。血肿机化和凝固亦可影响扩散[30]。

### 14.4.2　眼眶感染

DWI 可用于评估眼眶炎性病变。

FLAIR 和增强 T1WI 可敏感地检出葡萄膜、肌肉和玻璃体的炎性病变；然而，DWI 能更好地显示脉络膜下和视网膜下脓肿。据 Bhuta 等报道，脓肿的 ADC 值低于正常玻璃体的 ADC 值[40](图 14.19)。

### 14.4.3　视神经炎

视神经炎可以是缺血性、脱髓鞘性或感染性。MRI 有助于诊断视神经炎，表现为 T2WI 高信号、强化和扩散受限。早期 ADC 值低(图 14.20)，慢性期 ADC 值高。

由于视神经结构细小且可动、周围包绕液体，且常见邻近结构磁敏感伪影，视神经 DWI 难度较高。冠状位 DTI 图像能提高梗死的检出[41]。缺血性视神经病(ION)发生于中老年人，可引起不同程度的失明。

理论上，ION 的 ADC 值变化与脑缺血 ADC 值相近。24h 内 ADC 值较低(与细胞

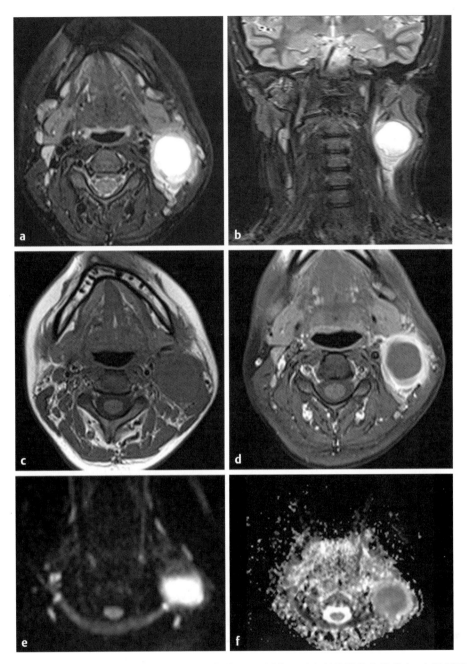

**图 14.17** 第二鳃裂囊肿感染。(a)轴位和(b)冠状位 T2W 图像显示左侧胸锁乳突肌前方、左侧颌下腺后方、左侧颈动脉前外方高信号病灶；(c)轴位 T1W 增强前和(d)增强后显示病灶周围继发于急性炎症的厚壁强化；(e)DWI 显示病灶内高信号；(f)ADC 图显示由于感染引起的扩散受限。

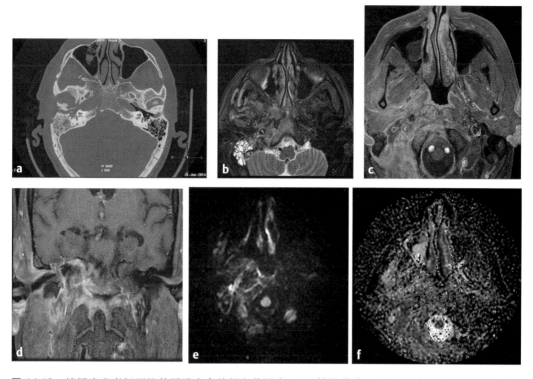

图 14.18 糖尿病患者坏死性外耳道炎合并颅底骨髓炎。(a)轴位骨窗 CT 显示右侧中耳浑浊伴多处骨质侵蚀，累及下颌骨髁突、颧弓、中耳底、岩尖和斜坡；(b)轴位 T2W 和(c,d)增强 T1W 图像显示右颞骨炎性软组织，累及颞-颌关节。注意强化组织从右颞骨延伸至咀嚼、咽旁、咽后壁和椎前间隙；(e)DWI 和(f)ADC 图示无扩散受限。

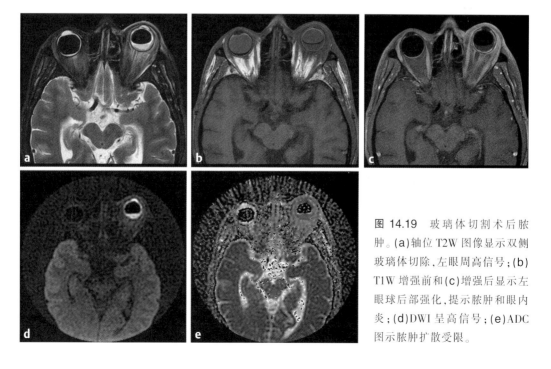

图 14.19 玻璃体切割术后脓肿。(a)轴位 T2W 图像显示双侧玻璃体切除，左眼周高信号；(b) T1W 增强前和(c)增强后显示左眼球后部强化，提示脓肿和眼内炎；(d)DWI 呈高信号；(e)ADC 图示脓肿扩散受限。

毒性水肿有关），7天左右可逐渐恢复正常，慢性期由于血管源性水肿、轴突脱失和脱髓鞘而保持高 ADC 值[42]。

### 14.4.4　扩散张量成像

近期许多文献展示了 DTI 在神经放射学方面的进步，其临床重要性越来越高。然而其在头部的应用还没有很好地确立。2009 年，一项利用 3.0T MR 扫描仪进行的可行性研究表明，使用 DTI 和纤维示踪技术有可能显示下牙槽神经与邻近组织之间的关系[43]。在手术切除肿块时，这些信息能避免损伤神经[15]。DTI 还可在制订颈部神经鞘瘤和神经纤维瘤切除计划时，勾画出颈部粗大神经的走行，如迷走神经、膈神经和交感神经链。

正在开始研究的新应用包括创伤性、肿瘤性和炎性病变时视觉通路的评估[4,44]，以及神经感觉性听力丧失和耳鸣的听神经通路的评估[14]。

DTI 在大前庭神经鞘瘤患者术前评估中有着重要作用。桥小脑角区面神经位置与肿瘤的关系可通过 DTI 来预测。了解面

神经的位置和走行是必要的，从而阻止其在术中受到损伤[45,46]。

## 14.5　小结

DWI 在头颈部成像中应用不久，所以很少有文献报道，大多为小样本研究。当然，在这个复杂的解剖部位也存在一些技术难点，例如，磁敏感伪影、DWI 和 ADC 图的低分辨率。头颈部 DWI 的主要适应证是描述原发肿瘤和淋巴结转移的组织特征，预测和监控治疗疗效，鉴别肿瘤复发与治疗后改变，以及评估炎性和感染性病变。

头颈部恶性肿瘤通常细胞密度较高，因此与正常组织和良性肿瘤相比，其扩散受限较明显，ADC 值较低。在所有恶性肿瘤中，淋巴瘤 ADC 值最低，而头颈部最常见的 SCC 具有中等程度的 ADC 值。

头颈部 DWI 的最有价值之处是评估胆脂瘤，主要术后随访。其他适应证在本章也有提及，根据部位和类型、肿瘤性与炎性病变划分。

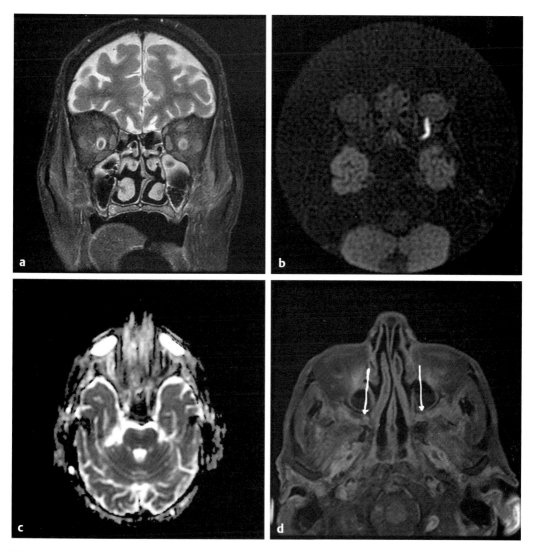

**图 14.20** 巨细胞动脉炎相关的视神经缺血。(a)冠状位 T2WI 显示左侧视神经高信号；(b)DWI 显示左侧视神经高信号；(c)ADC 图证实扩散受限；(d)轴位 T1W 增强图像显示翼腭窝及颞窝动脉炎强化(箭)。

（钟小玲 译　刘红军 校）

## 参考文献

[1] Thoeny HC, De Keyzer F, King AD. Diffusion weighted MR imaging in the head and neck. Radiology 2012; 263(1): 19–32

[2] Emonts P, Bourgeois P, Lemort M, Flamen P. Functional imaging of head and neck cancers. Curr Opin Oncol 2009; 21 (3): 212–217

[3] Purandare NC, Rangarajan V. Newer imaging techniques in head and neck cancer. Indian J Surg Oncol 2010; 1(2): 186–193

[4] Sumi M, Nakamura T. Head and neck tumours: combined MRI assessment based on IVIM and TIC analyses for the differentiation of tumors of different histological types. Eur Radiol 2014; 24(1): 223–231

[5] Chawla S, Kim S, Wang S, Poptani H. Diffusion weighted imaging in head and neck cancers. Future Oncol 2009; 5(7): 959–975

[6] Wang J, Takashima S, Takayama F, et al. Head and neck lesions: characterization with diffusion weighted echo-planar MR imaging. Radiology 2001; 220(3): 621–630

[7] Maeda M, Kato H, Sakuma H, Maier SE, Takeda K. Useful-

ness of the apparent diffusion coefficient in line scan diffusion weighted imaging for distinguishing between squamous cell carcinomas and malignant lymphomas of the head and neck. AJNR Am J Neuroradiol 2005; 26(5): 1186–1192

[8] Sumi M, Sakihama N, Sumi T, et al. Discrimination of metastatic cervical lymph nodes with diffusion weighted MR imaging in patients with head and neck cancer. AJNR Am J Neuroradiol 2003; 24(8): 1627–1634

[9] Surov A, Ryl I, Bartel-Friedrich S, Wienke A, Kösling S. Diffusion weighted imaging of nasopharyngeal adenoid hypertrophy. Acta Radiol 2014(May): 22

[10] Driessen JP, van Kempen PM, van der Heijden GJ, et al. Diffusion weighted imaging in head and neck squamous cell carcinomas: A systematic review. Head Neck 2013(Dec): 17

[11] Wu LM, Xu JR, Liu MJ, et al. Value of magnetic resonance imaging for nodal staging in patients with head and neck squamous cell carcinoma: a meta-analysis. Acad Radiol 2012; 19(3): 331–340

[12] Vandecaveye V, De Keyzer F, Vander Poorten V, et al. Head and neck squamous cell carcinoma: value of diffusion weighted MR imaging for nodal staging. Radiology 2009; 251(1): 134–146

[13] Tshering Vogel DW, Zbaeren P, Geretschlaeger A, Vermathen P, De Keyzer F, Thoeny HC. Diffusion weighted MR imaging including bi-exponential fitting for the detection of recurrent or residual tumour after (chemo)radiotherapy for laryngeal and hypopharyngeal cancers. Eur Radiol 2013; 23(2): 562–569

[14] Trojanowska A. Squamous cell carcinoma of the head and neck-The role of diffusion and perfusion imaging in tumor recurrence and follow-up. Rep Pract Oncol Radiother 2011; 16(6): 207–212

[15] Srinivasan A, Mohan S, Mukherji SK. Biologic imaging of head and neck cancer: the present and the future. AJNR Am J Neuroradiol 2012; 33(4): 586–594

[16] Herneth AM, Mayerhoefer M, Schernthaner R, Ba-Ssalamah A, Czerny Ch, Fruehwald-Pallamar J. Diffusion weighted imaging: lymph nodes. Eur J Radiol 2010; 76(3): 398–406

[17] Sumi M, Nakamura T. Head and neck tumors: assessment of perfusion-related parameters and diffusion coefficients based on the intravoxel incoherent motion model. AJNR Am J Neuroradiol 2013; 34(2): 410–416

[18] Ginat DT, Mangla R, Yeaney G, Johnson M, Ekholm S. Diffusion weighted imaging for differentiating benign from malignant skull lesions and correlation with cell density. AJR Am J Roentgenol 2012; 198(6): W597–601

[19] Sepahdari AR, Aakalu VK, Setabutr P, Shiehmorteza M, Naheedy JH, Mafee MF. Indeterminate orbital masses: restricted diffusion at MR imaging with echo-planar diffusion weighted imaging predicts malignancy. Radiology 2010; 256(2): 554–564

[20] Kamano H, Noguchi T, Yoshiura T, et al. Intraorbital lobular capillary hemangioma (pyogenic granuloma). Radiat Med 2008; 26(10): 609–612

[21] Jost SC, Ackerman JW, Garbow JR, Manwaring LP, Gutmann DH, McKinstry RC. Diffusion weighted and dynamic contrast-enhanced imaging as markers of clinical behavior in children with optic pathway glioma. Pediatr Radiol 2008; 38(12): 1293–1299

[22] Yeom KW, Lober RM, Andre JB, et al. Prognostic role for diffusion weighted imaging of pediatric optic pathway glioma. J Neurooncol 2013; 113(3): 479–483

[23] Abdel Razek AA, Elkhamary S, Al-Mesfer S, Alkatan HM. Correlation of apparent diffusion coefficient at 3T with prognostic parameters of retinoblastoma. AJNR Am J Neuroradiol

2012; 33(5): 944–948

[24] Sepahdari AR, Kapur R, Aakalu VK, Villablanca JP, Mafee MF. Diffusion weighted imaging of malignant ocular masses: initial results and directions for further study. AJNR Am J Neuroradiol 2012; 33(2): 314–319

[25] Bano S, Waraich MM, Khan MA, Buzdar SA, Manzur S. Diagnostic value of apparent diffusion coefficient for the accurate assessment and differentiation of intracranial meningiomas. Acta Radiol Short Rep 2013; 2(7): 2047981613512484

[26] Filippi CG, Edgar MA, Uluğ AM, Prowda JC, Heier LA, Zimmerman RD. Appearance of meningiomas on diffusion weighted images: correlating diffusion constants with histopathologic findings. AJNR Am J Neuroradiol 2001; 22(1): 65–72

[27] Espinoza S, Halimi P. Interpretation pearls for MR imaging of parotid gland tumor. Eur Ann Otorhinolaryngol Head Neck Dis 2013; 130(1): 30–35

[28] Zhang Y, Ou D, Gu Y, et al. Diffusion weighted MR imaging of salivary glands with gustatory stimulation: comparison before and after radiotherapy. Acta Radiol 2013; 54(8): 928–933

[29] Wu LM, Chen XX, Li YL, et al. On the utility of quantitative diffusion weighted MR imaging as a tool in differentiation between malignant and benign thyroid nodules. Acad Radiol 2014; 21(3): 355–363

[30] Sasaki M, Eida S, Sumi M, Nakamura T. Apparent diffusion coefficient mapping for sinonasal diseases: differentiation of benign and malignant lesions. AJNR Am J Neuroradiol 2011; 32(6): 1100–1106

[31] Abdel Razek AA, Nada N. Role of diffusion weighted MRI in differentiation of masticator space malignancy from infection. Dentomaxillofac Radiol 2013; 42(4): 20120183

[32] Yeom KW, Lober RM, Mobley BC, et al. Diffusion weighted MRI: distinction of skull base chordoma from chondrosarcoma. AJNR Am J Neuroradiol 2013; 34(5): 1056–1061, S1

[33] De Foer B, Vercruysse JP, Spaepen M, et al. Diffusion weighted magnetic resonance imaging of the temporal bone. Neuroradiology 2010; 52(9): 785–807

[34] De Foer B, Vercruysse JP, Bernaerts A, et al. Middle ear cholesteatoma: non-echo-planar diffusion weighted MR imaging versus delayed gadolinium-enhanced T1-weighted MR imaging—value in detection. Radiology 2010; 255(3): 866–872

[35] Lingam RK, Khatri P, Hughes J, Singh A. Apparent diffusion coefficients for detection of postoperative middle ear cholesteatoma on non-echo-planar diffusion weighted images. Radiology 2013; 269(2): 504–510

[36] Li PM, Linos E, Gurgel RK, Fischbein NJ, Blevins NH. Evaluating the utility of non-echo-planar diffusion weighted imaging in the preoperative evaluation of cholesteatoma: a meta-analysis. Laryngoscope 2013; 123(5): 1247–1250

[37] Koç O, Paksoy Y, Erayman I, Kivrak AS, Arbag H. Role of diffusion weighted MR in the discrimination diagnosis of the cystic and/or necrotic head and neck lesions. Eur J Radiol 2007; 62(2): 205–213

[38] Abdel Razek AA, Gaballa G, Elhawarey G, Megahed AS, Hafez M, Nada N. Characterization of pediatric head and neck masses with diffusion weighted MR imaging. Eur Radiol 2009; 19(1): 201–208

[39] White ML, Zhang Y. Sinonasal secretions: evaluation by diffusion weighted imaging and apparent diffusion coefficients. Clin Imaging 2008; 32(5): 382–386

[40] Bhuta S, Hsu CC, Kwan GN. Scedosporium apiospermum endophthalmitis: diffusion weighted imaging in detecting subchoroidal abscess. Clin Ophthalmol 2012; 6: 1921–1924

[41] Iwasawa T, Matoba H, Ogi A, et al. Diffusion weighted imaging of the human optic nerve: a new approach to evaluate optic neuritis in multiple sclerosis. Magn Reson Med 1997; 38(3): 484–491

[42] Hickman SJ, Wheeler-Kingshott CA, Jones SJ, et al. Optic nerve diffusion measurement from diffusion weighted imaging in optic neuritis. AJNR Am J Neuroradiol 2005; 26 (4): 951–956

[43] Akter M, Hirai T, Minoda R, et al. Diffusion tensor tractography in the head-and-neck region using a clinical 3-T MR scanner. Acad Radiol 2009; 16(7): 858–865

[44] Wang MY, Qi PH, Shi DP. Diffusion tensor imaging of the optic nerve in subacute anterior ischemic optic neuropathy at 3 T. AJNR Am J Neuroradiol 2011; 32(7): 1188–1194

[45] Roundy N, Delashaw JB, Cetas JS. Preoperative identification of the facial nerve in patients with large cerebellopontine angle tumors using high-density diffusion tensor imaging. J Neurosurg 2012; 116(4): 697–702

[46] Gerganov VM, Giordano M, Samii M, Samii A. Diffusion tensor imaging-based fiber tracking for prediction of the position of the facial nerve in relation to large vestibular schwannomas. J Neurosurg 2011; 115(6): 1087–1093

# 第 15 章

# 扩散加权成像的前景：扩散峰度成像和其他非高斯扩散成像技术

*Maria Gisele Matheus*

**要点**

- DKI 是一项非高斯扩散技术，与 DTI 相比，在识别白质和灰质微结构异常方面有更高的敏感性和特异性。
- 相比 DTI，DKI 在纤维交叉位置可实现更精确的白质纤维追踪。
- DSI 和 QBI 都是正在开发的高 b 值扩散技术，其临床应用有待验证。

## 15.1 引言

与 DTI 相比，DKI 是一项在识别组织微结构异常方面有更高敏感性和特异性的技术[1]。DKI 通过对扩散中非高斯分布部分的评估对 DTI 进行补充[2]。为了分析高斯扩散与非高斯扩散的差别，需要知道水分子的扩散是一个随机过程，且这一过程可用概率分布来描述。在均匀介质中，分子的扩散符合高斯分布曲线，分布曲线的宽与扩散系数成正比（图 15.1a）。而 DTI 技术正是应用了这一假设，正如一滴墨汁滴入一桶静止水中的经典扩散模型（图 15.1b）。

扩散 MRI 可通过脑内水分子的扩散情况非侵入性地探测组织微结构。扩散 MRI 对 $10\mu m$ 左右的微结构改变十分敏感，这个距离是水分子 100ms（需要获得单个扩散信号的时间间隔）内移动的平均距离。因此，扩散 MRI 是研究细胞级微结构特征及非侵入性地研究活体人脑组织的有力工具。应用高斯分布模型近似法，DTI 可用于研究沿轴突纤维的扩散来测量白质的各向异性特征。但人脑并不是均匀的介质，它有很多分区，包括有着细胞膜渗透性各异的不同类型细胞（渗透性取决于通道和细胞膜属性）和不同的细胞内外成分。这和一滴墨汁滴入一桶静止水中的模型是完全不同的（图 15.2）。因此，高斯分布的假设不能真实反映脑组织中水分子扩散的概率分布情况[3-5]。

更具体地说，还有两个关键问题限制了 DTI 的应用：①纤维示踪技术，DTI 模型不能解析纤维交叉时多个纤维的方向；②DTI 采样只包含了水分子扩散动态过程的部分信息，它无法表示单个体素包含多个分区的情况，因此，无法用于描述体素内的不均匀性[6-10]。这两个问题之间联系紧密，解决了第二个问题也有助于第一个问

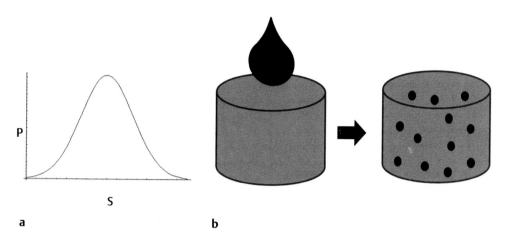

图 15.1　(a)扩散位移的概率分布图；(b)均匀介质中随机扩散运动示意图，与一滴墨汁滴入一桶静止水的过程类似。

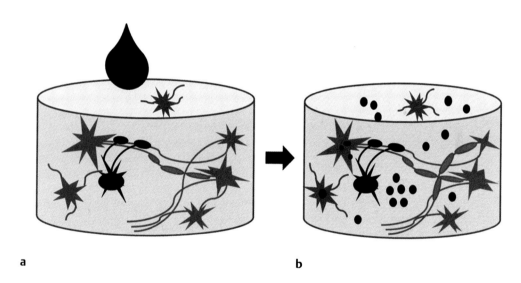

图 15.2　(a)滴入墨汁前仿照脑组织的不均匀介质示意图；(b)墨汁在不均匀介质中不均匀扩散的示意图。

题的解决。

　　为解决这些问题，研究人员采取了很多方法，其中 DKI 就是其中一种，它为将来微结构的进一步测量评估开辟了道路。峰度(kurtosis)一词源于希腊词语"kyrtos"，为"弧形"或"拱形"的意思。在概率论和数理统计中，峰度是用于描述随机变量概率分布峰度(峰值的宽度)的无量纲量。DKI测量的过量峰度表示概率分布与高斯分布之间的偏离(图 15.3)。DKI 不是获得扩散图像的全新方法，而是一种研究扩散图像中所含信息的新途径[2-5,11]。

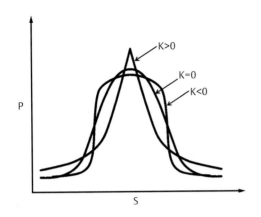

图 15.3　位移（S）的概率（P）分布。K=0 曲线表示高斯分布曲线，K>0 曲线表示与高斯分布曲线相比，该曲线的中心权重大，K<0 曲线表示与高斯分布曲线相比，该曲线的中心权重小。

# 15.2　DKI 采集

现代临床 MRI 系统可以在 6~7min 内采集到 DKI 图像。DKI 图像扫描的方法和传统的 DTI 扫描方法类似，但 DTI 扫描一般 b 值=1000s/mm²，而 DKI 则需要至少 3 个 b 值（高达 2000s/mm²）。DKI 与 QSI 法有关，但与其他技术相比，它对成像时间、硬件和后处理的要求更低。

为了得到预期中具有较高精确度的 DKI 图像，b 值要比采集 DTI 图像时的 b 值大才能测量与线性间的偏离。b 值接近 2000s/mm² 时足够用于脑部成像，但当 b 值远小于 2000s/mm² 时，DKI 的精度将迅速降低[1]。

此外，DKI 序列采集需要至少 15 个扩散梯度方向，这是扩散梯度方向的最低要求，但我们一般采集 30 个方向，原因如下：①增加采样的扩散梯度方向可以使 DKI 最终的估计值受运动伪影（如心跳引起的大脑脉动）的干扰减小；②通过使用更多的方向可以有效地平均一些高角频率。另外，

选取 30 个方向也非常方便，因为扩散方向可以选在截角二十面体的顶点。

最后，DKI 图像中包含了所有标准 DTI 的参数信息，包括平均扩散率、轴向扩散率、径向扩散率（分别用 MD，D∥ 和 D⊥ 表示）和 FA 值，同时 DKI 图像还可用于计算与峰度有关的参数，如平均峰度值、轴向峰度值和径向峰度值（同样，用 MK，K∥ 和 K⊥ 表示）[2-4,11-14]（图 15.4）。

## 15.2.1　图像后处理

传统 DTI 数据分析过程将信号强度的对数值和 b 值进行线性拟合，从而估算出扩散系数。在 DKI 数据处理中要同时考虑到计算扩散张量和峰度张量，将数据进行二次拟合。根据计算得到的张量，进一步计算其他 DTI 和 DKI 参数。大部分扫描仪主机提供 DWI 和 FA 计算功能，并可以实现自动化纤维示踪（图 15.5）。和传统的 DWI 图像相比，DKI 的分辨率较低，但仍可满足临床诊断（图 15.5a）。图像后处理还包括图像配准、平均和平滑（可选）。

噪声、移动和图像伪影会使估计的张量产生偏差，当偏差足够大时会造成用张量估计的物理学和（或）生物学上的错误。一般来说扩散系数为正数，峰度在预设的最小峰度 Kmin 和最大峰度 Kmax 之间。任何异常值都会被系统纳入这一范围，例如，如果计算的扩散系数小于零，那么扩散系数和峰度值都会被置零。这样会大大降低外部及内部伪影对最终扩散参数图的影响。

有很多因素会使 DKI 值产生偏差，包括 T2 弛豫时间短的区域（如含铁量高导致信噪比差的区域）、梯度脉冲持续效应、移动、拟合模型不准确、没有充分考虑图像梯度对 b 值的影响以及系统噪声等。但 DKI 非高斯性测量的可重复性与标准 DTI 参数类似[4,11,13,15]。

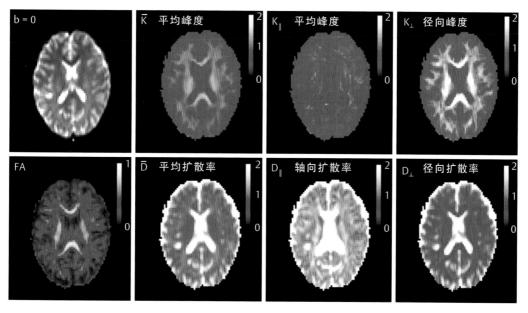

**图 15.4**　经过后处理的一个正常人的扩散张量成像和扩散峰度成像参数图。(With permission from Jensen JH, Helpern JA. MRI quantification of non-Gaussian water diffusion by kurtosis analysis. NMR Biomed 2010;23(7): page 707.)

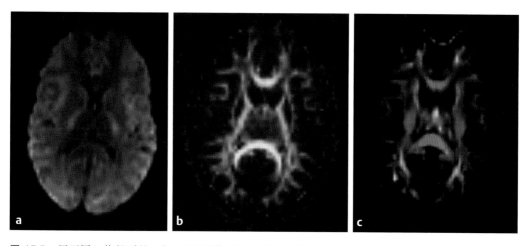

**图 15.5**　用不同 b 值得到的 3 幅 DWI 图像,最大 b 值为 2000 s/mm²。(a)DWI b=1000s/mm²;(b)部分各向异性图;(c)彩色编码的纤维示踪图。这些图像由扫描仪软件自动生成。

# 15.3　DKI 参数解读:在人脑中的应用

　　很多研究表明,DKI 是用于评估发育和病理进程中微结构改变的有力可行工具,在此将对这些研究结果进行回顾。峰度值可能是最早用于检测这些病理进程的生物学标记。与其他扩散参数相比,DKI 参数主要的优势是对组织结构的构造和由扩散障碍造成的微米级组织结构复杂度的测量更灵敏,例如,由细胞膜、细胞器和水分子分区(细胞外水和细胞内水)等造成的扩散障碍。DKI的另一个优势是它不仅对白质微结构的改变敏感,对灰质异常也很灵敏[2,14]。与DTI相比,DKI在解剖位置上纤维交叉部位的白质纤维示踪更准确(见图15.6)。

DTI参数一般的解释是MD值升高、FA值降低,即表明白质完整性遭到破坏。

D⊥升高被认为是由轴突膜通透性增加和髓鞘缺失引起的,D‖降低则可反映轴突的受损情况。平均峰度(MK)是MD的对应参数,MK增加可能和由很多原因(可能包括细胞器增多、细胞膜层数增加和细胞致密等)导致的介质复杂度升高有关。K‖和K⊥与方向性D‖和D⊥类似,表示方向的峰度值。联合应用这些参数来检测异常比仅用单指数模型拟合信号衰减会更敏感[16]。

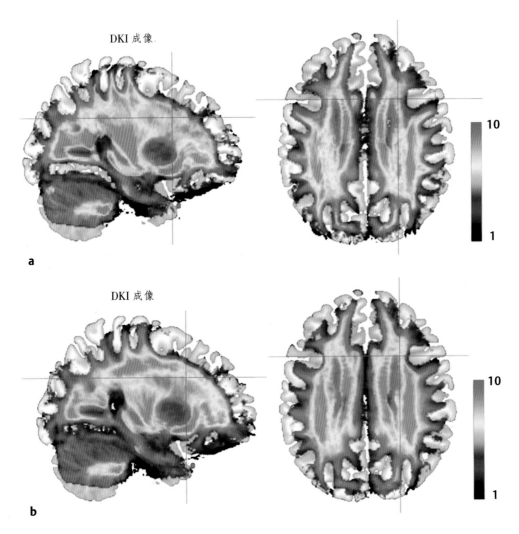

图15.6 (a)传统的DTI纤维示踪技术分辨交叉白质纤维束的能力有限;(b)相反,DKI对水分子扩散的方向分布更敏感。该图显示了体素级纤维示踪的纤维束,很显然与DKI相比,DTI在放射冠示踪到的纤维束数量显著减少。(Courtesy of Dr. Leonardo Bonilha with permission.)

## 15.3.1 老化

MK 是用于衡量组织微结构复杂度的常用指标，正如之前提到的，它对组织结构的分辨率与水分子扩散距离相当或较大(一般是 5~30μm)，但小于体素。MK 成像范围覆盖了在单个体素中影响水分子自由扩散的细胞膜、轴突鞘和髓鞘等。更确切地说，MK 是扩散不均匀性的灵敏指标。Falangola 等[14]的研究表明，发育过程中人类大脑额叶的峰度值会发生改变。在 18 岁之前，白质的 MK 值迅速增加，可能反映了该时段髓鞘和纤维快速持续性形成。在老化的过程中，MK 值又不断降低，可能反映了大脑退行性改变，包括髓鞘密度和有髓纤维减少。在 18 岁之前，灰质的 MK 值也迅速增加，这和已知的皮质细胞致密度增加是一致的。MK 识别大脑随年龄改变的规律的灵敏度与研究灰白质微结构复杂性的尸检结果相当[14,16]。最近，Coutu 等[17]分析了 111 名 33~91 岁健康人的 DTI 和 DKI 参数，发现 DKI 参数和 DTI 参数结合可以提供更多有关正常老化过程中微结构改变的补充信息。

## 15.3.2 阿尔茨海默病

在一项关于阿尔茨海默病(AD)的研究中，Fieremans 等[13]证明白质纤维束完整性(WMTI)参数(来自将 DKI 参数直接与白质微结构关联的白质微结构模型) 可以为白质改变的潜在机制提供独特信息。研究中的 WMTI 参数包括：轴突含水分数(AWF)，用于表示轴突密度；$D_{axon}$，轴突中固有的扩散率；$D_{e,\parallel}$ 和 $D_{e,\perp}$，分别代表轴突外间隙的轴向扩散率和径向扩散率。他们提出 AWF 的降低可能是轴突密度降低的标志，可以作为 AD 进展的生物学标记。他们还发现遗忘型轻度认知障碍(aMCI)患者胼胝体压部的 $D_{e,\perp}$ 增大。这

项关于 WMTI 参数的分析证实了之前报道的 AD 早期阶段白质会出现异常，包括髓鞘及轴突减少、少突胶质细胞脱失和胶质细胞激活[18]。此外，峰度参数清楚地阐释了 AD 白质微结构改变的病理生理学机制，如前期扩散 MRI 研究中脑内最大的白质纤维束——胼胝体(CC)的前端退化是由于髓鞘崩解，而后端退化则源自继发于颞顶叶终端灰质病变的华勒变性[19]。

## 15.3.3 大脑发育

在过去的十年中，有很多基于 DTI 和 DKI 的有关动物和人脑发育成熟度的研究，研究表明与 DTI 相比，DKI 可以提供大脑发育过程中更多的微结构信息[1]。所有白质区域 FA 值的不断升高，反映了各向异性的增加和髓鞘的不断形成。在 2 岁之前，这种趋势是最显著的，这段时间髓鞘形成是白质微结构复杂化的主要原因。胼胝体压部的 FA 峰值比胼胝体膝部的出现更早，这与髓鞘形成的由后向前模式相吻合。最近，Paydar 等[20]发现，发育初期 MK 值在所有白质区域也持续增加，这与 FA 值类似，可能也与髓鞘形成有关。但不同于 FA 值的是，所有白质区域的 MK 值在 2 岁之后还持续升高，在更大的年龄达到稳定期。据此猜测，MK 值的变化模式代表了由细胞内部程序和细胞外基质的复杂性增加、轴突修剪和髓鞘功能重组引起的白质的不断发展，使轴突传导速度不断增加，所有这些过程都会持续到发育的更晚阶段。MK 峰值和稳定期出现时间更晚可能也代表了童年后期白质交叉纤维束的不断成熟。DTI 在评价交叉纤维束的各向异性及走向方面有局限性，因为扩散张量只能分辨单个体素的单条纤维方向。虽然在包含交叉纤维的体素中 FA 值降低，但 MK 值可以更好地确定这些体素中多条纤维的走向。因此，在髓鞘形成后，随着白质

内各向同性扩散障碍和更复杂的纤维模式的不断出现,非高斯扩散法可能会更好地描述这些迟发性发育变化。

### 15.3.4 创伤

前期关于脑外伤的研究发现受伤后4~7天,反应性星形细胞胶质化活动达到峰值。动物模型表明,神经胶质细胞活动增加效应和神经修剪效应相互抵消,使包括MD和FA在内的DTI参数基本不发生任何变化,但MK似乎能反映这种复杂的微结构改变。组织病理学研究表明,在创伤后第7天可以发现明显的星形细胞增生及小胶质细胞反应,这和MK的发现是一致的[21];此外,亚急性期反应性星形细胞增生与在体MK升高直接相关,而DTI参数,如FA和MD则回到基线水平,说明MK对和创伤有关的组织微结构的改变更加敏感。综上所述,DKI和组织学研究结果都支持MK对脑外伤相关组织微结构复杂度的改变十分敏感这一观点。Grossman等[22]关于人轻度脑外伤(TBI)的一个精心设计的、复杂的研究表明,基线检查时认知受损患者和认知未受损患者相比,丘脑和视辐射的MK和FA值显著降低。另外患者丘脑的MK值和注意力、专注力和信息处理等神经心理测试评分之间显著相关,同时也发现其他白质区域测得的MK和MD值与上述神经心理测试评分之间也存在显著相关性。但这些结果只在患者基线检查时出现,随访时并未发现,提示大脑可能已经发生了修复,这与DTI和DKI长期研究中出现的改变是一致的。即使如此,轻度TBI的神经心理学表现很复杂,可能涉及很多脑区的整体交互作用。

### 15.3.5 癫痫

DKI是用于研究与癫痫发生相关的大脑结构异常的灵敏工具,尤其是对于那些未发现大体形态学异常或无法确定异常区域完整范围的患者,例如,皮质发育畸形和内侧颞叶硬化。此外,DKI可显示与癫痫类型相关的异常,而普通MRI对此无能为力。例如,Lee等[23]对特发性全身性癫痫(IGE)(一般认为病因是阵发性丘脑皮质功能紊乱)进行研究,发现尽管普通MRI扫描目测正常,但DKI检查可见复杂的微结构异常。他们发现传统的微结构测量方法(MD值和FA值)显示了丘脑皮质投射的白质异常,而MK揭示了包括丘脑皮质投射和皮质–皮质投射的更广泛的白质异常。从而作者认为,尽管一般认为IGE是无病灶性癫痫,但其可能存在丘脑皮质和皮质–皮质的白质连接微结构异常,特别是MK揭示的白质异常延伸到皮质–皮质投射,这表明用DKI参数可能会更好地评估IGE微结构异常的范围[23]。

### 15.3.6 其他应用

Hui等[24]对脑卒中患者的研究表明,白质参数能够反映缺血性白质区轴突密度的增加以及与轴突外微环境相比,轴突内扩散程度显著降低。局部缺血后白质表观扩散系数下降主要是由轴突内扩散微环境显著恶化引起的。研究表明,局部缺血后会先改变轴突内环境,与之前提出的轴突局部增粗、轴突肿胀或轴突珠状化机制相一致。

对于胶质瘤,Raab等[25]报道了WHO不同分级胶质瘤的MK值改变情况。低级别肿瘤与正常组织有差异,而高级别肿瘤与正常白质的MK值更接近。结果表明,MK值反映的高级别胶质瘤的结构复杂度要高于低级别胶质瘤,但还未达到正常白质的复杂度。Baek等[26]提出可以用标准化的脑血容量灌注图的偏度和峰度直方图分析,来鉴别早期肿瘤复发和胶质瘤治疗后的假性进展。

DKI 仍处于发展的早期阶段,但其临床应用正在被进一步开发,推测 DKI 将可被用于很多 DTI 应用领域。DKI 和 DTI 相比,潜在优势是增加的定量非高斯扩散参数可提供更好地用于描述正常及病理脑组织的新信息,这可能对于灰质来说尤其重要,因为灰质中的水分子扩散接近各向同性 (就扩散 MRI 的分辨率来说),限制了 DTI 中 FA 值及其他扩散各向异性指标对灰质的价值。

扩散峰度参数至少在两个方面对传统扩散参数进行了补充:其一,扩散峰度对一些组织属性更敏感,如微结构的不均匀性;其二,扩散峰度对某些复杂效应不敏感,因此可以作为一个更强大的生物学标记。一项研究表明,脑脊液沾染的灰质的 MK 值与 MD 值或 FA 值相比改变更小[27]。一些研究将 DKI 用于多动症中,已取得振奋人心的初步结果[28]。最近有研究[29]表明,DKI 提供的额外信息可用于解决 DTI 不能解决的体素内纤维交叉问题。因此,DKI 可能能被用于改善基于 DTI 的纤维示踪技术(见图 15.6)。与其他定量扩散非高斯性的方法相比,DKI 的主要优势是其扩散参数可以从临床常规扫描中方便获取。

## 15.4　Parei Aqui Faltam 要点

DSI 是一种能完全描述扩散过程特征的 QSI 方法[30]。然而,DSI 图像的生成需要获取数百张不同方向、高扩散敏感梯度场强的扩散衰减图像。q 空间的高采样率延长了扫描时间,扫描需要的 b 值过高给目前临床系统梯度场的性能带来了挑战。此外,目前临床使用的 MRI 扫描仪中 b 值过高会由于 TE 延长,从而导致信噪比(SNR)

降低,大量扩散会导致信号衰减。克服这个问题的一种方法是减少扩散编码梯度场的个数以及 DSI 的最大 b 值,例如,将扩散编码梯度场的个数从 515 减到 203,使扫描时间可以从 1h 缩短到 30min;可以通过降低最大 b 值和最大扩散梯度场强,使梯度场更加稳定;另外,可以缩短扩散时间和 TE,以得到更高的 DWI 信噪比。

QBI 是一种可以分辨复杂亚体素白质结构的高角分辨率扩散成像 (HARDI)方法。在 b 值恒定的情况下,它能在 q 空间采样[31]。通常 QBI 最大 b 值和编码梯度场个数比 DSI 低 2~3 倍,因此在临床上应用更有可行性。在 QBI 中,能提取沿每个径向的方向分布函数(ODF),并可用每个体素的局部最大 ODF 值推测局部纤维束的方向。尽管 QBI 和 DSI 中降低最大 b 值和减少编码梯度场个数有利于缩短扫描时间并提高梯度场稳定性,但在 q 空间采样不充分和最大 b 值不够大会导致纤维束方向评估不准确[32]。

## 15.5　小结

DKI 是一种用来检测微结构环境变化的强大的研究工具,具有广泛的应用前景。它是 DTI 在临床上的扩展,可用于定量化扩散的非高斯性。通过 DKI,我们可以获取所有常用的 DTI 扩散参数以及与扩散峰度相关的附加参数。这些新的参数有助于更好地描述脑组织中水分子扩散的特征,尤其是对扩散不均匀性非常敏感。DKI 的实现除了需要 3 个不同的 b 值 (通常是 0、1000s/mm² 和 2000s/mm²) 和至少 15 个不同扩散方向外,其他与 DTI 相同,但为了提高图像质量,一般都采用 30 个方向的过样采集。用临床 3.0T MRI 扫描仪可在 7min 内获得全脑各向同性像素 DKI 数据集。

# 15.6 致谢

作者诚挚感谢 Joseph A. Helpern 博士、Jens H. Jensen 博士和 Leonardo Bonilha 博士在阐述峰度参数和纤维示踪技术概念上的帮助。

（杨勇哲 译 刘红军 校）

## 参考文献

[1] Cheung MM, Hui ES, Chan KC, Helpern JA, Qi L, Wu EX. Does diffusion kurtosis imaging lead to better neural tissue characterization? A rodent brain maturation study. Neuroimage 2009; 45(2): 386–392

[2] Jensen JH, Helpern JA, Ramani A, Lu H, Kaczynski K. Diffusional kurtosis imaging: the quantification of non-gaussian water diffusion by means of magnetic resonance imaging. Magn Reson Med 2005; 53(6): 1432–1440

[3] Lu H, Jensen JH, Ramani A, Helpern JA. Three-dimensional characterization of non-gaussian water diffusion in humans using diffusion kurtosis imaging. NMR Biomed 2006; 19(2): 236–247

[4] Jensen JH, Helpern JA. MRI quantification of non-Gaussian water diffusion by kurtosis analysis. NMR Biomed 2010; 23 (7): 698–710

[5] Steven AJ, Zhuo J, Melhem ER. Diffusion kurtosis imaging: an emerging technique for evaluating the microstructural environment of the brain. AJR Am J Roentgenol 2014; 202 (1): W26–33

[6] Mukherjee P, Berman JI, Chung SW, Hess CP, Henry RG. Diffusion tensor MR imaging and fiber tractography: theoretic underpinnings. AJNR Am J Neuroradiol 2008; 29(4): 632–641

[7] Mukherjee P, Chung SW, Berman JI, Hess CP, Henry RG. Diffusion tensor MR imaging and fiber tractography: technical considerations. AJNR Am J Neuroradiol 2008; 29(5): 843–852

[8] Chung HW, Chou MC, Chen CY. Principles and limitations of computational algorithms in clinical diffusion tensor MR tractography. AJNR Am J Neuroradiol 2011; 32(1): 3–13

[9] Basser PJ, Pajevic S, Pierpaoli C, Duda J, Aldroubi A. In vivo fiber tractography using DT-MRI data. Magn Reson Med 2000; 44(4): 625–632

[10] Mori S, van Zijl PC. Fiber tracking: principles and strategies - a technical review. NMR Biomed 2002; 15(7–8): 468–480

[11] Tabesh A, Jensen JH, Ardekani BA, Helpern JA. Estimation of tensors and tensor-derived measures in diffusional kurtosis imaging. Magn Reson Med 2011; 65(3): 823–836

[12] Fieremans E, Jensen JH, Helpern JA. White matter characterization with diffusional kurtosis imaging. Neuroimage 2011; 58(1): 177–188

[13] Fieremans E, Benitez A, Jensen JH, et al. Novel white matter tract integrity metrics sensitive to Alzheimer disease progression. AJNR Am J Neuroradiol 2013; 34(11): 2105–2112

[14] Falangola MF, Jensen JH, Babb JS, et al. Age-related non-Gaussian diffusion patterns in the prefrontal brain. J Magn Reson Imaging 2008; 28(6): 1345–1350

[15] André ED, Grinberg F, Farrher E, et al. Influence of noise correction on intra- and inter-subject variability of quantitative metrics in diffusion kurtosis imaging. PLoS ONE 2014; 9(4): e94531

[16] Falangola MF, Jensen JH, Tabesh A, et al. Non-Gaussian diffusion MRI assessment of brain microstructure in mild cognitive impairment and Alzheimer's disease. Magn Reson Imaging 2013; 31(6): 840–846

[17] Coutu JP, Chen JJ, Rosas HD, Salat DH. Non-Gaussian water diffusion in aging white matter. Neurobiol Aging 2014; 35 (6): 1412–1421

[18] Gouw AA, Seewann A, Vrenken H, et al. Heterogeneity of white matter hyperintensities in Alzheimer's disease: postmortem quantitative MRI and neuropathology. Brain 2008; 131(Pt 12): 3286–3298

[19] Clerx L, Visser PJ, Verhey F, Aalten P. New MRI markers for Alzheimer's disease: a meta-analysis of diffusion tensor imaging and a comparison with medial temporal lobe measurements. J Alzheimers Dis 2012; 29(2): 405–429

[20] Paydar A, Fieremans E, Nwankwo JI, et al. Diffusional kurtosis imaging of the developing brain. AJNR Am J Neuroradiol 2014; 35(4): 808–814

[21] Zhuo J, Xu S, Proctor JL, et al. Diffusion kurtosis as an in vivo imaging marker for reactive astrogliosis in traumatic brain injury. Neuroimage 2012; 59(1): 467–477

[22] Grossman EJ, Jensen JH, Babb JS, et al. Cognitive impairment in mild traumatic brain injury: a longitudinal diffusional kurtosis and perfusion imaging study. AJNR Am J Neuroradiol 2013; 34(5): 951–957, S1–S3

[23] Lee CY, Tabesh A, Spampinato MV, Helpern JA, Jensen JH, Bonilha L. Diffusional kurtosis imaging reveals a distinctive pattern of microstructural alternations in idiopathic generalized epilepsy. Acta Neurol Scand 2014; 130(3): 148–155

[24] Hui ES, Fieremans E, Jensen JH, et al. Stroke assessment with diffusional kurtosis imaging. Stroke 2012; 43(11): 2968–2973

[25] Raab P, Hattingen E, Franz K, Zanella FE, Lanfermann H. Cerebral gliomas: diffusional kurtosis imaging analysis of microstructural differences. Radiology 2010; 254(3): 876–881

[26] Baek HJ, Kim HS, Kim N, Choi YJ, Kim YJ. Percent change of perfusion skewness and kurtosis: a potential imaging biomarker for early treatment response in patients with newly diagnosed glioblastomas. Radiology 2012; 264(3): 834–843

[27] Yang AW, Jensen JH, Hu CC, Tabesh A, Falangola MF, Helpern JA. Effect of cerebral spinal fluid suppression for diffusional kurtosis imaging. J Magn Reson Imaging 2013; 37(2): 365–371

[28] Adisetiyo V, Tabesh A, Di Martino A, et al. Attention-deficit/hyperactivity disorder without comorbidity is associated with distinct atypical patterns of cerebral microstructural development. Hum Brain Mapp 2014; 35(5): 2148–2162

[29] Jensen JH, Helpern JA, Tabesh A. Leading non-Gaussian corrections for diffusion orientation distribution function. NMR Biomed 2014; 27(2): 202–211

[30] Wedeen VJ, Wang RP, Schmahmann JD, et al. Diffusion spectrum magnetic resonance imaging (DSI) tractography of crossing fibers. Neuroimage 2008; 41(4): 1267–1277

[31] Tuch DS, Reese TG, Wiegell MR, Wedeen VJ. Diffusion MRI of complex neural architecture. Neuron 2003; 40(5): 885–895

[32] Van AT, Granziera C, Bammer R. An introduction to model-independent diffusion magnetic resonance imaging. Top Magn Reson Imaging 2010; 21(6): 339–354

# 索 引

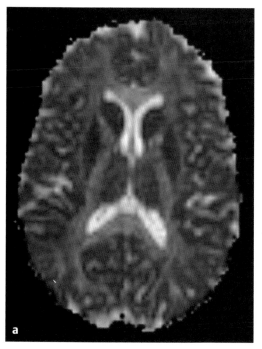
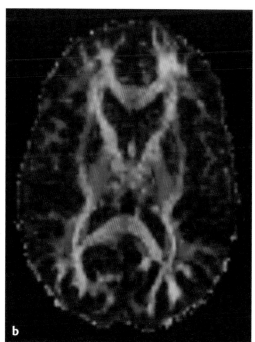

图 1.9

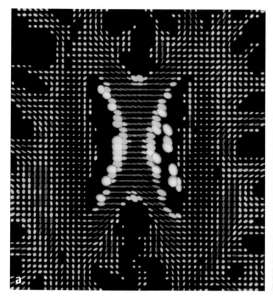
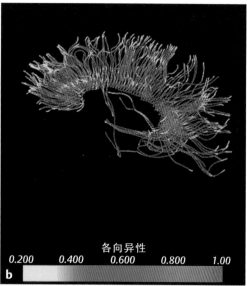

各向异性

0.200 0.400 0.600 0.800 1.00

图 1.11

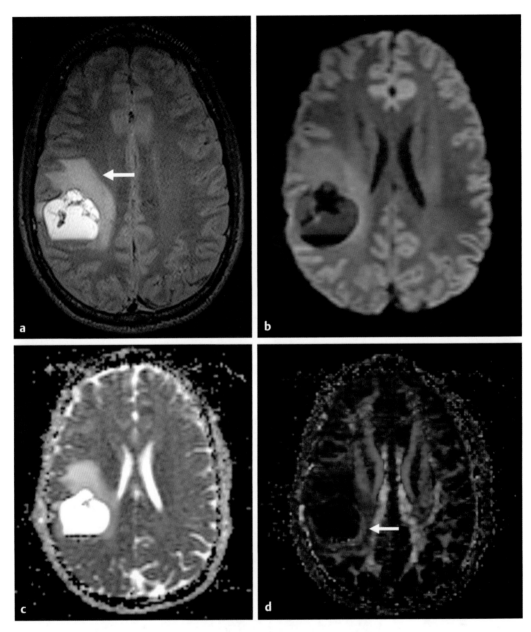

图 2.1

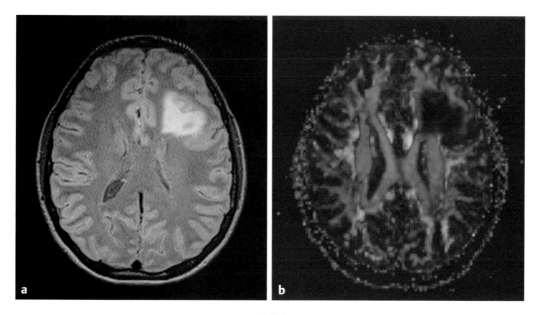

图 2.2

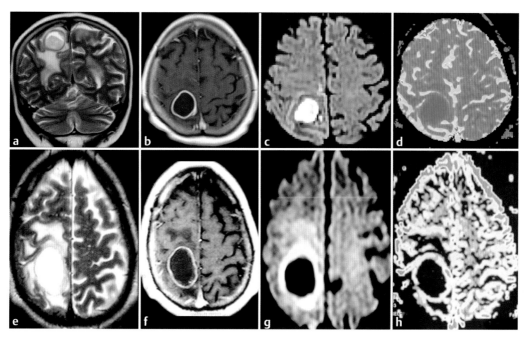

图 7.1

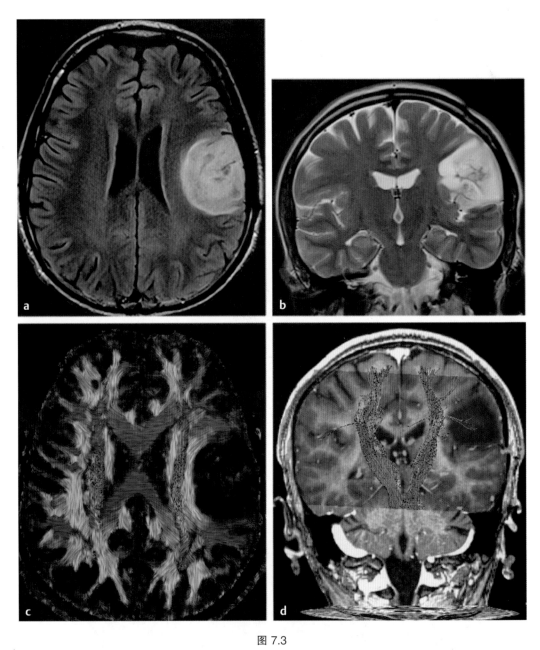

图 7.3

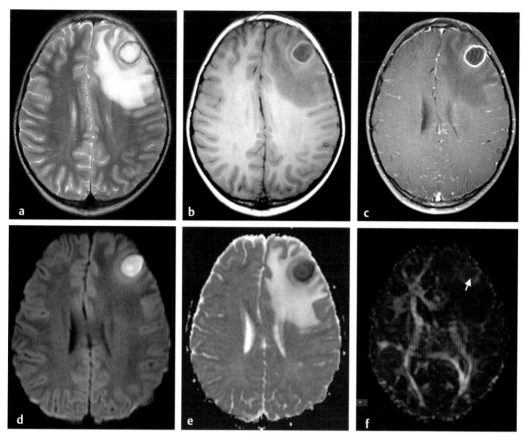

图 8.4

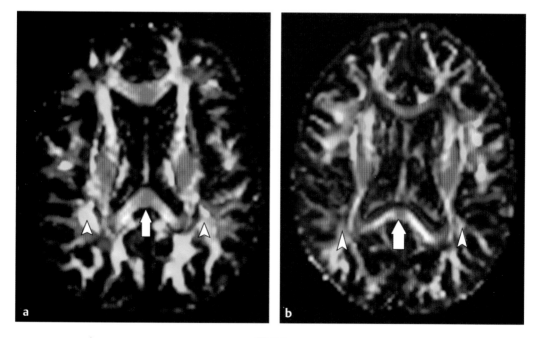

图 9.4

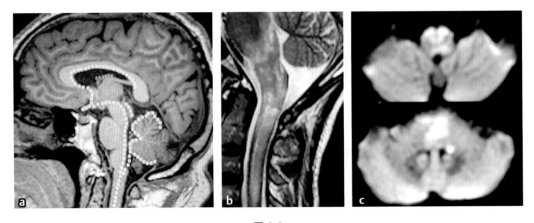

图 9.6

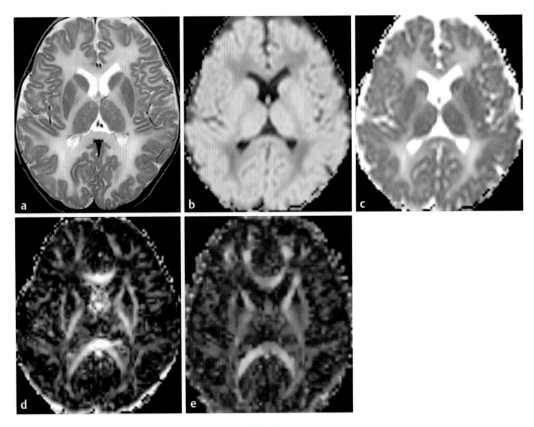

图 10.8

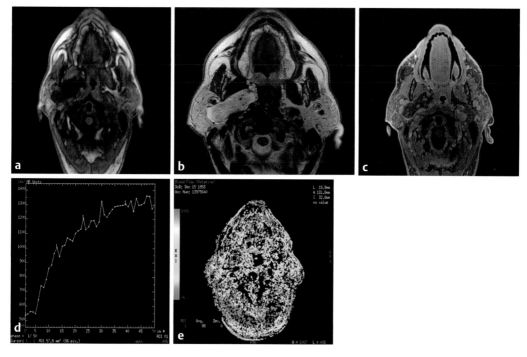

图 14.9